潘懷宗的養生6件事，掌握健康A++

一輩子都受用的健康寶典

總論

從古至今，養生及不老的話題從未間斷。貴為帝王的秦始皇也是如此，一心一意尋求長生不老藥，還派遣徐福帶領三千名童男童女遠赴蓬萊仙島尋找丹藥；市井小民一樣也注重養生，從「髮常梳，頭常搖，面常洗，目常運，耳常鼓，齒常叩，漱玉津，腹常揉，腰常擺，攝谷道（提肛），膝常扭，腳常搓，常散步」的口訣，以及「冬不藏精，春必病溫」的冬令進補即可了解一斑，養生根本已經和生活融於一體，不分你我。既然養生離不開生活，而人又必須藉由養生之道活出健康、延年益壽，因此出版與養生有關的書籍自然也受到大家的期待。

眾多的養生之道中，明朝永樂太醫劉純提出的「三分治七分養」說法很客觀；他奉旨編修《大明醫典》，共計六十六年，歷經七位皇帝的統治，加上三百多位醫官及數千名囚犯的人體實驗，所得到的養生結論為「三分治七分養」，也就是說，對待身體，治療與養生不可偏廢，後者比前者更為重要，現代醫學注重預防疾病，防病於未然，因此平常保養身體不要生病，比起生了病找醫生治療，更為重要。

當年的劉太醫是將關進監獄的犯人進行觀察研究，與現代醫學研究重視人體實驗很接近，因為監獄犯人的飲食能夠加以管控，營養是否均衡、熱量多少、作息是否正常、運動多久，都能詳實記錄。正因如此，分布在全球的華人已將該結論列為中醫預防疾病和治療慢性病的黃金理論。

知道了平常保養很重要，接下來要知道如何保養，潘老師綜合十數年來演講的心得與不斷念書吸收的新知，再加上個人親身體驗和證例蒐集，將這些「簡單」的方法整理歸納為「養生六件事」；這六件事在字面上的意思雖然淺顯易懂，可是內容是必須向大家闡述清楚的，所以在後面的各章節中會把它們說明白。

另外，它們也隱含有排列順序、先後不一樣的重要性，第一件事如果沒做到，就算做到第二件事可能也用處不大，其原因就好比每天有人餵你吃少量毒藥，而你雖然每天努力養生，到頭來恐怕仍然逃不過早死的命運，其道理是一樣的。這六件事到底是什麼呢？它們是：

第一件事，健康與安全的生活環境

第二件事，規律且良好的生活作息與規劃

第三件事，維持快樂的心情

第四件事，聰明運動

第五件事，正確的飲食

第六件事，定期、完整、不過當的健康檢查

這六件事幾乎全部涵蓋近代一些長壽名人的養生方法，只是我們整理得更完整、更有系統、更簡潔、更科學，更與時俱進。

首先來看看活到一〇六歲的蔣夫人吧，她的養生可以從酸奶（優酪乳及優格等食品）及大腸水療說起。國人食用酸奶的健康概念是近十多年才開始的，在營養師及食品業者大力宣傳之下，成為一種健康食物，但年輕時期的蔣夫人就已是酸奶的愛用者，她很早就了解酸奶是養生食物，對腸胃健康幫助頗大，蔬菜條佐優格是她的經典健康餐，這部分是屬於第五件事——正確的飲食。

至於大腸水療，則是蔣夫人自己排毒的方法，她認為糞便會附在腸壁上形成宿便，若沒有排乾淨，所形成的毒素會被重覆吸收影響健康，如果灌入大量的水清洗大腸，有助排便及清潔；直腸專科的清潔性灌腸和水療相似，通常用於大腸檢查或腸子開刀前，將腸子洗乾淨。

蔣夫人臨睡前會以水療來代替排便，讓她減少便祕的煩惱。現在也有人提倡咖啡灌腸，無奇不有，但這些東西潘老師全部不贊成，連衛福部也明令禁止水療用於非治病用途，而咖啡灌腸雖然不會使用水療的機器進行加壓，危險性較低，但仍屬不自然方式，請大家不要聽信謠言。

王永慶先生也很重視養生，而且是規律生活的奉行者，這與本書中第二件事強調生活作息相同。他作息規律，每天晚上九點睡覺，半夜十二點半起床，打坐一個小時，接著做毛巾操，之後讀書、看報、省思，早上六點睡回籠覺，八點上班，中午休息半個小時。他的作息非常規律是其優點，但並未完全跟著太陽升降的循環走，也就是不適當但很規律，本書的第二件事是希望將規律的生活與太陽升降的節奏合一，這樣才叫規律且適當。

王永慶先生對食物種類不忌口，符合本書講的第五件事裡面的彩虹原則；非有機不吃，即本書強調的養生第一件事——安全無毒；飲食不過量，以「半」為主，半碗飯、半條魚、半根香蕉。而且他服用對身體有益的各類保健食品，像七葉膽、綠茶素等，而潘老師不鼓勵大家全吃有機食材，經濟負擔較重，所以我推薦安心蔬果。另外飯吃七分飽，這都在本書第五件事裡面，有詳細的說明。

現代人追求健康的方式，常常像一座不平衡的蹺蹺板，只挑自己想做的，或是偏重某些特定的項目，這都可能不夠完整周延（六件事必須全做到才能面面俱到）。除上述的蔣宋美齡女士和經營之神王永慶先生外，中國醫藥大學創辦人陳立夫先生也有個人一套獨特的養生術，經常被提及。另外，如經過大病而悟出健康之道的吳永志博士、許達夫醫師，他們推廣自身抗癌經驗不遺餘力，其論點也都在書中的六件事裡。以前是不知道怎麼做，現在把怎麼做寫在書裡面，剩下的，就是讀者要去執行了。

預防永遠重於治療，少一點裝潢、規律作息、笑口常開、多走幾步路、增加一份蔬果攝取等，都是幫助我們「驅疾避凶」的絕佳作為。

祝大家閱讀愉快且都能健康長壽。

陽明大學醫學院藥理教授
臺北市市議員
潘懷宗 博士

目錄 CONTENTS

健康的第一件事就是不讓毒素進入到身體內。無論是吃入、吸入或皮膚接觸到有害物質，都會影響身體。每天都會使用的廚房用品與飲食中，會潛藏著哪些危機？而家庭和個人的保養、清潔、美妝用品，皮膚從中吸了什麼？空汙不是只有室外，室內的裝潢也影響了空氣。塑膠、不銹鋼、該如何迴避重金屬？

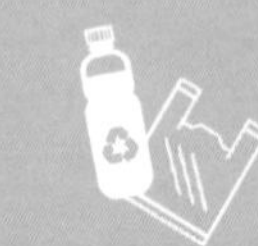

第2件事

規律作息則是健康的開始。放眼時下許多舉足輕重的成功人士，莫不謹守生活規律的原則，才能常保健康活力。在健康的第二件事中提到規律和良好，若是規律且良好，健康又長壽；不良好但很規律，只有六十分；不良好也不規律，這種人如果不改變生活作息，恐怕會百病纏身。

第3件事

維持快樂的心情

為健康下定義：生理、心理及社會適應三個方面全部良好的一種狀況；健康是身體健康、心理健康、社會適應良好和道德健康四方面皆需健全。健康絕對是要包括心理在內，身與心兩者息息相關。想要讓心理健康，就該時時保持快樂的心，不要過度壓抑、多疑、悲觀及暴躁。快樂，從改變生活態度做起！你不快樂、悲傷、難過、低潮、憂鬱、壓力大嗎？希望你有快樂的心。

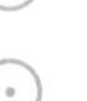
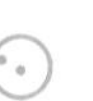

第4件事

聰明運動

206

維持身體機能良好的狀態，運動不可缺少，要「活」就一定要「動」，運動可以維持健康，保持年輕活力、減少疾病上身。聰明運動需要數項科學研究數據佐證，最重要的是知道怎麼動？什麼時候動？如何才能擁有持續運動的動力？適當運動要注意哪些事項？每天喊工作繁忙、沒有時間，卻又腰痠背痛的「麵龜族」們，趕快打起精神，先從每天十五分鐘開始動一動吧！

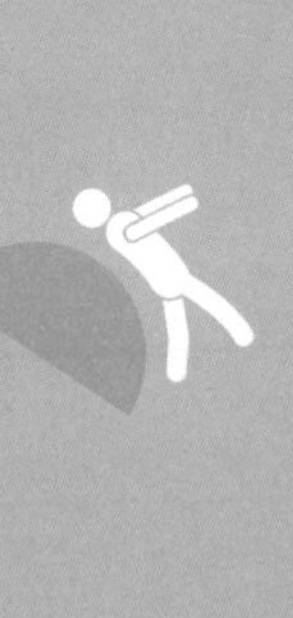

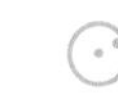

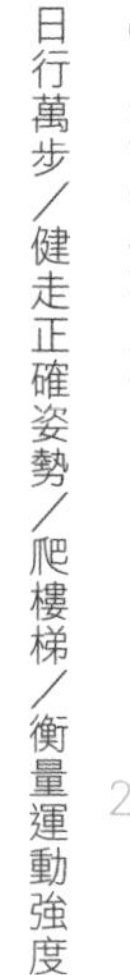

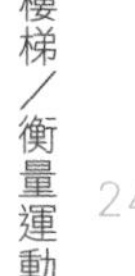

第5件事

正確的飲食 256

除了細菌或病毒引發的疾病外，大部分的疾病都與營養素的攝取有關，攝取不足或過量都會造成營養不良，不但直接導致發生疾病，還會增加慢性疾病之風險，大部分的疾病，都是吃出來的！「紅黃綠白黑，根莖花果葉，一日五七九，健康就長久」這是健康飲食的口訣，均衡飲食必需每天攝取六大類食物，若能增加五色蔬果的比重會更好。

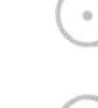

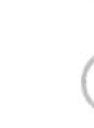

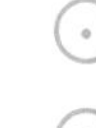
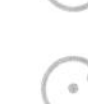

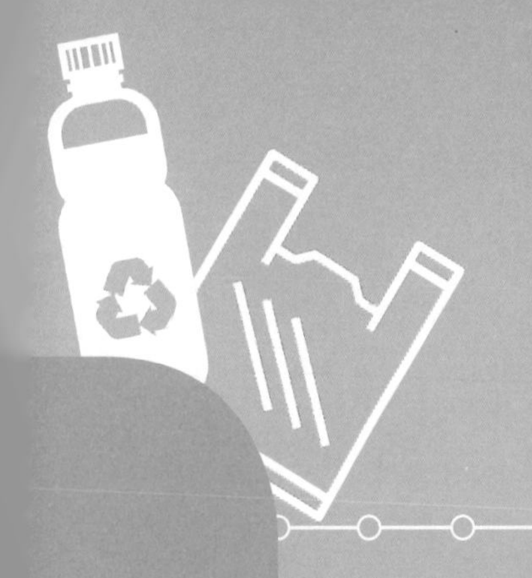

第1件事

健康與安全的生活環境

1. 廚房用品與飲食
2. 清潔劑與美妝用品
3. 空氣汙染
4. 電磁波與３Ｃ藍光之害
5. 大家一起來當「不塑之客」

第一件事就是儘可能不讓毒素進入身體內。已知毒素進入身體的途徑主要有三種，包括經口攝取、經鼻吸入及經皮膚吸收。

在每天使用的廚房用品與飲食中，從不沾鍋、罐頭、海鮮、口香糖、奶精、糖果及中草藥，因為功能需求及商人故意或非故意的添加劑，卻可能會潛藏著哪些毒素呢？

而家庭和個人的保養、清潔、美妝用品，為了符合更強的去汙、殺菌、洗滌功能，或達到護膚、防曬的作用，無形中增添不少可能有害健康的成分，消費者又該如何選購，避免毒素入侵？

若沒有謹慎挑選室內裝潢，很容易讓房間內空氣漂浮過量的揮發性有機化合物，以及產生環境荷爾蒙等有毒物質，千萬不可掉以輕心！室外的空氣汙染及二手菸害的防治，近年來也受到關注，該如何自救呢？此外，室內電磁波及螢幕藍光也要注意！

最後，家裡的日用品多以塑膠製品為最大宗，民眾談「塑」色變，除了塑膠微粒、塑化劑外，重金屬也是一大隱憂。此外本章節我們還會教讀者如何正確選購、分辨與清洗各式餐具。

1 廚房用品與飲食

開門有七件事，柴米油鹽醬醋茶，這些都是廚房的材料，當取得優質食材後，仍需烹飪才能吃進肚子裡。如果對於烹飪用具不在乎，那再怎麼優質的食材也不安全了。除此之外，一些常見放進嘴巴的東西，例如牙膏、漱口水、口香糖等，雖然不會直接吃進肚子裡，但仍會影響我們的健康，哪能不注意呢？

不沾鍋的塗層可能致癌嗎？

不沾鍋是一個統稱，使用這種鍋子時，炒菜時較不易燒焦，也可以節省烹飪用油。一開始是杜邦公司（DuPont）以鐵氟龍（Teflon）塗層的不沾鍋打響這個名號，因此許多消費者便將不沾鍋與鐵氟龍畫上等號。

鐵氟龍不沾鍋的表面塗層為聚四氟乙烯（Polytetrafluoroethene, PTFE），具有抗酸抗鹼、耐高溫（攝氏二六〇度）及抗各種有機溶劑和優異的不沾黏特性，是不沾鍋和水管內層的理想塗料。鐵氟龍在常態下是無毒的，但當溫度達到攝氏二六〇度之後便開始變質，進而釋放出「全氟辛酸」（perfluorooctanoic acid, PFOA）。因此當不沾鍋標示使用溫度在攝氏二六〇度以下的，絕大多數都是含鐵氟龍塗層。

在烹煮油脂時，當溫度到達約攝氏二〇〇度時，將會燒焦並產生煙，而烹煮肉類通常在攝氏二〇〇至二三〇度之間燒焦，此時尚不至於釋放出ＰＦＯＡ，然而若將空的不沾鍋放置於爐火上，一不小心，很容易超過攝氏二六〇度而釋放出ＰＦＯＡ。

因為ＰＦＯＡ對人體與環境可能會造成危害，

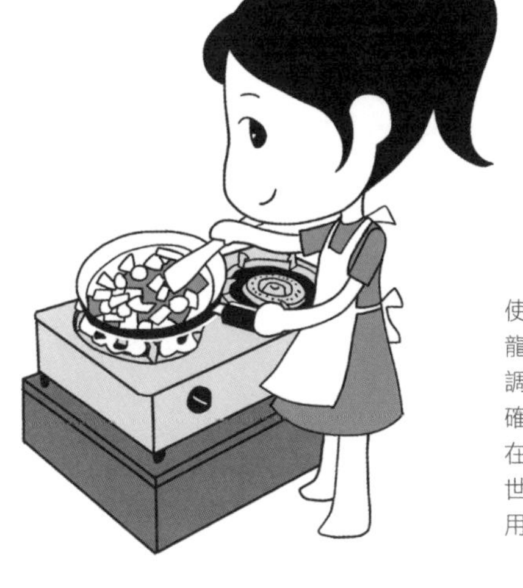

使用鐵氟龍不沾鍋也不用太過恐慌，鐵氟龍的塗層在正常使用下是無毒，而一般烹調的溫度最高約在攝氏兩百多度，只要正確使用，避免刮傷而溶出ＰＦＯＡ或乾燒，在一定的使用年限內，不需要過度擔憂，世界各國（包括歐盟跟日本）並未禁止使用不沾鍋。

因此許多廠商也開始推出不含PFOA的產品。雖然鍋子不含PFOA，但製造過程中仍會產生PFOA來汙染大自然環境，因此又有廠商推出陶瓷鍍層（ceramic coating），產品上會標示PTFE－Free及PFOA－Free，表示完全沒有全氟化物可能帶來的危害。不論鐵氟龍鍋或陶瓷鍍層鍋都可稱為不沾鍋，所以不沾鍋不一定是鐵弗龍。

PFOA除了使用在不沾鍋製造過程中，像披薩盒、微波爆玉米花紙袋與速食店漢堡、炸物等各種防油紙袋也都曾發現含有PFOA。而跟PFOA同樣受關注的還有全氟辛烷磺酸（**perfluorooctane sulfonate, PFOS**），PFOS也具有防油、防水的特性，故亦廣泛應用在紡織品、地毯、鞋材、紙張、影印塗料、消防泡沫、影像材料、航空液壓油等製造領域中。PFOS是3M公司在一九五二年開發出的商品 **Scotchguard** 的主要原料，**Scotchguard** 用於處理衣料、地毯、紡織品等，能防水、不沾汙垢等，效果非常好。

一九九九年美國環保署（**US Environmental Protection Agency, US EPA**）在了解到PFOS的廣泛分布以及具有毒性之後便著手規範，在美國環保署的施壓下，3M在二〇〇〇年宣布停止生產包括PFOA、PFOS以及PFOS相關的產品。3M公司目前在市面上販售的 **Scotchguard** 已經改用對人體以及環境影響較小的全氟丁磺酸（**perfluorobutanesulfonic acid, PFBS**）。PFBS在人體中停留的時間約幾個月，相較於PFOS停留在身體內幾年，已經縮短很多。3M公司因為PFOA以及PFOS等化學物質汙染明尼蘇打州的飲用水被控訴，終於在二〇一八年同意支付八．五億美元的和解金。

PFOA以及PFOS同屬於全氟烷化合物（perfluoroalkyl substances, PFAS），因為PFAS的隔絕性超好，可以有效延長食品的保存期限，全美市面上將近三分之一的食品包裝中都含有PFAS這種成分。

二〇一七年發表在美國《環境科學與技術快報》（*Environmental Science & Technology Letters*）期刊的一篇研究指出，目前全球對於PFAS之動物實驗均已證實，此類化合物會造成腫瘤，提高實驗動物罹患肝癌、胰臟癌、腎臟癌、乳癌及睪丸癌的機率，但人類是否如動物一樣會致癌，尚須進一步研究。除癌症之外，其他可能的風險還包括體重增加、血中膽固醇濃度提高、甲狀腺功能異常、免疫系統功能失調等。懷孕期間還會影響胎兒的發育，導致新生兒體重下降；或者可能會干擾女性荷爾蒙，增加婦女提早進入更年期的風險等。

研究顯示，血液中全氟辛酸的含量與罹患心血管疾病的風險呈正相關。另有研究發現，血液中全氟辛酸的含量大於七一．九奈克／毫升（ng/mL），將會提高四二%罹患關節炎的機率。另外，二〇一〇年九月，美國西維吉尼亞大學（West Virginia University）醫學院的佛利斯比博士（Stephanie Frisbee）發表在《兒科學及青少年醫學期刊》（*Archives of Pediatric and Adolescent*

Medicine）的研究報告也發現，血液中全氟辛酸含量超過全國平均值的兒童和青少年，其總膽固醇和「壞膽固醇」——低密度脂蛋白膽固醇（ＬＤＬ）都比較高。

有鑑於此，美國環保署針對飲用水中ＰＦＡＳ（亦即ＰＦＯＡ加上ＰＦＯＳ）的濃度制定了健康公告數值（health advisory levels），不得超過七〇奈克／公升（ng/L）。

二〇一一年四月美國西維吉尼亞大學公衛學院的莎拉．諾克斯（Sarah S. Knox）教授發表在《臨床內分泌學及代謝期刊》（*Journal of Clinical Endocrinology & Metabolism*）的研究指出，婦女若長期暴露在高濃度含有ＰＦＡＳ的家庭用品下，可能會提早進入更年期。研究共蒐集二五九五七位年齡在十八至六十五歲女性的血液樣本，這些人曾飲用過在二〇〇五至二〇〇六年被杜邦工廠汙染過含ＰＦＡＳ的飲用水。研究將受試者血中全氟辛酸濃度分為五組，在濃度最高的前二〇%的女性較最低者提早進入更年期的機率高出四〇%。

而依據恩主公醫院腎臟科主任林建宇醫師等人依據全美食品營養調查（National Health and Nutrition Examination Survey, NHANES）所提供的資料進行初步分析，發現血中低劑量的ＰＦＡＳ濃度與成人肝功能異常、血糖代謝、高密度脂蛋白濃度均有相關，此研究二〇一〇年六月也已發表在《美國腸胃病學期刊》（*American Journal of Gastroenterology*），研究團隊收集分析一九九九至二〇〇〇年以及二〇〇三至二〇〇四年間共二二一六名十八歲以上成年人的血液樣本，測試血清全氟辛酸的濃度與肝臟酵素——血清轉胺酶ＡＬＴ（Alanine Aminotransferase），又稱為ＧＰＴ（Glutamic-Pyruvic Transaminase）之間的相關性。當肝臟細胞死亡、發炎或受損時，血清轉胺酶會自肝細胞釋出至血液中，造成肝指數升高，所以可由血中測得此酵素，臨床上常是用來評估肝功能之指標。

研究結論指出，血液中全氟辛酸的濃度增加，肝臟發炎指數升高，且容易引發脂肪組織代謝異常，研究還發現，若是受試者過於肥胖，全氟辛酸對其肝功能的危害將更加顯著。

食用受ＰＦＡＳ汙染的食物或飲用水，或是噴類似 **Scotchguard** 等防汙劑時吸進受汙染的空氣、接觸到皮膚等，都是ＰＦＡＳ暴露的途徑。另外，接觸表面經保護處理後的地毯也可能是另一個重要的暴露來源，特別是針對兒童。

根據美國環保署的說法，在不沾鍋、防水衣物和防汙地毯中的ＰＦＡＳ，已經汙染河川並進入人類飲用水系統。估計全美從紐澤西州到加利福尼亞州已有三十三個州的飲用水淪陷，受到ＰＦＡＳ的汙染。

另外，二〇一五年五月由美國密西根大學公衛學院（University of Michigan School of Public Health）路易斯（Ryan C. Lewis）博士發表在《國際環境研究與公共衛生期刊》（*International Journal of Environmental Research and Public Health*）的研究報告指出，根據二〇

一一至二〇一二年全美食品營養調查（NHANES）的結果，共有一八八七名受試者，結果發現竟有九七％的血液樣本檢測到ＰＦＡＳ，美國人幾乎全部都中槍，受到ＰＦＡＳ汙染。

聯合國經濟合作發展組織（ＯＥＣＤ）及歐盟（ＥＵ）分別於二〇〇二及二〇〇六年，將ＰＦＯＡ、ＰＦＯＳ以及其鹽類認定為「持久性有機汙染物質」（Persistent organic pollutants, POP）。也就是說除了致癌性外，它們還是一種環境荷爾蒙。二〇〇九年五月聯合國斯德哥爾摩公約（Stockholm Convention）會議，正式將ＰＦＯＳ歸類為Annex B（Restriction）——限制其製造與使用。

此外，歐盟食品安全局（ＥＦＳＡ）於二〇〇八年七月公布ＰＦＡＳ之每日容忍耐受量（Tolerable Daily Intakes, TDI），其中ＰＦＯＳ為一五〇奈克／

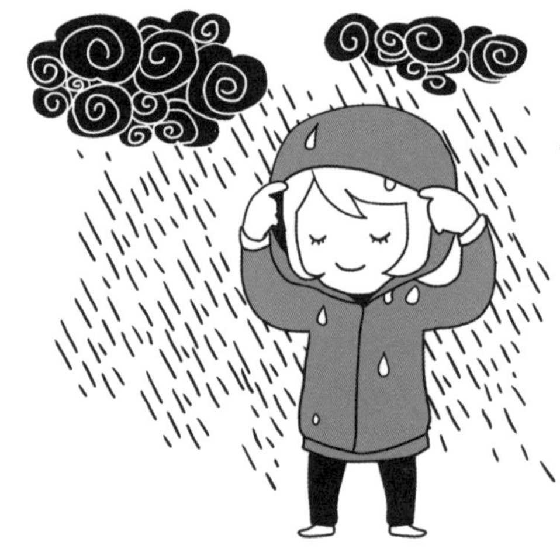

許多戶外常用的防水透氣性布料會含有PFAS，近幾年來也引起不少討論。

公斤／日，而PFOA則為一五〇〇奈克／公斤／日。

我國食藥署過去曾針對民眾血液中PFAS進行檢測，研究結果顯示，民眾血液濃度檢驗結果並無明顯高於其他國家之情形。若是食入PFAS，其中PFOA及PFOS在人類血清中的半衰期分別為三．八年及五．四年，可潛藏在人體內非常久，會緩慢經尿液及膽汁排出體外。PFOA對實驗動物具有致癌性，但尚未有研究證實對人體有致癌性，目前被國際癌症研究機構（IARC）列為2B類可能致癌物質。據此，全世界有識之士，提出以下建議，幫地球人類存活下去：

- **只購買不含PFAS的產品** 例如一般布料的外套、不銹鋼鍋等，為地球環保盡一份心力。
- **下修飲用水標準** 美國紐澤西州建議下修飲用水標準，由現在的七十奈克／公升（=0.00007ppm, ng/L）調降到十三至十四奈克／公升，逼迫水公司必須外加去除PFAS這種毒性物質的過濾裝置。根據臺北自來水事業處提供的資料，我國飲用水水質標準目前並未對PFAS訂定管制標準，而臺北自來水事業處二〇一七年檢測北部自來水中PFOA的濃度，極限值為六．三七 ppt（＝六．三七奈克／公升），結果為未檢出。

列管PFOS 為考量國人食安事件，避免廠商違法添加有害化學物質於食品或飼料，環保署在二〇〇九年頒布的《毒性化學物質管理法》，將PFOS列管為第一／二類毒性化學物質（註），並於二〇一八年三月新增列PFOA為第四類毒性化學物質。PFOS及PFOA的管制濃度均為〇・〇一％，等於一〇〇ppm（也就是一〇八奈克／公升），這數值滿高的。

禁止廠商使用含PFAS的滅火泡沫 美國紐約州禁止廠商使用含PFAS的滅火泡沫，來降低全世界PFAS的使用量，並告上法院，求償六家生產廠商，賠償三千九百萬美元。建議臺灣相關政府機關，採取動作，將限制使用含PFAS的滅火泡沫納入政策中。

註 第一類：不易分解（或因生物蓄積、濃縮、轉化），致汙染環境或危害人體健康者。
第二類：慢毒性（致腫瘤、生育能力受損、畸胎、遺傳因子突變、其他慢性病）。
第三類：急毒性，經暴露將立即危害人體健康或生物生命者。
第四類：疑似毒化物，有汙染環境或危害人體健康之虞者。
《毒性化學物質管理法》在二〇一八年十二月修正為《毒性及關注化學物質管理法》，除了原來的四類毒化物之外，新增了「關注化學物質」。）

- **全面禁止PFAS使用在食品包裝的材料上** 美國多州立法機構建議，全面禁止PFAS使用在食品包裝的材料上。
- **加強稽查廠商環境及飲用水** 在PFAS製造工廠的工人，以及工廠附近住家的居民，顯然風險最高，必須加強稽查其環境及飲用水系統，美國杜邦公司已被法院判賠其在維吉尼亞州工廠附近三五〇〇位居民健康損害金共六億七千萬美元。
- **產品均需明顯標示** 美國加州選出的民主黨眾議員丁菲爾（Phil Ting），要求所有含PFAS的產品均需明顯標示，給人民知的權利和購買選擇的權利，臺灣尚沒有此相關規定。

特定罐頭食品會溶出雙酚A

超市的貨架上，常常看到塑膠製品或罐頭上標示不含「雙酚A」（Bisphenol A，簡稱BPA），也有標示為BPA－Free或Non-BPA Lining（不含BPA內襯），BPA到底是什麼？BPA－Free或Non-BPA Lining就表示產品安全無虞嗎？

雙酚A應用範圍相當廣泛與普遍，主要用於生產聚碳酸酯塑膠（polycarbonate, PC）、環氧樹脂（epoxy resins），也用於生產感熱紙。PC因為具有耐熱、耐衝擊、質輕、透明等優點，被用於製造嬰兒奶瓶、水壺等，用途相當廣泛。而部分罐頭食品會在內壁塗上一層含有雙酚A的環氧樹脂薄膜，作為隔絕食物和鐵罐的內壁，具有防止鐵罐生銹和氧化的功能。少量的殘餘雙酚A可從含PC塑膠或環氧樹脂內層的包裝材料或容器轉移到食物、飲料中。如果塑膠或樹脂受損或破裂，雙酚A亦會轉移到食物上。

二〇一六年史丹佛與約翰霍普金斯大學的學者共同發表於《環境研究》（Environmental Research）期刊的研究報告也指出，特定罐頭食品容易溶出危害人體健康的雙酚A，進而引發肥胖、糖尿病、心血管疾病及生殖毒性等。

史丹佛大學醫學院的珍妮佛・哈特爾（Jennifer Hartle）博士，針對美國七六六九名年齡超過六歲以上的兒童與成人進行了分析調查，藉以評估罐頭食品的攝入與尿中雙酚A濃度之間的關係。結果顯示，在過去一天內食用一種罐頭食品與沒有食用過的參與者相比，尿中雙酚A濃度高出二四％；吃進兩種或兩種以上罐頭食品的人其BPA濃度更是高出五四％。

研究人員也發現，如果喝罐頭湯，尿中雙酚A的濃度與不喝罐頭湯者相較高出二二九％，其次是吃罐頭義大利麵食類的參與者較不吃者高出七〇％，而吃蔬菜罐頭及水果罐頭的參與者較不吃者則是僅高出四一％。此數據顯示受試者尿液中雙酚A的濃度是和罐頭食品的種類息息相關。所以，會出現有人吃下三個桃子罐頭，而攝取到的雙酚A量卻不及另一個吃下一個奶油蘑菇湯罐頭者的攝取量的結果，另外研究也發現，肉品罐頭和魚罐頭，與尿中的雙酚A濃度無關。

但是究竟為什麼罐頭湯會導致尿液中雙酚A濃度較其他類食品為高呢？推測原因，一為罐頭湯品的加工過程必須完全加熱滅菌，罐頭湯中多半是固體和液體混合，如此一來，就需要更長的時間來加熱，才能使所有內容物達到無菌狀態。二是因為罐頭湯往往含有高量的脂肪，而罐頭食品內壁塗層內的雙酚A是脂溶性，以致溶出更多雙酚A。

二〇一六年三月份德州大學醫學院於醫學期刊《母體——胎兒與新生醫學》（*Journal of Maternal-Fetal and Neonatal Medicine*）發表的研究報告顯示，研究人員藉由分析母體血液和羊水中的雙酚A濃度，藉以得知雙酚A與早產間的相關性；研究結果顯示，孕婦體內的雙酚A濃度愈高，早產的風險就愈大。

其實，早在二〇一一年十二月哈佛大學公衛學院流行病

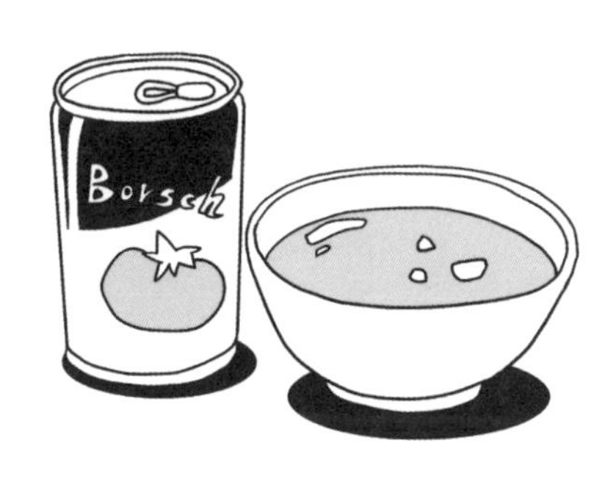

某些特定的罐頭湯品會讓食用者體內的雙酚Ａ濃度較高，很可能是因為湯品的加工過程需要較長加熱時間的緣故。

學系博士生珍妮．卡威爾（Jenny Carwile），發表在《美國醫學會期刊》（*The Journal of the American Medical Association*）的研究報告即指出，除了部分寶特瓶盛裝的飲料，會提升體內雙酚A濃度外，根據其研究結果，罐頭食品內含的雙酚A隱憂可能更甚。

研究人員將七十五名參與者分成兩組，連續吃五天，每天分別吃下約三四〇公克的新鮮素食湯或罐頭素食湯。結果顯示，喝新鮮湯品的一組，僅七七％的人的尿液含有雙酚A，但喝罐頭湯的參與者尿液含有雙酚A的比例則高達一〇〇％。若是連續喝五天的罐頭湯，尿液中雙酚A的含量，比起喝新鮮湯品者更是高出將近二十倍。

部分罐頭食品會在內壁塗上一層含有雙酚A的環氧樹脂薄膜，作為隔絕食物和鐵罐的內壁，具有防止鐵罐生銹和氧化的功能。

美國國家環境保護署（Environmental Protection Agency）規定每人每天接觸雙酚A的濃度為每公斤體重不應超過五十微克，而目前我國雙酚A的每日容許攝取量（Tolerable Daily Intake, TDI）比照美國標準亦為五十微克／公斤／日。歐盟食品安全局（European Food Safety Authority, EFSA）則是在二〇一四年十二月，重新評估後規範雙酚A每日容許攝取量由五十微克／公斤／日下修至四微克／公斤／日，相較之下要嚴格許多。

由於雙酚A的化學結構類似雌性激素，已被視為環境荷爾蒙的一種。雙酚A會干擾人體內分泌，國外動物實驗顯示，雙酚A長期高劑量暴露下可能導致甲狀腺功能異常、大腦功能異常並影響生育力等，如嬰幼兒長期接觸，甚至可能影響大腦和神經系統的發育。

生活中的雙酚A來源無所不在，一般人主要透過飲食，皮膚接觸含雙酚A的化妝品、感熱紙與塵埃，以及吸入含雙酚A的灰塵而暴露其中。雙酚A可能藉由食品包裝材料轉移到食物與飲料中，而被食入；雙手接觸到含雙酚A的感熱紙，再以手拿食物食用，也可能經由手到口的方式將雙酚A吃到肚子裡。

而感熱紙與化妝品中的雙酚A，可能經由皮膚接觸而進入人體；也可能經由皮膚接觸家中含有雙酚A的灰塵而暴露。空氣中的灰塵可能因摩擦環氧樹脂製造的地板、油漆、電子設備與電路板而帶有雙酚A，人類經由吸入空氣中的灰塵而暴露到雙酚A。到底該如何減少自身暴露於雙酚A的機會呢？

- **避免微波加熱塑膠容器**　使用微波爐，最好的容器為透明無色的玻璃及白色陶瓷。
- **火爐上最好使用不銹鋼材質的容器**　食物需要用火加熱時，最好使用不銹鋼材質的容器，罐頭不得直接加熱，亦不可隔水加熱，否則會溶出雙酚A。

- 減少保鮮膜使用量，或不用　保鮮膜是家庭常用的生活用品，最好降低使用量。
- 少吃罐頭湯品　少吃含雙酚A的罐頭類食品，特別是湯品。
- PC材質避免盛裝熱飲、酸性飲料　標示塑膠分類標誌七號的容器多為聚碳酸脂PC材質，一旦遇熱或在陽光下曝曬，很容易釋出雙酚A，若運動水壺或水杯為PC材質，不要用來盛裝熱飲、酸性果汁等，但潘懷宗老師建議最好是換用其他材質水壺（玻璃或不銹鋼）。
- 先洗手才能吃東西　當接觸過超商發票、停車場收據、銀行與醫院等候的號碼牌或刷卡簽單等熱感應紙後，記得要先洗手才能吃東西。

白色色素與第二型糖尿病

我們日常吃的食品或清潔用品中，有些是白色的，譬如牙膏、化妝品、口香糖、奶精、咖啡用奶粉等，為了賣相好看，讓白色看起來更明顯、更白，會添加白色色素。包括紅色、黃色、綠色等所有色素中，使用量最大宗的就是白色色素，其主要成分為二氧化鈦。但二氧化鈦作為食品中添加的白色色素原料，即使在合法的添加量之內，也可能會對人類身體健康造成影響！

二氧化鈦又名氧化鈦或鈦白，俗稱鈦白粉。是一種白色顏料，因為認為它非常安全，所以允許加入食品中，給人類食用，目前是一種合法的食品添加物，常見用於口香糖、糖果、麵包及調味料等；同時也可以用在我們日常生活用品中，包括牙膏、防曬乳液、防曬噴霧、清潔劑、化妝品、塗料、塑料、造紙、印刷油墨等，甚至陶瓷、玻璃、橡膠等產品，應用範圍幾乎無所不在。

在英國有超過三五〇萬人、全世界更是超過四．二二億人罹患糖尿病，其中九〇％以上為第二型糖尿病患者，而臺灣也有兩百多萬名糖尿病患者。美國德州大學（University of Texas）奧斯丁分校在二〇一八年五月由亞當．海勒（Adam Heller）教授等人發表在《毒物化學研究》（*Chemical Research in Toxicology*）的結果指出，牙膏、化妝品、咖啡奶精、咖啡用奶粉等加工食品中常見的白色色素二氧化鈦（titanium dioxide, TiO_2），可能會導致使用者增加罹患第二型糖尿病的機率。（註）

註　德州大學奧斯丁分校海勒教授為世界級知名教授，首先開發出亞培公司的手指驗血糖機，只需要一隻蚊子叮咬我們時吸取血液的八分之一就可驗血糖，方便民眾偵測。最近更發展出不需血液，配戴手臂上一個銅板大小的貼片，即可連續偵測血糖值，在二〇一七年底已獲美國ＦＤＡ通過，他的這篇二氧化鈦導致糖尿病的研究，值得大家重視。

此研究共招募十一名志願者，並先取得他們的胰臟（頭部）組織樣本（可以用內視鏡拿到，不用穿刺），結果發現其中八名已經罹患第二型糖尿病的患者，組織內都有許多二氧化鈦的結晶顆粒，顆粒的大小約在一一〇±七〇奈米（nm）左右；而未罹患第二型糖尿病的其餘三人，胰臟組織則並未發現二氧化鈦。因此研究人員初步推論，第二型糖尿病發生的原因之一可能跟二氧化鈦結晶顆粒累積在體內，刺激體內的白血球引發免疫反應，進而造成發炎並破壞胰臟組織細胞有關。

海勒教授認為二氧化鈦顆粒可能導致糖尿病的致病機轉與石綿粒子造成肺部纖維化及肺癌的途徑相類似，因為當胰臟組織有外來的結晶顆粒（crystal-caused）存在時，會引起發炎，這與石綿粒子結晶引起的慢性肺部發炎疾病，如矽肺病和石綿沉著病

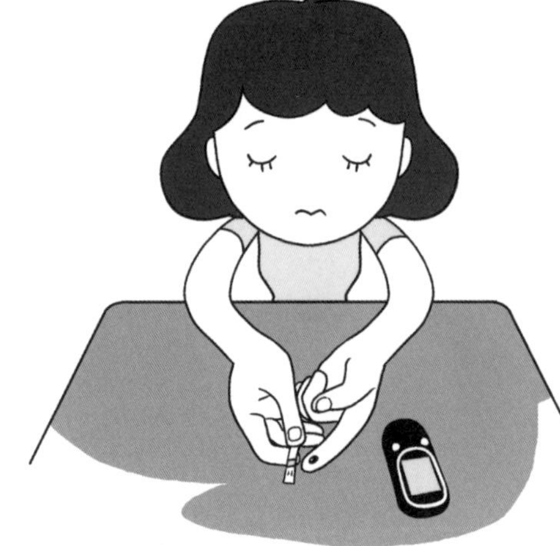

白色色素二氧化鈦可能會導致使用者增加罹患第二型糖尿病的機率，常見於一些日常生活用品，例如牙膏、化妝品等。

（asbestosis）等的致病機轉相當類似，可說是如出一轍。

根據世界衛生組織的數據，自一九二三年二氧化鈦被第一次製造出來，當作白色色素後，需求量劇增，目前其產量占全世界顏料總產量的七〇%，經常被添加到食品、化妝品、紙張、塑膠及塗料中。隨著二氧化鈦產量的增加，全世界第二型糖尿病患者的比例亦逐年飆高，先從一九六〇至一九七〇年，爆增四倍罹患人口後，再自一九八〇年世界總人口的四．七%上升到二〇一四年的八．五%。也就是說，過去五十年來二氧化鈦的使用量增加，極可能是導致第二型糖尿病流行的因素之一，科學家們期望能擴大研究規模，以進一步驗證此項假說。

此外，若是常接觸高濃度的二氧化鈦奈米粒子（粒子直徑＜一〇〇奈米），也有研究指出會增加癌症和遺傳疾病的潛在風險。一般來說，正常顆粒的二氧化鈦（二〇〇至三〇〇奈米）不容易進入血液，幾乎可從身上全數排出，所以一直以來，人們都認為相當安全。但奈米科技興起後，奈米級顆粒的二氧化鈦，其安全性就必須另外再深入研究，不能等同視之。

美國加州大學洛杉磯分校（UCLA）公共衛生學院羅伯特．席斯特爾（Robert Schiestl）教授二〇〇九年十一月發表在《癌症研究》（*Cancer Research*）期刊，以小鼠為實驗動物進行研究，結果顯示服用二氧化鈦奈米粒子將導致小鼠遺傳基因損傷。常用的食品級白色顏料二氧化鈦顆粒大小如前所述通常在二〇〇至三〇〇奈米之間，並非奈米顆粒，但並不表示就完全沒有其他較小顆粒混雜其間，前一陣子，澳洲問題奶粉被質疑有奈米級二氧化鈦顆粒一事，就是最好的例子。

另外，研究人員以內含二氧化鈦奈米粒子之飲用水餵食實驗小鼠，成年雄鼠給水五天，懷孕雌鼠給水為期十天，並觀察實驗小鼠細胞的DNA和遺傳物質。結果接觸二氧化鈦奈米粒子的實驗小鼠，會發生細胞中DNA雙股斷裂（double-strand break）的情形，且和劑量暴露呈現正相關，愈高劑量的二氧化鈦奈米粒子，DNA雙股斷裂的比例就愈高。研究作者指出，DNA雙股斷裂造成健康的危害遠遠超過單股斷裂或氧化壓力損傷。

研究人員還發現，暴露在二氧化鈦奈米粒子的實驗小鼠體內有高濃度的發炎反應和氧化壓力（oxidative stress），推論應為二氧化鈦奈米粒子之毒性所引發一連串的炎症反應。因為當二氧化鈦粒子變得更小時（奈米級），其接觸身體細胞的表面積，相對就會變得更大，所以更容易引起發炎反應。

正常顆粒的二氧化鈦雖然對人體沒有基因毒性（非奈米顆粒），但正常顆粒已有研究顯示會引起不同程度的肺發炎反應，包括肺上皮細胞及肺纖維化。這次德州大學研究又再證明，也會引起胰臟發炎反應，導致胰臟損傷，產生糖尿病，因此正常顆粒的二氧化鈦安全性，潘老師認為必須重新加以檢視，特別是對食品添加應該要有更多的規範。

二〇〇七年國際癌症研究中心（ＩＡＲＣ）將二氧化鈦之致癌性列為 Group 2B 等級（可能為人類致癌物，此類物質引起人類癌症的證據有限，有引起實驗動物癌症的證據，而不一定有致癌機制的證據）。

歐盟食品安全局（European Food Safety Authority, EFSA）二〇一六年根據專家小組建議，正常顆粒的二氧化鈦在腸道中吸收率低，故用於食品添加物中並不會引起基因毒性；對於生殖毒性的證據仍不足，因此無法訂定其每日容許攝取量（Acceptable daily intake, ADI）。也就是說，科學家之前對於食品中正常顆粒的二氧化鈦，認為對於消費者的健康並無風險上的疑慮，當然不包括混雜奈米級顆粒的危險性。

但德州大學這篇文章告訴大家，正常顆粒的二氧化鈦也能沉積在胰臟頭部，如果不是經由鼻腔吸入或腸道吸收進入血流，即有可能從十二指腸經胰管直接進入，因為他們是相通的管道。

另外，根據美國食品藥物管理局（ＦＤＡ）二〇一七年四月發布，規定二氧化鈦（正常顆粒，非奈米顆粒）在食品中的添加量不得超過食物總重量的一％。而在化妝品的部分，食藥署二〇一六年四月發布，化妝品含有二氧化鈦成分（奈米化且產品劑型為噴霧劑者除外），其含量百分比在二五％以下者，以一般化妝品管理；如化妝品內添加二氧化鈦或奈米化二氧化鈦總量超過二五％者，及含有奈米化二氧化鈦成分、且產品劑型為噴霧劑者，則必須以含藥化妝品級申請查驗登記，顯示奈米級二氧化鈦危險性比較高。

由於此篇研究報告出現在受試者胰臟組織的二氧化鈦粒子大小，為一一〇±七〇奈米，也就是沉積在胰臟內的二氧化鈦粒子橫跨奈米級及正常顆粒，顯示平常食用的白色色素可能並非只有單一大小的顆粒，當然也有另一種可能是奈米顆粒發展之後，也開始進入人體汙染人類。

既然二氧化鈦的使用，仍然可能有健康上的疑慮，在各國政府仍需數十年才能做出結論前，我們個人應該如何自保，才能避免二氧化鈦的傷害呢？

- **兒童使用不含二氧化鈦成分的牙膏**　根據二〇一六年九月一篇荷蘭的研究報告顯示，二至六歲幼兒食入最大宗二氧化鈦的來源是牙膏，占五七％。家中有六歲以下幼兒的父母，在選購兒童用牙膏時，務必購買不含二氧化鈦成分的牙膏，避免幼兒刷牙時不慎食入，這點非常重要。

- **拒食含二氧化鈦的加工品**　而成年人食入最大宗二氧化鈦的來源則是口香糖（一四％）、咖啡奶精（一一％）、沙拉醬（七％）及大蒜醬（五％）等，所以我們成年人平時應拒絕食用含二氧化鈦的加工食品，並期望政府立法要求廠商必須標示二氧化鈦成分，給人民選擇的權力。

● 少用噴霧產品　二氧化鈦奈米粒子經常用於化妝品或防曬產品中，所以千萬不要使用噴霧產品，因為可能造成肺部吸入大量二氧化鈦奈米粒子，損傷肺部，而且可以進入血流，汙染全身。建議可選用乳霜或乳液形式來取代噴霧，這是潘老師一再提到的，切記！

● 不得有奈米級的二氧化鈦顆粒添加入食品中

意想不到的含鉛陷阱

每天喝的水、吃的東西，如果被有毒、有害的物質汙染，無異於「慢性食毒」，不可不慎。二〇一五年七月香港爆發飲用水鉛含量超標風暴，公共住宅水質樣本含鉛量超出WHO標準二．八倍，經查為輸送至用戶端水管使用低價位焊接物含鉛所致。同年十月全臺爆出仍有三．六萬戶民宅沿用老舊鉛管。

臺灣早年使用含鉛自來水管，至一九七九年已全面停用，而鉛管的長度若達三十公尺以上、靜置六小時，水中就有可能溶出重金屬鉛。在爆出鉛管事件後，政府單位立刻著手調查，結果發現臺北市、新北市、新竹縣市、苗栗縣、宜蘭縣及花蓮縣等七縣市仍使用若干老舊含鉛水管。

臺灣自來水公司與臺北自來水事業處轄下的五十個淨水場，有五〇%的供水場被驗出含鉛，雖然水體抽樣檢測的結果鉛含量從每公升〇．二五到七．七六微克不等，與WHO公布每公升十微克可容許的最高含量相比並未超標，依公衛專家的建議鉛含量對兒童而言並沒有閥值，低含量長期暴露對民眾健康仍有損傷，因此檢測結果仍然令民眾擔憂，在大家的督促之下，各縣市紛紛汰換含鉛水管，經過三年的努力，終於全部更換為不銹鋼管。

二〇一六年六月二十日美國CNN記者蘇珊．史考迪在健康版刊登了一篇文章，特別引用美國兒科學會所發表對於兒童血中鉛濃度的最新要求。這篇兒科學會關於血鉛最新要求的主要作者——兒科醫師珍妮佛．洛瑞特別提到，雖然美國法令規定比較完整，但整體落實程度仍需要大力加強，因此可以說美

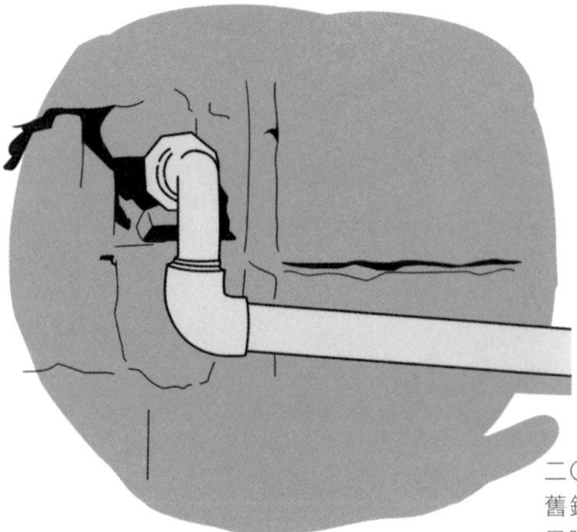

二〇一五年臺灣爆出仍有近四萬戶沿用老舊鉛管，民眾暴露在飲用水含鉛量過高的風險下。

國僅提供了安全錯覺，而非真正的安全。

她估計美國的小孩因鉛汙染而造成的智商點數下降，六年內高達二千三百萬點（參考：潘老師智商約九十點），甚為驚人。反觀臺灣，不僅法律不夠落實外，在法令規定上也比美國鬆散許多，甚至還有些地方是尚未立法規範的。除了飲用水可能含鉛之外，生活中有哪些意想不到的含鉛陷阱呢？

● 油漆

含鉛油漆具「防銹」功能，所以常用於戶外建物，像是欄杆、橋梁、溜滑梯及外牆等。另外，添加鉛可使油漆的顏色更加亮麗，兒童經由接觸很容易誤食，因此在國外，油漆都訂有含鉛的限量標準，臺灣非但沒有訂定標準，甚至有的油漆含鉛量達四四〇〇〇〇ppm，是美國限鉛標準九十ppm的四十四萬倍。

解決辦法／可以自行選用不含鉛的油性油漆或水泥漆；孩童使用過溜滑梯、盪鞦韆等遊樂設施後，應徹底洗淨雙手後才能進食；不可邊玩邊吃東西。

● 飲用水

雖然含鉛水管都汰換成不銹鋼管了，但是水龍頭若是「銅鉛合金」材質，也有可能溶出鉛。

根據國家標準，飲用水鉛含量為不得超過十微克／升，而水龍頭產品含鉛量溶出值要求則為五微克／公升以下。

解決辦法／一早起床先將水龍頭的水多流五至十五秒鐘；選用不含鉛之水龍頭（不銹鋼材質）；避免取用熱水器的水來飲用及烹煮食物；定期清洗水塔。

● 食物

我們食用的蔬果，有可能種植在被油漆粉塵、廢氣所汙染的含鉛土壤。鉛也可直接滲入用鉛焊接的罐頭食品。盛裝食物的餐具也要注意，有些彩釉餐具中所使用的繪飾顏料中恐含有鉛，另外像皮蛋、彩色吸管等都可能吃進鉛。

解決辦法／蔬果一定要洗淨；選用合格的罐頭食品；不用色彩鮮豔的餐具盛裝食物，儘量挑選白色、平滑的杯盤碗；鉛很容易存在骨頭中，所以不要喝大骨湯；不要用色彩鮮豔的吸管，特別是酸性飲料（如：果汁、汽水、可樂等）；水晶玻璃餐具也可能含鉛，勿裝熱食及酸性飲料。

● 糖果

過去曾抽驗出糖果外包裝紙的鉛含量超標，挑選糖果時，最好不要買包裝過於鮮豔、花俏的糖果，拿到糖果時也不要急著用嘴巴撕咬，一旦發現糖果已變軟或是糖果紙的色料染到糖果的話，就不要再吃。

解決辦法／CNN文章指出，要特別留意從墨西哥、馬來西亞、中國、印尼所輸出的糖果。

● 居家日常用品

觀賞用陶瓷器、手工藝品、家具、百葉窗等上面的油漆及塗料，均可能含鉛，觸摸後，容易吃下肚。

解決辦法／CNN文章指出，要特別小心從中國、臺灣（Non-glossy vinyl mini-blinds）、墨西哥及印尼來的居家用品。

● 粗劣珠寶飾品

某些價格低廉，甚至可以從販賣機購得的兒童珠寶飾品如項鍊、戒指等都有可能含鉛。二〇〇六年就有一名美國明尼蘇達州兒童誤食銳跑（**Reebok**）球鞋上含鉛的金屬心型吊飾，出現嘔吐、胃痛等症狀，送醫四天後不幸身亡的案例，事後查出此心型金屬含鉛高達九九．一％，所以應防止幼兒接觸這類物品，以免誤食，造成遺憾。

解決辦法／不要購買這些廉價且無來源的飾品。

● 玩具

潘老師曾經在二〇〇九年隨機檢測臺灣包含大賣場及夜市販售的玩具，結果二十四件玩具中有十三件含鉛量超標，不合格率竟高達五三％。玩具鉛含量不應超過九〇ｐｐｍ的國家標準，連便當盒及彩色蠟筆都有可能被鉛汙染。

解決辦法／購買安全兒童玩具標章的產品，千萬不要購買廉價玩具。

● 部分中草藥和化妝品

某些民間治療疾病的偏方含鉛，因此最好不要服用來路不明的中草藥。另外，許多廉價的口紅也可能含鉛，而食藥署早在二〇〇五年就公告口紅中禁用鉛。

解決辦法／ＣＮＮ說，要特別注意從印度、東南亞及中東來的民間偏方，通常含鉛；不要購買來路不明的化妝品。

鉛的毒性主要是影響神經系統，長期鉛暴露將導致嚴重損害腦部以及腎臟，而鉛對兒童的危害較成人更大，主要是因為兒童的血腦障壁（Blood Brain Barrier）尚未發育成熟，且兒童腸胃對鉛的吸收率較成人要高出二至三倍，使得鉛更容易累積於兒童體內，影響神經及腦細胞，進而導致智商與認知能力受損。

有鑑於此，臺大研究團隊於二〇一五年十月份，發表一份研究報告，共分析二三〇個嬰兒臍帶血，其中有二五％的寶寶鉛濃度超過一般標準，追蹤兩年後，用幼兒神經行為發展量表檢測發現，這些臍帶血鉛含量超標的幼兒，智力變差的機率竟為一般兒童的五倍。二〇一五年鉛水管事件時，臺北市與新北市提供居民免費檢驗血鉛的服務，共檢測八千多人，檢測後並未發現鉛水管影響人體鉛濃度的直接證據，血鉛濃度超標的幾位民眾，並非鉛水管用戶，懷疑是職業暴露或中長期服用來路不明中草藥造成的。

此外，二〇一一年十月由臺灣國衛院研究團隊，發表於《國際環境》期刊（*Environment International*）的研究報告指出，評估母體血鉛濃度與幼兒體內血鉛含量之相關性，共抽取四三〇名孕婦血鉛值，並在幼兒二至三歲、五至六歲及八至九歲時，分別檢測其血鉛濃度對神經系統發育、認知能力的影響，結果發現，年紀愈小時受到鉛暴露，影響最大。

想要防止鉛累積在體內，除了上述可以從改變生活習慣、在日常用品的購買、挑選上多加留意之外，還可以調整日常飲食，例如可以多吃高鈣及含鎂食物，因為鈣、鎂和鉛都是二價離子，所以多吃鈣質和含鎂食物，能夠排擠鉛離子，減少鉛的吸收。含鈣、鎂食物包括牛奶、黑芝麻、小魚乾、莧菜、芥藍、香蕉等；多喝水、多吃富含維生素C的蔬果，也可幫助體內的鉛代謝。

化學藥劑讓吃蝦過敏

很多人愛吃蝦子，甘甜鮮美的蝦子讓人垂涎欲滴，它的營養價值也很高，含有低脂肪、低卡路里的高品質蛋白質，以及大量的微量元素、胺基酸，此外，還含有荷爾蒙，可補腎氣。但是，部分民眾吃蝦之後會產生過敏反應，但你知道嗎，其實這不是蝦子的錯，真相是商人為了保存蝦子，使蝦子吸水膨脹賣更高的價錢、賣相好而添加化學藥劑所造成的，而這些海鮮保新的藥劑，對人體的影響，除了過敏反應之外，還有其他方面嗎？

來自大海的蝦子會有一種天然的脆口感，黑心商人為了讓淡水的蝦子保有Q彈的口感，加入硼砂使蝦子膨脹，讓重量變重，可以賣較高的價錢。有些不新鮮的蝦甚至加了磷酸鹽，或泡過吊白塊（甲醛，俗稱福馬林）、氯水保鮮劑等，以美化色澤，這類的蝦子外觀看不出差異，但聞起來會有化學藥劑的味道，吃多會造成肝、腎臟的負荷，影響身體健康。

此外，大家都喜歡買新鮮活跳跳的蝦子，因此，為了保持蝦子的活力，不肖商人常會在運送蝦子的過程中，添加致癌物硝基呋喃作為抗生素殺菌劑，它的化學結構與戴奥辛相近，吃了會增加孕婦產下畸形兒的機率。因此，購買蝦子還是選急速冷凍蝦為佳，因為保鮮度最好。

蝦子買回來，要如何保存？該冷藏還是冷凍呢？如果當天沒有馬上要吃，建議可以放入冷凍庫。此外，也可以先剝好蝦殼再保存，可參考以下的簡易剝蝦法，嫌剝蝦子麻煩，而不喜愛吃蝦子的話，也可以試試這個方法，輕鬆又方便喔！

美味的蝦子不僅是烤肉時必備的食材，也是許多人吃火鍋時的最愛，特別提醒一下，痛風患者不宜攝取過量的蝦子。另外，在自助吃到飽的餐廳，蝦子也是很搶手的食物，建議蝦子煮熟後放置半小時，如果蝦頭、泳足及尾部會變黑，表示沒有放保鮮劑，可以安心食用。

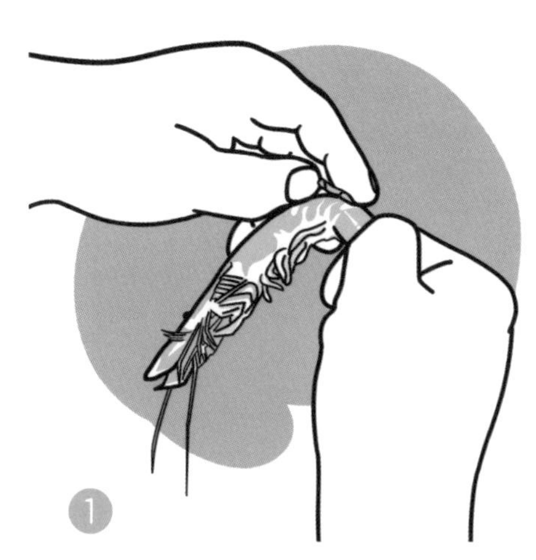

①蝦身彎的地方對準自己，從第一節跟第二節有腳的地方剝開。再換第三節第四節的地方剝開。

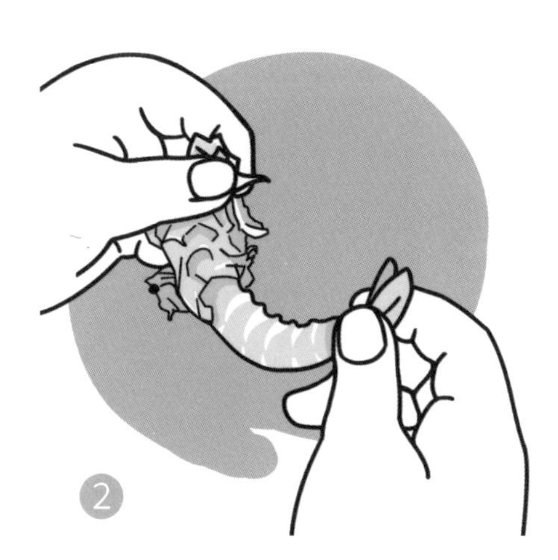

②最後拿住尾巴，將蝦殼從第一節處順著剝起來到尾巴處扯開蝦殼。

生活環境

健・康・密・碼　蝦米與蝦頭

濃縮精華的蝦米

蝦米是炒菜的良伴，在選購時，除了要觀察蝦米色澤，還要聞聞看，新鮮的蝦米會有蝦的香氣。另外，可以試著剝開蝦米，若含水度很高，乾燥度不夠，容易腐壞，儘量不要購買。

蝦頭儘量不要吃！

蝦頭的營養雖然非常豐富，但是若有添加不好的物質也會殘留在蝦頭，因此如果不確定蝦的養殖方式是否安全，建議不要吃蝦頭。此外，蝦體裡的酵素接觸空氣會活化，並開始分解蛋白質，因此就會從蝦頭開始分解，所以蝦頭會斷裂很正常，可別以為這是不健康的蝦子喔！

2 清潔劑與美妝用品

現代人每天都要清洗沐浴，出門也要化妝；而為了居家衛生，家裡的碗盤、周邊環境也需要時常清理。在清潔的過程中會使用許多清潔劑，這些用品其實也潛藏了一些看不到，卻對身體有害的物質。

保養清潔美妝用品可能潛藏有害物質

每到夏天，防曬乳的市場銷售量就大增，有些人擦了防曬乳後，會引起皮膚過敏，但是比過敏更嚴重的是有些防曬乳含有致癌的成分，要怎麼避免誤踩地雷？注意看商品的成分，不買含有致癌成分的產品，真的很重要。

首先來了解一下防曬乳防曬的原理，可分為物理性和化學性防曬。物理性的防曬包括添加二氧化鈦（Titanium Dioxide, TiO_2）或氧化鋅（Zinc Oxide, ZnO）等細小白色顆粒達成反射或分散紫外線的功能，優點是比較不會過敏，缺點則是較油、不易均勻，但現在透過改變配方已有改進；化學性防曬則是添加能吸收紫外線的化學成分，一般要幾種化學物質共同作用才有效。優點是清爽不油膩，缺點則是可能較刺激甚至引起過敏，有些也有可能會傷害身體。

美國西北大學醫學院（Northwestern University School of Medicine）二〇一七年六月底發布的一項研究報告指出，二〇一六年消費者對家庭和個人保養、清潔、及美妝用品的投訴率幾乎倍增。然而，投訴大部分並沒有獲得改善，被投訴的家庭及個人用品仍持續出現在賣場的貨架上，這些未經控管的產品可能造成消費者嚴重傷害、致殘甚至死亡。報告顯示自二〇〇四至二〇一六年美國食品藥物管理局收到了五千多件投訴，但僅二〇一六年的投訴就有一五九一件，而前一年（二〇一五）則為七〇六件。研究人員表示，保養、清潔及美妝用品依照美國的法律不需經由食藥局核准，產品即可上市，這代表消費者很可能不知道這些產品可能導致對健康潛藏的危害。

除了防曬乳之外，為了避免不良成分導致傷害身體，潘老師特別整理以下三種（類）在保養、清潔、美妝產品中都有可能出現的危害物質，請大家儘量避免。

二苯酮（Oxybenzone, benzophenone）

是極為常見的防曬成分，屬於化學性防曬（Chemical sunscreen），許多像是防曬霜、防曬唇膏、潤髮乳、保濕乳液、香水等防曬產品內都可能含有二苯酮的成分，下圖為二苯酮之化學結構式。

二苯酮可吸收UVB及部分UVA，其防曬原理是利用其化學結構可以吸收紫外線的特性來過濾紫外線，藉以減輕對皮膚的傷害。另外，這種苯酮類化合物不但可以防曬還可以作為化妝品中的光穩定劑，避免產品因為接觸到陽光而變色或變質，因此極為常見，下頁成分表圖為市售防曬乳中含二苯酮成分。

美國疾管局在二〇〇八年三月二十一日發表一項調查報告，採集二五〇〇名六歲以上的美國人的尿液，其中測出九七％的人體內有二苯酮的殘留，而以女性體內的殘留量比

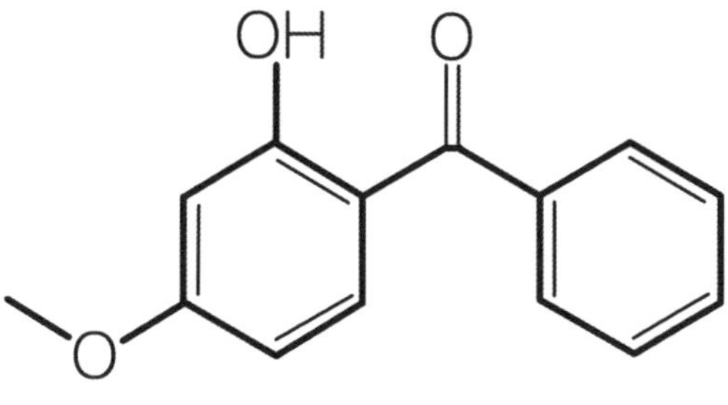

OH O

二苯酮化學結構式

男性還要高出許多，這可能與女性大量且長期使用護膚及防曬產品有關。

美國紐約州衛生部沃茲沃斯中心（Wadsworth Center）二〇一二年三月十四日發表於《環境科學與科技》（*Environ. Sci. Technol.*）期刊的研究報告就指出，含有「二苯酮」這種成分的防曬產品，雖然有助於對抗紫外線，但二苯酮穿透皮膚、被人體吸收進入血液循環後，會模擬女性雌激素的作用，增加罹患子宮內膜異位症的風險。研究也發現，一到夏天，體內的二苯酮濃度就會上升，顯示和使用防曬乳有關。

此外，二〇一四年十一月美國國家衛生研究院（National Institutes of Health, NIH）資深研究員路易士博士（Germaine M. Louis）發表在《美國流行病學期刊》（*American Journal of Epidemiology*）的研究報告顯示，防曬產品中過濾紫外線的化學成分二

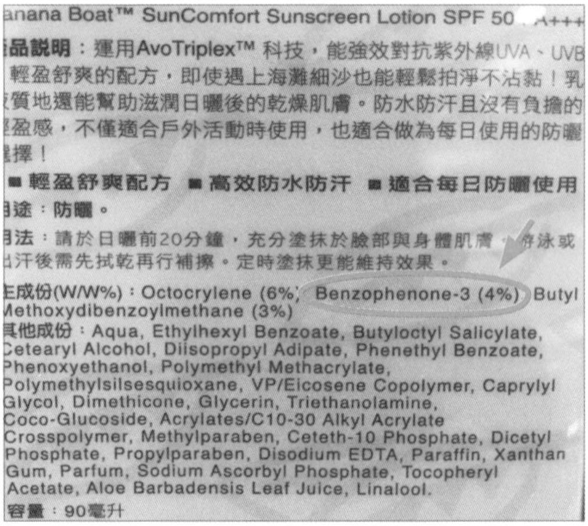

anana Boat™ SunComfort Sunscreen Lotion SPF 50
品說明：運用AvoTriplex™ 科技，能強效對抗紫外線UVA、UVB
輕盈舒爽的配方，即使遇上海灘細沙也能輕鬆拍淨不沾黏！乳
質地還能幫助滋潤日曬後的乾燥肌膚。防水防汗且沒有負擔的
盈感，不僅適合戶外活動時使用，也適合做為每日使用的防曬
擇！
■ 輕盈舒爽配方 ■ 高效防水防汗 ■ 適合每日防曬使用
途：防曬。
法：請於日曬前20分鐘，充分塗抹於臉部與身體肌膚。游泳或
汗後需先拭乾再行補擦。定時塗抹更能維持效果。
成份(W/W%)：Octocrylene (6%), Benzophenone-3 (4%), Butyl
ethoxydibenzoylmethane (3%)
其他成份：Aqua, Ethylhexyl Benzoate, Butyloctyl Salicylate,
Cetearyl Alcohol, Diisopropyl Adipate, Phenethyl Benzoate,
Phenoxyethanol, Polymethyl Methacrylate,
Polymethylsilsesquioxane, VP/Eicosene Copolymer, Caprylyl
Glycol, Dimethicone, Glycerin, Triethanolamine,
Coco-Glucoside, Acrylates/C10-30 Alkyl Acrylate
Crosspolymer, Methylparaben, Ceteth-10 Phosphate, Dicetyl
Phosphate, Propylparaben, Disodium EDTA, Paraffin, Xanthan
Gum, Parfum, Sodium Ascorbyl Phosphate, Tocopheryl
Acetate, Aloe Barbadensis Leaf Juice, Linalool.
容量：90毫升

潘老師辦公室二〇一七年七月於連鎖美妝店購得之兒童海灘防曬乳，藍框處即為二苯酮。

苯酮，可能會降低男性三〇％的生育率。我國衛福部食藥署規定二苯酮在產品中的上限使用量不得超過六％，建議讀者在選購防曬產品前，還是要注意一下成分標示，儘量避免化學性防曬成分，因為除二苯酮外，其他如甲氧基肉桂酸辛酯（Octinoxate）、棕櫚酸維生素A（A Retinyl Palmitate）、甲基水楊醇（Homosalate）、奧克立林（Octocrylene）、對羥基苯甲酸酯（Paraben）都不見得絕對安全。因此，潘老師建議，最好使用物理性防曬產品。

● 甲苯（toluene）

為有機溶劑，通常添加於指甲油或去光水中，油漆和黏著劑中也會有。甲苯如果長期接觸皮膚，會引起皮膚乾燥、發紅，吸入則會刺激黏膜，衛福部食藥署在二〇〇九年公告規定指甲油中添加甲苯之含量不得超過二五％，而且必須在產品標籤、使用說明書或包裝上，加註「避免兒童接觸」等警語。主要就是因為甲苯曾被報告會引起頭痛、精神恍惚、記憶喪失，也會傷害肝、腎、心臟等功能，且具有生殖系統的危害，對於神經系統尚未發育完成的兒童，影響力更大。

除了甲苯之外，甲醛和鄰苯二甲酸酯類（DBP）也相當危險，這三項物質在業界被合稱為「三毒」（Toxic Trio），甲醛是已知的一級致癌物，甲苯在製備過程中會產生的苯氧化物具強烈肝毒性，DBP則是環境荷爾蒙物質，具有干擾內分泌系統的特性。甲苯在臺灣是限用，甲醛是禁用，而DBP在歐洲禁用，但是在美國可以合法使用，而我國衛福部業已於二〇〇八年公告，嚴禁DBP添加於任何化妝產品中。婦女於懷孕期間，最好還是不要塗指甲油，以免影響胎兒的發育及健康。二〇一六年二月桃園市衛生局送驗，食藥署公布，竟有知名品牌指甲油驗出內含致癌物甲醛，且超標近八十二倍，提醒讀者們一定要留意產品上的成分標示，且注意新聞報導。

● 苯氧乙醇（phenoxyethanol）

苯氧乙醇常見於護膚霜、防曬霜等產品中。由於擁有廣效抗微生物、安定性佳等特性，被廣泛添加在美妝產品中作為防腐劑使用。此外，香水、洗手液、芳香劑、牙膏、防曬霜等，都可見到苯氧乙醇的蹤跡。

美國食藥局在二〇〇八年曾發出警告，某品牌含有苯氧乙醇的女性乳頭霜（Mommy's Bliss Nipple Cream），若不慎讓嬰兒食入，可能會抑制中樞神經系統，導致嬰兒嘔吐、腹瀉及脫水。所以餵食母乳的新生兒母親，也最好避免使用含有苯氧乙醇的保養品及化妝品，以防止此化學物質可能傳播給嬰兒。

此外，二〇一二年十一月份法國藥品和保健品安全局（ANSM）也提出建議，由於苯氧乙醇可能對於血液和肝臟具有毒性，所以在購買嬰兒濕紙巾時要特別注意產品成分，儘量避免選購內含苯氧乙醇的商品。

目前美國、歐盟及日本在化妝品中苯氧乙醇的最高允許使用含量為一％；我國食藥署二〇一七年發布之「化妝品防腐劑成分使用及限量規定基準表」中，苯氧乙醇的使用限量也是一％。

使用清潔劑打掃導致肺功能受損

很多人視洗滌為日常瑣事，但潘老師卻認為是維護健康及關懷地球的大事，洗滌是隨時不斷在進行，而且延伸的時空既廣且深，會攸關每一個人。在洗澡、洗碗、洗衣服、洗車、洗馬桶時，多數人重視的是乾淨，所以非常在乎清潔劑的效果，很少人會注意洗滌之後的家庭廢水跑到哪裡

潘老師辦公室二〇一七年七月於連鎖大型賣場購得之防曬噴霧，籃框處即為苯氧乙醇。

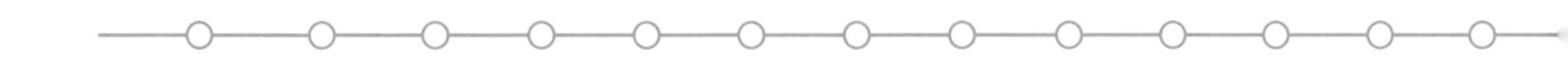

去？更不會研究清潔劑成分是否傷害身體及生態環境，有些人甚至會認為關我什麼事，但是這部分才是關鍵，也是潘老師極力呼籲的主因。

清潔劑含有壬基苯酚、螢光劑、含氯漂白劑、甲醛、磷酸鹽等成分，即使標榜環保，仍常被檢驗出含上述物質，這類成分無法完全被分解，從家中水管流出後，碳氫化合物和水結合會產生致癌物鹵化有機酸，再排到河川、又回到水庫，接著經過自來水系統又回到自家水龍頭，一旦喝下這類汙染水，身體自然不能承受，健康亮起紅燈是遲早的事。

首先我們要了解以下清潔劑，都含有害物質。當使用衛浴及水管清潔劑時，要注意裡面含有鹽酸及氫氧化鈉，這些都是強酸、強鹼。誤食者，食道會受損、胃受侵蝕，甚或導致死亡。

1. 水管清潔劑有一股很難聞的氨味，俗稱阿摩尼亞，這個臭臭的味道會刺激眼部及呼吸道，皮膚不慎接觸會引起灼傷、水泡，誤食會損傷食道和胃。
2. 洗衣粉、洗衣精、漂白劑等，不要聽信廣告説的無添加物，其實多半都含有界面活性劑、螢光劑、氯、四氯乙烯，常接觸會引起皮膚過敏，又容易汙染生態環境。
3. 使用家具及地板亮光劑，要注意地板光亮時，裡面所含的酚、硝基苯、丙烯青等物質，會刺激皮膚及黏膜。

對上述內容有基本認識之後，更需確保購買、使用、存放及處置的安全性。購買時，需要仔細閱讀該產品的標示，是否有標明「危險」、「注意」、「毒性」、「易燃性」、「腐蝕性」等字眼，若要購買，就代表未來的使用及存放均要特別小心。另外要注意該產品是否有標明主要化學成分內容，高毒性、致癌性或成分不明的商品一律不買，儘量選擇危險低、傷害生態環境最小的成分。

使用前，必須要詳閱使用方法，而且每次使用量愈少愈好，只需達到清潔效果即可，避免毒素累積過多。注意必須要單獨存放，不要多種清潔劑均放在一塊，而且一定要放在小孩不易拿到的地方，避免誤食。使用期限一到，就要丟棄，以免「質變」造成更大的毒害。

要享有無毒環境的作法無他，就是自己動手做，

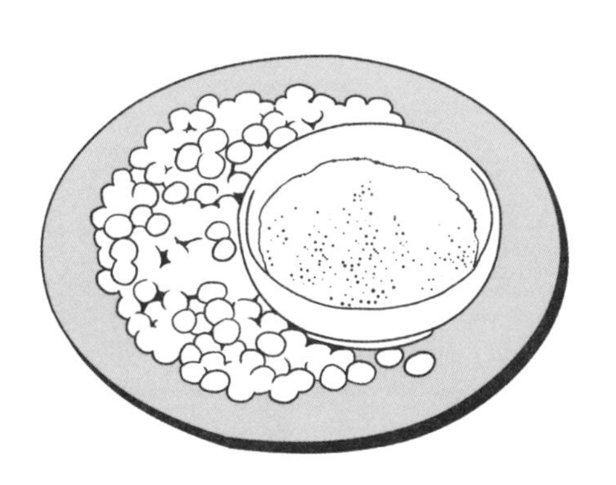

粉狀的黃豆粉、茶粉可以當成天然清潔劑，但是容易沉積在水管或者造成河川優氧化，不建議使用。

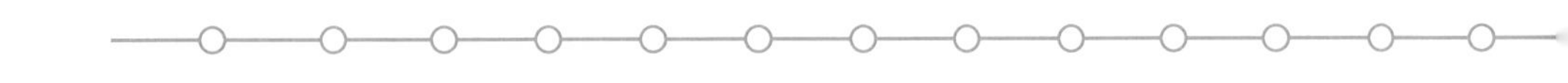

用老祖母的傳承維護健康及生態。像以橘子皮、柚子皮用酒精浸泡後可當清潔劑，也可用洗米水和煮麵水來洗碗、玻璃杯、馬克杯、盤子、茶具、水壺等，如此既環保又可避免清潔劑殘留造成的危害。

二〇一八年二月挪威卑爾根大學（University of Bergen）發表在由美國胸腔學會（American Thoracic Society）所發行的《美國呼吸暨重症照護醫學期刊》（*American Journal of Respiratory and Critical Care Medicine*）的研究報告中指出，經常使用化學清潔劑者，對健康造成的危害等同於每天抽二十支香菸）。

研究人員持續追蹤調查六二三〇位平均年齡三十四歲參與歐洲社區呼吸健康調查（European Community Respiratory Health Survey, ECRHS）的成年人，二十年後發現，經常使用化學清潔劑的女性罹患氣喘的機率，相較於從不使用清潔劑的女性，要高出四三％。同時，肺活量也明顯下降，結論實在非常驚人！

研究第一作者卑爾根大學國際健康中心思凡尼斯（Øistein Svanes）教授表示，懸浮散布在空氣中的清潔劑粒子會刺激呼吸道黏膜，讓肺容量隨著年齡增長顯著下降，最後嚴重影響肺部功能。當然，如果清潔劑是噴霧式的，其情況將更為嚴重。

研究數據顯示，不從事清潔工作的女性其第一秒用力呼氣量（Forced Expiratory Volume in

one second, FEV1），每年減少三．六毫升，而從事清潔工作的女性則是每年減少三．九毫升。同時，不從事家庭清潔的女性用力肺活量（Forced vital capacity, FVC），每年下降四．三毫升，而從事清潔工作的女性則是下降七．一毫升。

第一秒用力呼氣量（FEV1）是指最大深吸氣後做最大呼氣，第一秒所呼出的氣體容積量；用力肺活量（FVC）則是指盡力最大吸氣後，再用力儘快呼氣所能呼出的最大氣體量，這兩個參數是用來測定呼吸道有無阻力的重要指標。臨床上常用第一秒用力呼氣量占整個肺活量（FEV1/FVC）的百分比表示肺功能正常與否，正常值應大於八〇％，若小於八〇％表示呼吸道有通氣障礙，如慢性阻塞性肺病（COPD）、氣喘急性發作等。

無獨有偶，《呼吸醫學》期刊（*Respiratory Medicine*）的研究也指出，經常使用清潔產品的女性相較於不使用清潔產品的女性罹患氣喘的機率，高出一．七倍。

實際上，這些清潔產品往往是沒有必要的，民眾應該儘量少用清潔產品，因為超細纖維布和水已經足夠完成大多數的清潔任務，如果有需要，也可以使用醋、小蘇打粉，和柑橘類果皮，另外，執行清潔工作時應確保通風良好。

英國廣播電視頻道BBC非常著名的醫療保健節目——《相信我，我是醫學博士》（Trust Me, I'm A Doctor）中的麥可．莫斯里（Michael Mosley）博士（拿到醫學博士後，並未當醫生，而是選擇當醫藥記者）在二〇一八年二月份的節目中表示，市面上標榜抗菌的清潔劑效用其實不大，因為許多對健康有危害的細菌，在徹底清潔消毒後一小時內，就會重新出現在廚房的流理臺上，而經過十二個小時後，細菌和真菌在廚房用具的表面，會進一步快速累積，形成一個聚落。

節目中也特別邀請到諾桑比亞大學（Northumbria University）基礎醫學院微生物學教授林．多佛（Lynn Dover）博士來確認。家中細菌最多的地方，其實是廚房而非廁所，廚房內常用的洗碗海綿（菜瓜布）、砧板、冰箱等處甚至可能藏納高達數十到數百億個細菌。

根據德國二〇一七年八月份一篇研究報告指出，將洗碗海綿放到顯微鏡下觀察，並檢測其DNA和RNA，結果發現平均每平方英呎共有八二〇億隻細菌，細菌數量比馬桶還要多！由於洗碗海綿多處於潮濕狀態，且廚房環境悶熱，非常容易成為細菌的溫床。讀者一定會想到，臺灣人家裡的抹布，也存在同樣的問題。

究竟該如何清潔海綿和抹布，才能避免吃下致病菌呢？外國人建議把溼的洗碗海綿直接放進微波爐裡，加熱二分鐘；或是將漂白水以一：九的比例加水稀釋，將海綿浸泡三至五分鐘，再用清水洗淨晾乾，就能殺滅大多數的細菌，但臺灣人可能無法接受把髒抹布放進微波爐，而浸泡漂白水是不錯的選擇。當然，最理想的作法，是中國人幾千年流傳下來的方法，用水煮沸抹布，然後晾乾，才不會讓海綿和抹布藏汙納垢，變成健康的隱形殺手。

此外，廚房流理臺、門把、冰箱（門把及內部的隔板）、儲物櫃與地板等表面，除了可以用稀釋的漂白水清潔外，也可以用醋加水稀釋到一〇％左右的濃度擦拭，兩種方式都能達到清潔抗菌的功效。

健・康・密・碼　自製油垢清潔劑最安心！

許多讀者對廚房的油垢很頭痛，用漂白水及醋也無法完全去除。只要用橘子皮加上酒精，就可以除去難洗的陳年汙垢喔。柑橘類水果內富含檸檬烯（limonene），也就是俗稱的檸檬精油，可溶解附著在廚房用具上的油溶性汙垢，而酒精還有消毒殺菌的功效。方法非常簡單，按照以下步驟操作即可：

1. 先準備一個乾淨的玻璃瓶，將橘子皮（柳丁皮、柚子皮、檸檬皮均可，白色部分要去除乾淨）撕成片狀放在玻璃瓶中。
2. 倒入市售七五％的酒精，直到能覆蓋住所有橘子皮的高度後，將瓶蓋旋緊密封。
3. 浸泡一週後，橘子皮中的精油成分就會被酒精溶解出來，此時玻璃瓶中的酒精會變成橘色，就是一瓶無毒，還會散發橘子香味的天然清潔劑囉！

3 空氣汙染

臺灣的空汙議題已經到了刻不容緩的地步，但是就算積極地改善空氣品質，臺灣也會被由季風所帶來的沙塵導致空氣不好。除了敦促政府有積極作為之外，自己在家還是可以有許多防治空汙的方法。

十四招、四食物抗空汙／防肺癌

二〇一五年九月十六日發表在《自然》（*Nature*）期刊上的一項最新研究顯示，以二〇一〇年為例，全球每年有三三〇萬人因為室外空氣汙染而過早死亡，亞洲以中國的情況最為嚴重，每年約有一三六萬人喪生。其次是印度的六十四．五萬人及巴基斯坦的十一萬人。若情況持續惡化，到二〇五〇年，每年因為室外空汙的致死人數將會暴增一倍，高達六六〇萬人。

另外，美國哈佛大學附屬ＢＩＤＭＣ醫學中心也曾在二〇一二年二月十四日發表於《內科醫學文獻》（*Archives of Internal Medicine*）期刊中的研究表示，即使是符合聯邦標準在「安全程度」的空氣汙染下，中風的風險仍會提高三四％。且稍早刊登在此期刊的研究報告也發現，長期暴露於空氣汙染中，不論是粗懸浮微粒（ＰＭ10）或細懸浮微粒（ＰＭ2.5），都會提高年長女性失智的風險。原因是某些空氣懸浮微粒遭吸入後，會直接經過鼻腔進入腦部，導致發炎進而引發阿茲海默症的發生。

而德國紐賀堡（Neuherberg）環境衛生研究中心（Research Centre for Environmental Health）的海因里希博士（Joachim Heinrich）發表在二〇一三年五月份的《糖尿病學》（*Diabetologia*）期刊上的研究指出，空氣汙染還會增加兒童發生胰島素阻抗的風險，提高他們長大後發生糖尿病的風險。

醫學研究顯示空氣汙染衍生出許多相關的致命疾病，其中四〇％死於心臟疾病、四〇％死於中風，一一％死於慢性阻塞性肺疾病，六％死於肺癌及三％兒童急性下呼吸道感染；其中八〇％的死亡個案都來自低至中等收入的國家，情況相當嚴重。

二〇一七年十二月份美國約翰霍普金斯大學布隆博格公衛學院（Johns Hopkins Bloomberg School）發表在《歐洲呼吸系統期刊》（*European Respiratory Journal*）的研究報告顯示，研究人員針對居住在德國、英國、挪威等地共六八〇名成人，進行為期十年的飲食及肺功能測試的調查，結果發現每天生吃兩顆新鮮番茄，或是新鮮水果，如三顆蘋果、香蕉，都有大幅抑制肺部機能退化的效果。

人類肺功能在三十歲左右就會開始衰退，衰退的速度取決於個人體質與健康狀況。此研究顯示，只要吃進對健康有益的飲食，就可以修復因長期吸菸或是患有慢性阻塞性肺疾病造成的肺部損傷，同時，對於沒有吸菸者，也會有延緩肺部功能衰退的益處。

早在二〇〇〇年一月份，英國聖喬治醫院附屬醫學院（St George's Hospital Medical School）的研究人員發表在《胸腔》醫學期刊（*Thorax*）的研究報告中就曾顯示，每星期吃五顆以上蘋果的男性，與不吃蘋果的男性相比較，愛吃蘋果的男性平均肺容積多出一三八毫升，顯示出肺部功能更為健康。蘋果富含抗氧化物質——槲皮素（quercetin）屬於類黃酮（flavonoid）的一種，槲皮素有清除體內自由基、抑制脂質過氧化的作用。研究結果還指出，槲皮素具有預防心血管疾病，抗潰瘍，及抗發炎等作用。也難怪會出現有「一天一蘋果，醫生遠離我」這樣的諺語！

二〇一七年十月份在國際知名《刺胳針》（*Lancet*）期刊的一篇研究中，研究人員花了兩年時間，評估全球各國汙染與健康之相關資料，結果發現，在二〇一五年全球約有六五〇萬人死於空氣汙染引發的相關疾病，包括心臟病、中風、肺癌和其他呼吸系統疾病。在臺灣估計也有九·〇二％死亡人數歸咎於空氣汙染所致，若依照此研究數據，臺灣每年至少有超過一萬人死於空汙，因此對於空汙所造成的危害，實在不容小覷！

此外，二〇〇一年五月份英國諾丁漢大學（University of Nottingham）莎拉·路易斯（Sarah Lewis）博士發表在美國胸腔學會（The American Thoracic Society, ATS）年度大會上的研究報告中發現，多吃蘋果和番茄對於提高肺功能很有效，研究人員針對二六三三名曾患氣喘、哮喘病或者其他肺部疾病成年人的飲食結構進行問卷調查，結果發現，每週吃五個以上蘋果者，可明顯增加肺活量；每週吃三次以上的番茄也可達到同樣的效果。研究還發現，經常吃蘋果、番茄和香蕉的人，氣喘發作的風險也較小。

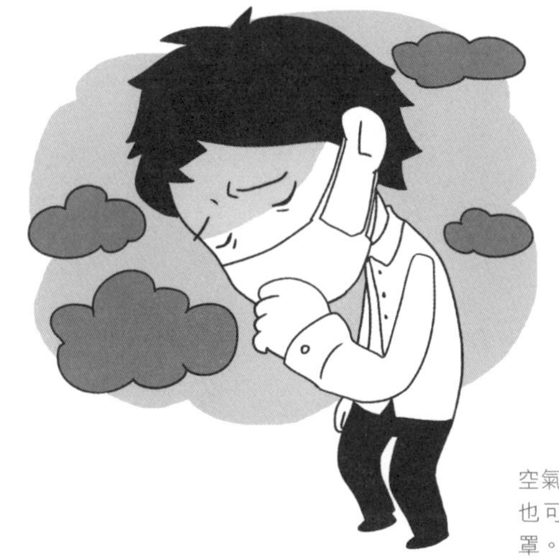

空氣不好的時候，戴口罩可以有防制效果，也可以使用防護效果更佳的防霾專用口罩。

推測有可能是由於蘋果和番茄中含有大量的抗氧化劑，保護人體器官不受空氣及香菸中有害物質的危害。

研究結果亦顯示，習慣生吃蘋果、番茄和香蕉者，其肺功能在十年間衰退的速度比一般人慢了八〇％。即便是曾吸菸者，戒菸後才開始採用此種飲食法，也能修復受損的肺臟機能，所以研究人員推論，這三種蔬果對於空汙導致的肺損傷，確實有修復的效果。

WHO轄下的國際癌症研究機構（IARC）在二〇一二年六月十二日宣布，其專家小組依據相關研究報告，一致同意柴油引擎廢氣（**engine exhaust, diesel**）為明確的致癌物，除了會導致肺癌發生，同時也與膀胱癌的發生率增加有關，因此將它從致癌物危險分類中的第2A級可能致癌物改列為第一級致癌物（Group1）。

除了多吃蘋果、番茄和香蕉之外，我們如何在日常作息中，保護自己呼吸道的健康呢？潘老師特別整理了十四招抗空汙的方法，來與大家分享。

- **生活作息要規律** 適量喝水，適當運動，增加自體對抗疾病的免疫力。
- **善用app** 民眾可上環保署網站，下載「環境即時通」，點選想要查詢地區的空氣品質，檢視各項環境指標，可以取得即時空汙資訊來避開空汙嚴重的時間與路段。

- **空氣不佳時勤戴口罩、少出門** 外出時若空氣品質不佳，記得戴口罩，或儘量減少出門，更不可以去戶外做運動。

- **多搭乘公共運具** 少開車或騎摩托車。汽機車所排放的廢氣中，含一氧化碳、二氧化碳、氮氧化物、碳氫化合物及鉛等，都會散布在空氣中。若搭乘大眾交通工具，就能有效減少暴露在廢氣的時間及機率。

- **多吃蔬果少肉類** 根據聯合國糧農組織（FAO）估計，世界上馴化的反芻動物每年釋放一億噸甲烷（Methane, CH_4），甲烷是一種比二氧化碳強二十五倍的溫室氣體。若是減少肉類消耗，多吃些含有高量抗氧化劑的紫色、紅色、黃色和橙色蔬果，將可減少將近三分之二的溫室氣體排放量。

- **支持有機栽種** 有機食品內含較多的酚類，較一般食品所含抗氧化劑高出六〇%。且推廣有機農業，除了可以降低環境汙染、防止土壤流失、還有助於改善空氣品質，不僅能有效減少農藥及殺蟲劑等進入人體，危害健康，又能友善我們居住的環境。

- **多喝天然好茶** 空氣汙染會增加身體的氧化壓力，使得體內的自由基含量提升。多喝些富含兒茶素（EGCG）的綠茶當然有助於清除人體的自由基；另外，紅茶含有茶紅素和茶黃素，也是不錯的選擇。

● **注意室內空氣品質** 一般室內環境通風不良，容易造成室內空氣品質大幅降低，建築材料（如花崗岩、磚砂、水泥、夾板、塑膠地板、黏著劑、油漆、家具等），都可以是室內空氣汙染最主要的來源。因此，使用環保建材，保持室內空氣的流通，才能維持室內空氣品質，保護身體健康。

● **留意室內空氣流通** 當室外空氣品質為綠燈時，應開窗通風。根據美國環保署（EPA）的研究顯示，室內空氣汙染比室外要高二至五倍。尤其臺灣氣候終年溫暖、潮濕，室內溼氣重，容易衍生呼吸道及皮膚等相關問題，還是要時常開窗通風、透氣，並搭配除濕機與空氣清淨機。

● **選擇天然清潔用品** 許多家用清潔用品，含有刺激性的化學物質，會將有毒汙染物釋放到空氣中。建議可以多用天然無毒的醋、檸檬、小蘇打粉等替代。

● **個人確實清潔** 從室外進入屋內，要確實執行個人衛生防護，例如洗手、洗臉、清潔鼻腔。女性化妝用品也要選有抗汙染（antipollution）效用的產品。空氣汙染除了危害健康，也是導致皮膚產生不適與老化的元凶，所以當外面空氣品質不佳時，回到家後一定要徹底清潔暴露在空氣中的肌膚，避免有害的懸浮微粒（particulate matter）繼續附著在皮膚上。

- **空氣不佳時不騎單車** 避免在空氣品質不良的情況下騎單車。在上、下班尖峰時段，汽機車排放廢氣的濃度會達到最高點，行人在路上行走，應至少離開汽機車排氣管十至十五公尺或站在有風的地方，以減少吸入汙染的空氣，並儘量減少在戶外活動時間。尤其是銀髮族、兒童及慢性疾病患者更要注意。
- **避免吸入煙霧** 要避免吸入過多ＰＭ2.5細懸浮微粒，除了要戒菸、更要避免二手菸、烹煮食物時記得開抽油煙機、減少寺廟拜拜時，燒香及燒紙錢的煙霧。
- **勤動員督促政府** 每人一通電話或一封信，要求政府或民代改善空汙。維持乾淨無毒的空氣品質是每位國民的責任，應該持續要求民代，向中央政府傳達民眾極需乾淨空氣品質的訴求。

健·康·密·碼　抗空汙四食物

除了每天兩顆蘋果或三顆番茄之外，又應該從哪些食物，得到有益於肺部的營養素呢？

❶多吃富含β－胡蘿蔔素及玉米黃質（crytoxanthin）等抗氧化物的食物

包括紅蘿蔔、紫色高麗菜、茄子、玉米、南瓜、木瓜等，都能夠保護肺部，預防肺癌。

❷十字花科蔬菜

十字花科蔬菜，例如花椰菜內含有β－胡蘿蔔素、類黃酮等抗氧化物質，還有豐富維生素C等，可有效預防肺部疾病。並改善呼吸道相關疾病的症狀

❸豆類食品

二〇一一年美國臨床營養學期刊（*American Journal of Clinical Nutrition*）的研究指出，常吃豆類食品（豆腐、豆漿）的女性比不常吃的女性可以減少二三％罹患肺癌的風險，而不吸菸的民眾若常吃豆類食品會比不常吃的人更可以減少三八％罹患肺癌的風險。

兒童吸二手菸加速血管壁硬化

澳洲最新的研究發現，兒童時期若長期吸入二手菸，將對其動脈造成無法補救的損傷，增加成年後罹患心臟疾病或中風的風險。這項研究是由澳洲斯馬尼亞大學（University of Tasmania）

二〇一四年三月四日發表於《歐洲心臟學期刊》（*European Heart Journal*），研究人員共追蹤調查近四千名三歲至十八歲的青少年兒童，其中包括二四〇一名芬蘭人和一三七五名澳洲人，彙整長達二十五年的資料。

研究人員調查了研究對象父母之吸菸習慣，並藉由超音波檢查研究對象成年後動脈血管壁的厚度。檢查結果顯示，父母都吸菸的孩童，成年後頸動脈內膜中層厚度比父母皆不吸菸的孩童厚〇．〇一五毫米，平均厚度從〇．六三七毫米增至〇．六五二毫米。這種差異代表父母皆癮君子的孩童的動脈比父母不吸菸的同年齡層其他人衰老三．三歲。

負責此研究報告之作者席那．蓋爾（**Seana Gall**）博士表示，頸動脈內膜中層厚度剛開始並沒有差別，但在二十年後卻有顯著差異。孩童時期生活在二手菸環境中會對動脈結構造成直接、不可逆的損傷。研究團隊還考慮了其他相關因素，如受教育狀況、孩童本身的吸菸習慣、運動習慣等，發現並未顯著之直接影響。但若父母中只有一人吸菸則未見對動脈的影響。

二手菸中有超過五十種以上致癌物質，對健康的危害眾所周知，且二手菸已被ＷＨＯ列為「頭號的致癌物質」。一般人暴露於二手菸會讓血管產生氧化壓力（**Oxidative Stress**），導致血管內細胞損傷，增加罹患心律不整、心血管動脈硬化、中風、冠狀心臟病等風險。

二手菸還可能引發各種的癌症，包括肺癌、喉癌、口腔癌、食道癌、胃癌、胰臟癌、膀胱癌、腎臟癌、子宮頸癌、血癌。臺灣一篇研究報告也指出，長期暴露在二手菸環境下的女性，罹患子宮頸癌的機率是一般女性的七．二倍，罹患肺癌、乳癌等癌症之機率亦高出兩倍。懷孕婦女吸入二手菸中的一氧化碳易與血紅素結合，使人體器官的氧氣供輸量不足的缺氧狀態，容易導致流產、死胎、早產、胎兒體重過輕、智力發展遲緩等情形。

由於孩童的呼吸速率較快，所以瀰漫在二手菸的環境，相對會吸入更多的菸，導致產生許多健康問題，如容易咳嗽或打噴嚏、肺功能較差、容易罹患呼吸道疾病（如支氣管炎、喉頭炎或肺炎），甚至讓患有氣喘的兒童突然發作的次數更加頻繁、更加嚴重。

且此研究更進一步證實，二手菸對孩童的威脅，甚至會造成兒童動脈不可逆的潛在傷害，增加他們以後罹患心臟疾病之風險。故為人父母或者考慮生兒育

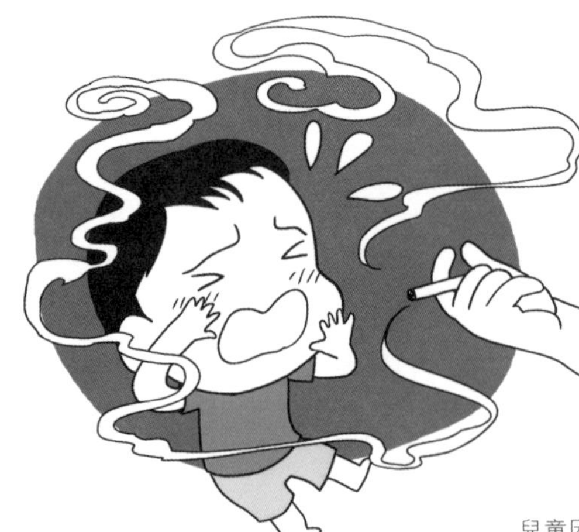

兒童因為發育尚未完全，二手菸對於兒童的危害更甚於成人。

女者都應該戒菸，這不僅有利自身健康，更是在保護國家未來主人翁的健康。

室內裝潢應用綠建材

環保署曾經在二〇〇五年做過研究指出，國人平均每天大約有九〇%以上的時間待在室內，一旦室內裝潢的建材，含有過量的甲醛、苯、乙烯苯之類揮發性有機化合物（Volatile Organic Compounds, VOCs），經過長期的接觸，就會擾亂人體細胞的生長及修復，不生病都很難。

這類刺鼻的物質，通常沒有顏色。就像甲苯，是一種無色的液體，比水輕又不溶於水，你看不到它的存在；揮發到空氣裡後，就會飄浮在室內的各個角落，長時間暴露於這類揮發物質中，將會危害你的身體健康。最常見的症狀是發生視聽幻覺，整個人容易脫離現實感，恍神漂浮，漸漸會失去自我控制的能力；如果吸入的是高濃度劑量，就會造成神經麻痺，甚至心臟、腎臟都有可能會急性中毒。

如果你每天都與這類揮發性毒物共處，症狀輕微者常會出現莫名的頭痛、疲倦、精神不濟、失眠；症狀嚴重者會有生殖系統異常問題，包括男性精子活動力降低、女性經期紊亂、新生兒染色體異常，甚至許多不明原因的不孕症、流產、早產，多少都跟揮發性有機化合物有關，更麻煩的是，這類揮發性物質會誘發癌細胞坐大的機會。

幾年前，潘老師就已提出此議題：室內居住環境的安全性與室外環境的安全性同等重要，由於早期大家還沒了解到它的重要性，自然對於這類議題不感興趣；但隨著慢性病人口的逐年增加，以及健康意識的高漲，大家才開始警覺到，房子竟然會是健康惡化的罪魁禍首。

所以有很多人問我：「要裝潢、整修房子，一定會用到黏著劑、防腐劑，該怎麼避免？」

關鍵就是：不過度裝潢，就會減少汙染！

我通常會先試探性問他們：「當你和小孩進入新裝潢的房子後，會不會喜歡眼睛、鼻子有刺刺的感覺？」答案一定是不喜歡，因為會有很不舒服的感覺；這時我再提醒他們：「這種難聞不舒服的氣味會跟著你至少五年、甚至十年以上，即使你後來已經習慣、味道也逐漸變淡，但你的身體卻變糟了，你甘心嘗試嗎？」

汙染物甲醛無所不在，各種人造板材、塑膠地板、化纖材料、三夾板、隔音板、地毯的材質，多半也都會使用到黏著劑，它裡面更少不了甲醛。這是一種毒素，揮發的時間很長，等到你已經嗅不出或者習慣這味道時，就表示腦神經細胞及嗅覺細胞已壞死不少。對於毒素的敏銳度變差，而且毒素早已隨著呼吸進入身體、干擾細胞生長，等到你察覺身體出現異樣時，細胞早已質變來不及挽救了。

所以，我一向不贊成過度裝潢，簡樸不是很好嗎？既能過得自在，又降低與毒素的共處，何樂不為。

其次，如果必須裝潢時，請使用綠建材。

一九八八年召開的第一屆國際材料科學研究會，提出了綠色建材的概念，其中綠色指的是對永續環境發展的貢獻程度。但一直到一九九二年，國際學術界才為綠建材下了定義：「在原料採取、產品製造、應用過程和使用以後的再

檢查一下家中的裝潢汙染有哪些？

汙染源	主要汙染物	影響健康程度
人造地板、地毯、家具、天花板、置物櫃	內含有甲醛、苯等揮發性有機汙染物	頭痛、嗜睡、咳嗽、胸悶、刺激皮膚及黏膜、生殖系統異常
空調系統、盆栽植物、事務設備	是真菌、細菌、粉塵（灰塵、碳粉）藏身之處	退伍軍人症；誘發過敏反應，包括打噴嚏、眼睛癢、流鼻涕、皮膚癢等各種過敏現象
隔熱及防火器材	人造地板、地毯、家具、天花板、置物櫃	頭痛、嗜睡、咳嗽、胸悶、刺激皮膚及黏膜、生殖系統異常
吸菸、焚香、點蚊香	燃燒時，會產生一氧化碳、二氧化碳、氮氧化物、致癌化合物	會刺激呼吸道，有致癌疑慮
芳香劑	半合成或化學合成有機溶劑，如甲醇、己烷、四氯化碳、甲苯	刺激呼吸道、抑制中樞神經，造成感覺及運動神經受損，對肺臟形成一定程度傷害
清潔用品、浴廁用品	界面活性劑，尤其是壬基酚聚乙氧基醇類的非離子界面活性劑；人工香味	會刺激呼吸道及黏膜，產生不適感，常會引起咳嗽；如果長期吸入，有致癌性

製表｜潘懷宗研究室

生利用循環中，對地球環境負荷最小、對人類身體健康無害的材料，稱為『綠建材』。」擁有：符合**再使用**（Reuse）、**再循環**（Recycle）、**低汙染**（Low emission materials）、**減量**（Reduce）的標準。

臺灣地小人稠，大部分室內空間都面臨裝修建材過量、使用人口密度過高的困擾，形成許多材料浪費和新室內汙染源，同時，也造成罹癌風險值及呼吸道疾病發生率偏高。

為了延長建築物的生命週期、提高材料再利用率及有效控制室內汙染源，國內專家學者也積極呼籲，如果需要裝潢和翻修房屋，請儘量選用綠建材，以保護使用者的健康及維護環境資源。目前已獲認證的綠建材範疇有幾項：

- 生態綠建材

它代表「建材從生產至消滅的生命週期中，除了須滿足基本性能要求外，對於地球環境而言，它是最自然，消耗最少能源、資源且加工最少的材料。」意即「無匱乏之危機」與「低人工處理」的建材。

- 健康綠建材

強調對人體健康不會造成危害的建材。換句話說，就是低「甲醛」、低「總揮發性有機化合物」逸散的建築材料。

高性能綠建材

高性能綠建材目前受理共有三類，分別是「高性能透水綠建材」、「高性能防音綠建材」及「高性能節能玻璃」。在「透水」方面是將孔隙率高、具良好透水性的材料運用於鋪面之面層與基底層，使雨水通過此具滲透性的人工介質或設施滲入土壤，讓雨水還原於大地之性能；在「防音」方面就是能有效防止噪音影響生活品質的建材，而「防音」通常透過「隔音」及「吸音」兩種方式達成。「高性能節能玻璃綠建材」是指能有效防止室外熱能進入建築物內，達到節約能源之目的，並且提升生活品質之玻璃建材。

再生綠建材

就是利用回收可得的材料經由再製過程，所製成

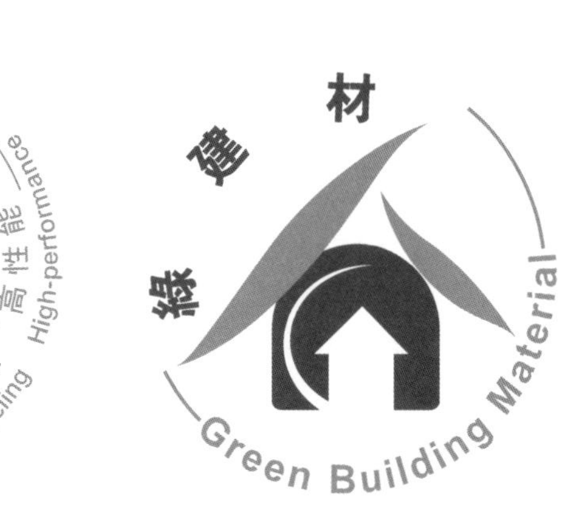

綠建材標章，可分為為健康、生態、再生、高性能等種類。（資料來源：財團法人台灣建築中心網頁 http://www.tabc.org.tw/tw/）

之再生建材，可符合「減量」、「再利用」、「再循環」三大目標。

在不過度裝潢和採用綠建材之餘，不妨還可以在玄關、室內或陽臺種植幾顆樹。每次走入有種花草的空間，不論是辦公大樓、住家或購物商場，整個人就會感到特別舒暢。因為植物在進行光合作用的過程中會釋放氧氣，讓空氣變得清新。

世界衛生組織的報告中曾指出，全球約有三〇%的建築物有室內空氣汙染問題，也就是說室內有可能比戶外的空氣汙染程度還要高，長久下來，許多上班族都容易得到「病態建築症候群」（Sick Building Syndrome, SBS）。自己身體明明沒什麼疾病，卻老是覺得很不舒服，常會出現頭昏眼花、過敏及嗜睡現象；通常你只要在室內擺幾個植物盆栽，這類不舒服就會立刻得到紓解。

美國太空總署研究員瓦爾威頓（B. C. Wolverton）博士曾做過一項研究，將常用的室內植物擺在樹脂玻璃生長箱中，外加特定化學汙染物，接著再評估植物的葉、根及生長土壤中相關的微生物，結果顯示：室內植物可以在二十四小時內，排除約八七%的室內汙染物，包括觀葉或盆花植物等，都有淨化室內空氣汙染物的能力。

一九九六年美國學者羅豪（Virginia I. Lohr）和皮爾森・米米斯（Carline H. Pearson-Mims）也在一間二五六立方公尺、沒有窗戶的電腦實驗室中進行實驗，他們在二%的面積內擺放了白鶴芋、粗肋草、雪佛里椰子、紅邊竹蕉等室內植物，研究結果證實，植物竟然可以截留及減少二〇%落塵量，而且可以降低落塵對電腦硬碟的危害。

二〇〇七年行政院環保署委託臺大園藝系所做的研究也發現，室內植物可以減少懸浮微粒、二氧化碳，還可以大幅降低揮發性有機物質，只要選對植物栽種，都具有這種功效。

如果你發現住家常有塵埃、懸浮微粒等，可以種植葉片粗糙、多絨毛、能分泌黏性油脂和汁液的植物，它們可以吸附大量塵埃與懸浮微粒，例如單藥花、黑葉觀音蓮、冷水花、大岩桐、盆菊、波士頓腎蕨都是不錯的選擇。

如果是一般人新裝潢的空間，想要降低甲醛、苯、三氯乙烯、氨、二甲苯等揮發性有機物質，可參考美國太空總署研究報告，選擇檸檬千年木、白鶴芋等相當有效；而大家所熟悉的黃金葛可以降低甲醛，但對其他有機化學物質並無作用；如果要降低塵埃、甲醛，你可以考慮種植大岩桐。

根據臺大園藝系的研究，在三坪大空間擺放一棵六吋大小室內植物，經過一個禮拜之後，至少可以降低八·七%的有機化學物質，同時提升一二%的工作效率。

在家裡或辦公室種顆樹、擺盆花很不錯，除了可以怡情養性、提高工作效能，也具有淨化空氣效果，不過，植物很需要照顧及呵護，平時要記得澆水及清理葉片，否則植物氣孔被落塵堵塞，就會失去淨化效果。

行政院環保署針對淨化室內空氣的植物，與臺大園藝暨景觀學系花卉研究室有多年的合作，從網站裡可以得到更多詳盡的資料，讀者也可以多加利用。（可參考：https://freshair.epa.gov.tw/houseplant/index.asp）

行政院環保署網站

健・康・密・碼　木材、石材也有污染

木夾板最容易藏毒

各種複合地板、木芯板、貼面板與密集板等木板材料，是造成室內甲醛汙染的主要來源，目前國內已有少數廠商生產低甲醛之木板，但市場上仍不普及，若必須大量採用木板裝潢時，建議選擇低甲醛之木板或採用其他替代材料。現在市面上的裝修木夾板，含有揮發毒性的甲醛含量，大多高達十五ｐｐｍ至二十五ｐｐｍ，遠高於日本現行規定，室內用木夾板安全含量，不可超過〇・五ｐｐｍ的標準，這種現象卻經常受到消費者忽略，對居住者長期健康的不利影響

頗巨。

使用石材瓷磚要看放射性檢測報告

石材瓷磚這類材料可能含有氡氣的放射性汙染，特別是某些花崗岩或大理石等天然石材，放射性物質含量較高，目前許多國家均針對石材制定檢測標準，根據放射性檢測含量予以分級，通過標準的產品才使用於室內，否則只能用於室外空間。然而國內尚無相關規定，如果經銷商沒有提供該產品的放射性檢測報告，最好不要在室內大量使用，只用少量點綴性的裝飾較為安全，使用這類石材時，屋內空間務必通風。

兔子基因黃金葛可淨化室內空氣

臺灣的秋冬季常是空氣汙染最嚴重的時節，環保署的空氣品質指標（AQI）常出現「紫爆」等級，那是否都待在室內就相對安全呢？其實不然，室內的空氣汙染有時比室外還要更嚴重，根據WHO的調查，每年有超過七百萬人死於空氣汙染，而因室內空汙導致死亡人數也高達三八〇萬人。根據臺大公共衛生學系在二〇一六年四月份的調查，五〇%民眾家裡PM2.5濃度超標，九〇%臺灣民眾家裡PM0.1濃度比士林夜市更高。為了解決室內空汙，科學家們努力研究對策。

二〇一八年十二月十九日，美國華盛頓大學（University of Washington）土木與環境工程研究所斯圖拉德．史全德（Stuart Strand）教授發表在《環境科學與技術》（*Environmental Science and Technology*）的研究成果，就非常引人注意。

史全德教授利用常見的室內景觀植物黃金葛（Epipremnum aureum）進行基因改造，在黃金葛當中，加入一小段兔子的DNA，基改後的黃金葛，可以迅速分解空氣中可能致癌的有害物質——氯仿（chloroform）和苯（benzene）。這些室內的化學物質來自於日常活動，例如氯仿會在燒開水或洗澡時由含氯的自來水中釋放出來，而苯則是汽油的成分之一，通常來自於汽機車排放的廢氣及香菸，由於這兩種致癌物質的分子太小，小到一般空氣清淨機根本無法將其過濾掉，再加上它們相當穩定，很難分解，所以我們必須利用其他方法（降低汙染源、室內植物或空氣流通）來去除它們。

早期研究已經證實特定的室內植物確實可以消除部分有害的化學物質，但每種植物各有各的長處，這方面強，另一方面就弱，史全德教授此舉，主要是想找到一個全方位的植物，讓民眾比較方便使用。更厲害的是基改後的黃金葛竟然能將有害物質氯仿及苯作為食物，助其生長，此可謂一箭雙雕。

兔子體內有一個稱為細胞色素P450　2E1的基因，簡稱為2E1，這種基因在許多哺乳動物體內都有，當然人類也有，主要生產在肝臟內的一個酵素，負責解毒及代謝藥物。細胞色素P450是群龐大的酵素家族，簡稱為CYP，目前有一萬八千多種，可以將物質進行氧化，變成無毒而且親水性後，由血液帶到腎臟，再經尿液排出體外。

黃金葛加入兔子的CYP2E1基因後，CYP2E1基因就能夠在植物中產生哺乳類動物肝臟才能合成的P450　2E1這種酵素，而此酵素就可以將苯轉變成為酚（phenol），並利用酚作為細胞壁的成分之一。也可以將氯仿變成二氧化碳和氯離子，並作為自己的養分來源。這種利用哺乳類動物的肝臟酵素在植物中來分解有害化學物質的動作，科學家稱之為「綠色肝臟」（green liver）。此外，史全德教授也在基改黃金葛中加入在紫外光下會發出綠色螢光的蛋白質，如此就能輕易辨識出基改的黃金葛。又因為黃金葛在溫帶地區並不會開花結果，所以不需要擔心基改黃金葛會透過花粉傳播出去，造成生態變化。

目前這種基改黃金葛可以在加拿大買到，美國也已經開放在佛羅里達州種植，但歐洲對於基改植物相當嚴格，所以無法在歐洲上市，至於臺灣，潘老師認為應該有機會上市。

研究人員隨後測試了基改黃金葛與普通黃金葛從空氣中去除揮發性有機化合物的能力有何不同。他們將兩種植物分別放入不同的玻璃瓶中，第三隻玻璃瓶內則不放任何植物作為對照組，然後在每根玻璃瓶中加入苯及氯仿氣體。研究團隊測試每支玻璃瓶內揮發性有機物質濃度的變化情況。結果顯示，在一星期之後，放置普通黃金葛的玻璃瓶中，苯的濃度僅稍有下降，但和沒有放入任何植物的玻璃瓶相比，兩者差異根本沒有統計上的意義。

但裝有基改黃金葛的玻璃瓶狀況則完全不同，到了第八天，苯的濃度就已經下降約七五%，換算下來基改黃金葛分解苯的效率優於普通黃金葛四．七倍。至於氯仿濃度，在裝有普通黃金葛的玻璃管中，氯仿濃度幾乎沒有變化，但基改黃金葛的表現相當好，在三天內氯仿濃度就降了八二%，到第六天玻璃管內幾乎完全測不到氯仿了。

史全德教授表示，如果想要在家裡擺一盆基改黃金葛來淨化空氣，屋內最好再加一臺電扇幫助空氣循環，才能達到去除揮發性有機物質的最佳效果。否則基改黃金葛一直擺在室內的某個角落，就僅有那個角落的空氣品質特別好。

除了使用綠色植物外，想要淨化室內空氣，我們還需要注意下列事項：

1. 使用不含人工香料的洗劑產品及清潔劑。
2. 避免使用噴霧劑——除臭劑、髮膠噴霧、地毯清潔劑和空氣清新劑。
3. 每天打開窗戶一陣子，讓新鮮空氣進入室內，保持空氣對流，不讓有害化學揮發氣體在家中累積。
4. 儘可能保持地面及牆壁的清潔乾燥，不讓黴菌有機可趁。

5. 淋浴時，使用抽風機清除空氣中的蒸氣及水分。確保浴室及廚房有良好的通風設備。
6. 儘量不要鋪地毯，以方便清潔並減少堆積汙垢和寵物皮屑。
7. 使用無甲醛和低揮發性有機化合物的油漆、家具和裝潢，避免揮發性有機化合物危害健康。
8. 適當使用除濕機和空調，有助降低室內空氣中的濕氣。
9. 在烹飪、使用洗碗機時，使用抽油煙機或打開抽氣扇。煎、炸食物時蓋上鍋蓋。
10. 不要過度澆灌室內植物。
11. 修復室內任何漏水管道及壁癌，以防滋生黴菌。
12. 如果家人有過敏體質，不妨考慮使用空氣清淨機，但是一定要常常更換或清潔濾網。

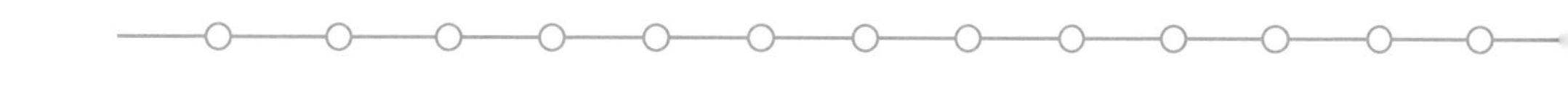

4 電磁波與3C藍光之害

由於電腦、手機、平板已是現代人不可或缺的3C產品，其所發出的藍光，民眾擔心可能導致視網膜病變及白內障，也就是所謂的藍光危害（blue light hazard），這樣的理論，似乎一面倒地支持藍光就是靈魂之窗的殺手，但事實有這麼可怕嗎？

七招防藍光傷害眼睛

英國公共衛生部門轄下位於奇爾頓市（Chilton）的雷射暨光輻射放射量小組（Laser and Optical Radiation Dosimetry Group）領導人約翰·奧哈根（John O'Hagan）於二〇一六年一月份發表於《視覺》（*Eye*）期刊的研究報告指出，人們其實毋須對藍光如此恐慌，只要是低於國際非游離輻射防護委員會（International Commission on Non-Ionizing Radiation Protection,

ICNIRP）所訂定之安全暴露值，這些由電腦螢幕、手機與平板所發射出來的藍光，在正確使用下並不會對使用者的眼睛造成傷害。但什麼叫正確使用呢？

約翰．奧哈根所率領的研究團隊，針對數種目前最常使用的光源，包括手機、平板電腦、筆記型電腦和檯燈等，去測量並比較相同使用時間下，上述設備所發出的藍光暴露量，藉以評估是否應對公共衛生部門提出建議。

結果顯示，若處在英國奇爾頓市六月份晴朗天空下，藍光的暴露量約為ICNIRP訂定安全限值的一〇％左右，若是十二月份多雲的天氣，藍光的暴露量則為安全限值的三％左右。相較於暴露在手機、平板電腦、筆記型電腦和檯燈等人工光源下，太陽光所散發出的藍光遠遠高於3C產品的藍光，因此在戶外活動才更需要保護眼睛。

研究得出的結論，認為即使一般人盯著電腦螢幕工作或娛樂好幾個小時，都不太可能因此損傷使用者的視網膜。但奧哈根警告，由於輻射線劑量從眼球表面傳輸到視網膜與年齡有關，孩童對藍光會比成年人更敏感，還是不建議孩童長時間暴露在藍光光源下。

即便如此，根據二〇一三年六月英國《每日郵報》報導，西班牙馬德里康普頓斯大學（Complutense University）的西利亞．桑確斯．雷默斯博士（Celia Sánchez-Ramos）的研究顯示，由於LED燈（發光二極體）所發出的光為短波高能量光源，在可見光光譜上為藍、紫光，長時間暴露在這種光線下，可能會對視網膜造成損傷。

此外，新竹清華大學材料科學研究所外籍研究員米努·辛格（Meenu Singh）對藍光的安全仍有所疑慮，她認為目前整個世界都朝向數位化邁進，人類將會花更長的時間在使用這些設備上，且視網膜對藍光又比較敏感，因此少量的藍光光源就會抑制大腦分泌褪黑激素（melatonin），影響睡眠品質，甚至擾亂體內的生理時鐘。

美國哈佛大學柴斯勒（Charles Czeisler）教授二〇一三年五月發表於《自然》期刊的研究報告就指出，若在睡前使用平板電腦、手機等人造光源的3C產品，會影響人體內的自然節律，並抑制大腦中的化學物質如褪黑激素的分泌，進而影響睡眠狀態。而晚上睡眠品質不好或是睡眠不足，就會進一步影響健康，提高肥胖、糖尿病、心血管疾病、憂鬱症及中風等疾病發生的機率。

光線分為可見光與不可見光，紅外線、紫外線屬不可見光，紅橙黃綠藍靛紫則為可見光，藍光包括藍、靛、紫光，是能量較強的可見光，其波長約為四〇〇至四五〇奈米，其中，短波長藍光由於波長接近紫外線（UV光），能量就愈強，它較易穿透角膜與水晶體直射入黃斑部，可能造成黃斑部細胞的損傷，導致黃斑部病變。一般3C產品的藍光波長多為四五五奈米以上，能量相對較低，對人體也比較不會造成傷害。左頁圖為光譜圖，供大家參考。

生活環境

此外，潘老師要提醒的是，3C產品影響視力的主要原因不僅僅在於藍光，還包括螢幕閃爍的頻率。如果再加上長時間緊盯電腦螢幕或是手機，眨眼的次數相對下降，淚液就無法平均分布在眼球表面，就會產生眼睛乾澀、疲勞等不適現象。若可以注意以下幾個正確而實用的護眼方法，就可以不用太過擔心了。

1. 看電腦螢幕、手機或平板等3C產品，每看螢幕五十分鐘時就應該起來休息五至十分鐘，可以閉目養神，或是起身做個伸展操。
2. 使用3C產品時，四周不可完全黑暗無光，最好是在光線適當的地方下使用。
3. 褪黑激素約從睡前二至三小時開始分泌，所以在睡前一至二小時，就要避免使用3C產品，才不致影響睡眠。

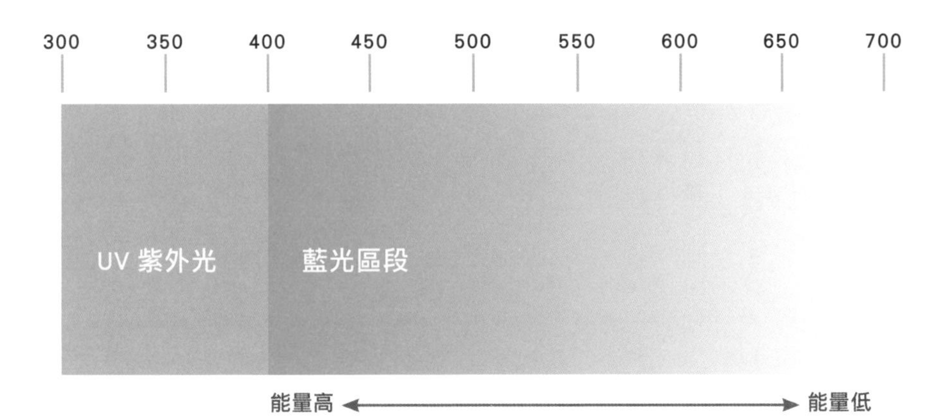

短波長藍光波長接近紫外線（UV光），較易穿透角膜與水晶體直射入黃斑部，可能造成黃斑部細胞的損傷，導致黃斑部病變。

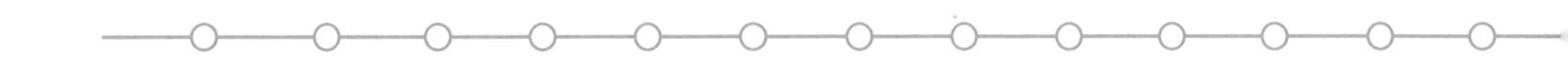

4. 將電腦螢幕的亮度調低一點，並且保持至少三十至五十公分左右的距離。

5. 抗藍光鏡片只能濾除約三至五成左右的藍光，所以絕不能夠因為裝戴抗藍光鏡片後，就毫無節制地使用3C產品，還是必須讓眼睛得到充分的休息。

6. 如果不適應在黑暗無光的環境中入眠，使用小夜燈亮度不要太亮；燈源最好低於床頭，以避免刺激眼睛。

7. 要特別注意戶外的藍光及紫外線，所以外面大太陽時，一定要戴太陽眼鏡來防止強光與紫外線。

用手機讓腦瘤風險飆高

對於手機輻射究竟是否會致癌的議題，至今各界仍眾說紛紜、尚無定論，但是一項由美國印第安那大學、烏克蘭科學院、東芬蘭大學及巴西坎皮納斯大學的學者共同研究，發表在二〇一五年七月底《電磁生物學及醫學期刊》（*Electromagnetic Biology and Medicine*）的研究發現，手機和平板電腦發出的電磁波，會使體內細胞產生「氧化壓力」（Oxidative stress），導致罹患腦部腫瘤的機率增加三至五倍以上。氧化壓力是指當人體內有過量的自由基時，會對人體細胞造成傷害，導致頭痛、疲勞、皮膚過敏，甚至增加失智、帕金森氏症及罹癌等風險。

此研究的受試者為使用手機十年以上的成年人，結果發現，連續五年每天用手機二十分鐘，罹患腦部腫瘤的機率增加三倍；如果持續四年每天使用手機一個小時，甚至增加三至五倍的罹患風險。

根據刊登在二〇一四年五月份英國醫學會《職業病及環境醫學》（*Occupational and Environmental Medicine*）期刊，由法國波爾多大學（*the Bordeaux University*）的研究團隊，針對二〇〇四至二〇〇六年間，法國政府部門員工進行研究調查，結果發現，每月講手機逾十五小時（即每天半小時）之高用量者，比低用量者得到腦瘤的風險機率多出三倍。

而瑞典奧雷布洛大學醫院（Orebro University Hospital, Sweden）腫瘤科的研究人員於二〇一五年

長期長時間使用手機，讓腦瘤風險飆高三到五倍。

三月份發表在《病理生理學》期刊（*Pathophysiology*）之研究報告，收集一三八〇名患惡性腦瘤患者及無患病人士的資料，長期追蹤彙整他們使用無線電話（包括手機和室內無線電話）的狀況持續十年，並分析比較暴露電磁輻射時間長短與罹患腦癌風險的關係。

結果發現，使用無線電話的時間愈長，罹患惡性腦部膠質瘤（glioma）的風險就愈高；使用手機或無線電話二十至二十五年者，罹患腦癌的機率，比起使用手機少於一年的人高出近兩倍；若使用二十五年或以上，風險更會增加高達三倍。若按照使用手機的時數去計算，則總共使用超過一四八六小時者，患腦癌之風險會比僅使用一二二一小時的人高出兩倍。

手機與室內無線電話發出的電磁波屬於非游離電磁輻射（Non-ionizing Electromagnetic radiation Radiation），這些輻射可能透過身體（例如頭部和頸部）接觸電話而被組織或細胞吸收。這份研究報告再次呼應了之前由十三國合作的對講機研究（Interphone Study）結論，該研究發現一生使用手機超過一六四〇小時以上的人罹患腦癌的風險高了近兩倍，而接觸這些設備頻率較高的頭側罹患腦癌的風險特別高！

二〇一一年五月份由WHO轄下的國際癌症研究機構（International Agency for Research on Cancer, IARC），在法國里昂所舉辦的「評估電磁波輻射暴露的潛在致癌危險」國際會議中，詳細討論有關手機輻射線致癌性之研究報告。其中一篇發表在二〇〇五年神經學期刊（*Neurology*）

的丹麥研究，顯示每天使用手機三十分鐘以上，持續超過十年，會增加四〇%罹患神經膠質瘤的風險。

結果IARC將無線電頻電磁場（Radio-Frequency Electromagnetic Fields）也就是手機輻射，歸類為2B級可能致癌物；被WHO列為2B級可能致癌物的還包括DDT、塑化劑、四氯化碳、氯仿、汽車引擎廢氣、鉛、燃燒煤炭、乾洗化學藥品等共二八七項。

接下來潘老師就來告訴大家，如何降低手機對身體的危害？到底該注意哪些生活上的小細節？以及該怎麼吃？

天然食物中存在許多抗氧化物質，這類食物富含植化素（Phytochemicals），如：多酚類（Polyphenols）、吲哚（Indoles）、類黃酮素（Flavonoid）、茄紅素（Lycopene）、植物皂素（Saponins）、香豆素（Coumarins）、異硫氰酸鹽（Isothiocyanates）、維生素C及維生素E等。包括十字花科蔬菜（花椰菜、捲心菜、大白菜、油菜、甘藍、芥菜）、柑橘類水果、芭樂等，這些都可以降低氧化壓力。另外，也提供幾個預防手機電磁波的小撇步：

- **講手機時儘量使用有線耳機** 避免直接將手機靠著耳朵接聽，且儘量左右耳交替使用。剛撥號或手機剛響時，是電磁波最強的時候。

- **手機不要放口袋** 儘可能將手機放在包包裡或包包的外層。避免將手機放在腰部或胸部，進而損害內臟功能。
- **兒童、孕婦等減少使用手機** 除了兒童與孕婦之外，教育部也應明令十五歲以下的學生禁止在校園使用手機，避免影響學習也可降低使用時間。
- **減少通話時間** 在通訊不佳的場所避免使用或儘量利用手機通訊軟體功能及發送簡訊來傳遞訊息，養成不用手機聊天的習慣。
- **不要拿手機當鬧鐘** 睡覺前應將手機關機，若手機需要充電時，則應該放在客廳，不可置於離身體較近處，更不要放在枕頭邊。
- **不要買山寨機** 合法上市手機的SAR（Specific Absorption Rate）值必須低於二，但山寨機的品質無法保證。
- **不要邊充電邊講手機** 容易發生電池爆炸，或漏電被電擊。

遠離電磁波的七對策

從科學的角度來說，電磁波是一種能量，凡是能釋放出能量的物體都會釋放電磁波。當電磁波嚴重干擾身體細胞，成為健康殺手時，我們就必須特別重視並做好防範措施，你只要將電器用品開關打開，就會釋出電磁波，家庭中最常使用的電器用品如電視、冰箱、冷氣、電話、電鍋、吹風機、電鬍刀、電動牙刷、電腦、熨斗、音響、手機、烤箱等運轉後，電磁波隨之而來。

瑞典國家輻射局（它被歐洲各國公認最先驅和最嚴苛）訂定身體周遭的標準輻射若小於〇．一毫高斯屬於安全範圍，超過三．〇毫高斯即為危險區，但日常生活中的電器用品，大多都已超過三．〇毫高斯，也就是說，居住環境的電磁波早已威脅到我們的

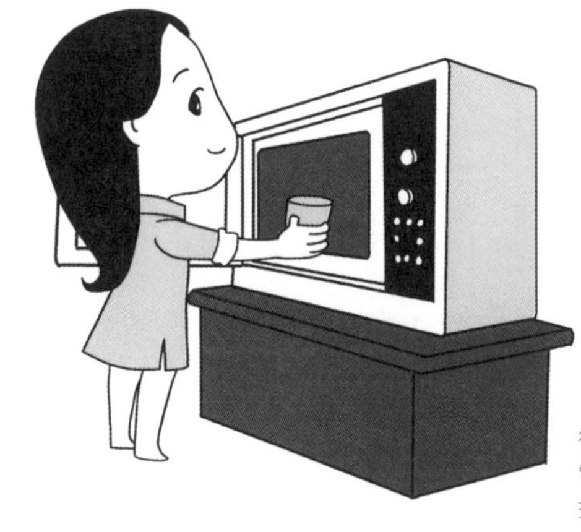

微波爐常被傳為家中電磁波產生量較大的電器。但是一般微波爐有金屬外殼與強化玻璃窗，有防護效果。使用時不要太靠近微波爐就沒有電磁波的顧慮。

健康了。經實驗和調查結果顯示，電磁波有幾個最主要的危害：

● 中樞神經系統虛弱

電磁波會對神經系統造成傷害，讓人體出現神經衰弱症候群，如：頭痛、頭暈、全身無力、記憶力減退、睡眠障礙、易怒、心悸、多汗、手腦協調動作差，嚴重者還會罹患失智症。

● 免疫系統功能降低

有多篇動物實驗和對人體受輻射作用的研究和調查顯示，長期受到電磁波作用的人，白血球吞噬細菌的百分率和吞噬的細菌數均呈現下降趨勢，抗體亦受到明顯的抑制。

● 提高不孕症機率

長期接觸超短波發生器者，男性精子數量會受到抑制而降低，生殖器官功能下降、影響生育能力。女性則易出現月經週期紊亂、經期症候群、卵細胞易發生變性問題，降低女性生育能力或提高生出先天性畸形嬰兒機率。

電磁波無所不在，應該積極找出對應之道，才能降低電磁波對我們的危害。那該如何降低電磁波對人體的危害呢？

對策一：與電器用品保持五十公分以上距離

由於電磁波強度與距離平方成反比，故保持距離非常重要，在使用電腦、電視、電風扇、吹風機、微波爐、電磁爐、洗衣機等電器用品時，都要保持五十公分以上的距離，以策安全；距離愈遠，電磁波強度愈弱。

對策二：養成拔插頭習慣

拔掉插頭可防止電磁波產生，所以一定要養成不使用電器用品時，隨手將插頭拔掉的好習慣，還可以節省用電量。

對策三：縮短使用電器產品的時間

電磁波再強，但是使用電器產品的時間愈短，影響也會愈小。

對策四：睡覺時要遠離電磁波

睡眠時間通常會在六至八個小時，即使微量電磁波的暴露都會對身體影響很大。因此睡覺時，不要太靠近裝有電線的牆壁或是離插頭太近，免得受到電磁波的長期干擾無法好好休息。

有些人習慣使用手機的鬧鈴服務代替鬧鐘，這會讓手機太靠近床頭，迫使大腦要暴露在電磁波下好幾個小時，所以，還是買個鬧鐘吧！

對策五：選用同種小型的家電產品

大型與小型家電比較，大型的電磁波及耗電量一定比小型來得高，所以儘量要選用小型的。另外，電燈泡的電磁波比日光燈來得小；無線電話也比行動電話來得小。

對策六：孕婦及幼童要遠離電器用品

這兩個族群的細胞分裂正值旺盛，很容易受到電磁波的干擾，所以最好避免使用吹風機、電毯、微波爐。美國有一項研究發現，母親在懷孕時曾使用電毯者，胎兒日後得到血癌的機會是一般兒童的七倍。母親在懷孕時經常燙頭髮，胎兒日後得到血癌的機會是一般兒童的六倍。母親經常使用吹風機，胎兒日後得到血癌的機會是一般兒童的二．八倍。

對策七：注意電器產品的後方及兩側

根據研究，電視機與個人電腦的後方及兩側所釋出的電磁波極強，因此儘量不要站或坐在電腦後方及兩側。故可將電腦螢幕換成液晶螢幕，而手機最好可以放在手提袋或包包裡。

5 大家一起來當「不塑之客」

台灣民眾對二〇一一年的塑化劑風暴記憶猶存，那時還引發全臺民眾一陣恐慌！就以往的研究所知，塑化劑不只損害生殖系統、還可能傷害心、肝、腎，並引發氣喘、過敏。

防塑七大招

現在美國最新的研究甚至發現，孕婦如果大量暴露隱藏在塑膠、化妝品和空氣清新劑中的塑化劑，將來還有可能損害胎兒的智力。這項驚人的發現，刊登在二〇一四年十二月國際知名《公共科學圖書館期刊》（*PLOS ONE*），也是第一篇研究產前暴露在鄰苯二甲酸酯（Phthalate Esters, PAEs）與學齡兒童智商有關聯性的報告。

美國哥倫比亞大學（Columbia University）的研究人員，追蹤三二八位懷孕滿二十八週婦女的尿液，收集並分析尿液中的各種成分，等到這些婦女的寶寶長到七歲大時，再進行智力測驗，測驗標的包括反應力、記憶力、理解力等；結果顯示，母親尿液中塑化劑鄰苯二甲酸二丁酯（DnBP）和鄰苯二甲酸二異丁酯（DiBP）濃度比較高的人，所生的孩子智商會比同年齡層大概要低六分左右。

研究作者紐約哥倫比亞大學梅爾曼公共衛生學院（**Mailman School of Public Health**）流行病學副教授法克特．利瓦克博士（**Pam Factor-Litvak**）指出，孕婦幾乎天天暴露於鄰苯二甲酸酯的環境中，而且他們發現其中許多暴露程度相類似者，皆和孩童智商下降有顯著的關連性。

鄰苯二甲酸酯類是一種環境荷爾蒙，其化學結構式類似雌性素（**estrogen**），過去已知大量暴露會危害男性生殖能力、促使女性性早熟，並導致未來不

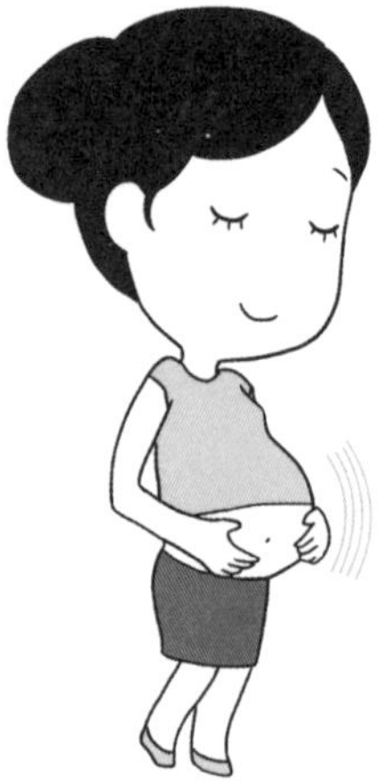

孕婦若受到塑化劑的影響，有可能也影響到胎兒未來的智商。

孕；也容易造成兒童過敏及引發成人代謝症候群；長期大量攝入甚至可能導致肝癌。但是損害腦部則是首次有研究報告提出，顯示塑化劑對人體的危害遠比已知的更為嚴重。

事實上，有不少家庭用品都含有DnBP和DiBP兩種塑化劑，像是空氣清新劑、PVC地板、浴簾等。另外，由於鄰苯二甲酸酯類也是優良的溶劑及膠合劑，所以也常被添加在香水、唇膏、髮膠、指甲油、保養品、清潔劑、洗手乳、沐浴乳中，做為定香劑，讓香味持久。

目前我國法規規定鄰苯二甲酸酯類塑化劑在食品添加物中不得檢出，但是化妝品其最終製品中所含鄰苯二甲酸二酯類成分之總殘留量，不得檢出超過一〇〇ppm，但仍有許多商品違法超標。到底日常生活要怎麼做，才能避免塑化劑對人體的危害呢？

- **塑膠類容器都不適合加熱或盛裝熱食**　塑膠容器不加熱或盛裝熱食、熱飲及含油脂的食品，家中最好使用白色瓷器或玻璃容器。
- **少用保鮮膜**　不要使用保鮮膜覆蓋食物加熱微波，特別是PVC，而PE勉強可包覆生冷無油的食物，最好用玻璃保鮮盒。
- **避免孩童邊玩玩具邊吃東西**　小孩接觸玩具後、吃東西前一定要用肥皂洗手。

- 避免使用含塑化劑的保養品或個人清潔用品　除了成人避免使用之外，嬰幼兒也應該避免使用香味十足的清潔用品。
- 勤洗手　室內灰塵中含有大量鄰苯二甲酸酯，故避免用手接觸灰塵，並養成吃東西前洗手的習慣。另外，電器不用時應隨手拔除插頭，以避免在高熱狀態下，逸散塑化劑。
- 多喝水　多喝水可加速體內塑化劑的排除，如此可將吸入塑化劑的機率降到最低。

塑膠裡的鉛毒陷阱

幾年前，潘老師在一家全國連鎖的大賣場，抽查了國內的二十四項玩具，結果發現某一種氣球的吹氣口鉛含量濃度，超過標準值約九倍之多，臺灣的標準值是不能夠超過九十ｐｐｍ，但是該氣球的含鉛度高達八〇〇ｐｐｍ。小朋友吹氣球的樂趣，竟然變得和白雪公主的毒蘋果一樣邪惡，被不肖廠商塗抹了毒素，毒暈了每個家庭的小寶貝。

後來潘老師又到另一個賣場抽查玩具，同樣發現令人搖頭不已的現況，隨便取樣都會發現它們的含鉛量超過安全標準規定。其中一款小朋友平時玩的黏土，在外包裝盒上所檢測的鉛含量濃度為二九一〇ｐｐｍ，遠超過標準值三十二倍。

另一種跳跳樂的連接器，繩子的鉛含量達到五六〇〇ｐｐｍ，是臺灣標準值的六十三倍，而這條繩子也是許多小朋友經常會放在嘴巴裡咬著玩的東西。

此外，我們也檢測了陶笛，吹嘴染色部位的鉛含量超過標準值三倍，甚至連止滑的握筆器，也超過標準值一．三倍，這些都是小朋友甚至成年人會經常放入嘴中含咬的物件。

臺灣的法規對於此類違法事件，通常會要求下架銷毀，或是只罰個五萬、十萬元，這對不肖業者來說，只能稱得上是不痛不癢，這家店一共被抽檢了二十四項物品，但有一半以上超過規定的標準，我只能用「十分離譜」形容。但是政府真的有在查嗎？即使不小心查到了，有辦法像美國那樣祭出沒收所有財產，入獄服刑的重罰嗎？

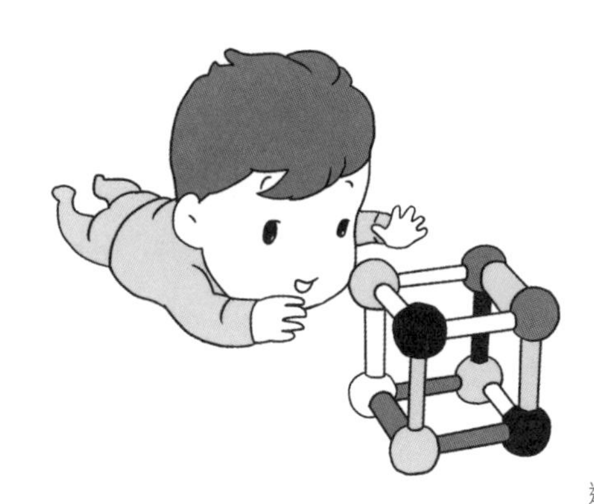

避免讓孩子玩來路不名的玩具，廉價玩具因為裡面可能會含有大量鉛，當孩子接觸啃咬時，就會吃進過量的鉛。

玩具是兒童的玩伴，但如果設計不良或含有重金屬、塑化劑，就變成披著糖衣的毒素，會嚴重影響孩子的健康及學習力。家長在挑選玩具時，一定要嚴格把關，特別是遇到各類以玩具之名做為誘餌的促銷活動時，家長更不能掉以輕心。

另一方面，大家慣用的吸管也埋藏著陷阱。五顏六色的吸管到處可見，但是讀者可能沒想到，鮮豔的吸管特別毒。因為黃色或橘色吸管，以往會用鉻酸鉛來染色，也就是俗稱的鉻黃，呈黃色粉末狀，專門當作顏料來上色，不過鉻黃在臺灣已經管制，只有越南和中國的吸管，還在用它來染色，讓吸管看起來光滑鮮豔。

如果長期吸入過量鉛，對小孩會有智商傷害，大人會有高血壓、腎臟病、尿毒等風險，雖然不是所有黃色吸管都有危險，不過還是建議，非得使用吸管喝熱飲或者是酸性飲料時，可選用無色透明吸管，喝得比較安心。

環保餐具的選購、分辨與清洗

近年來各國環保法規要求愈來愈嚴格，民眾環保意識也逐漸抬頭，很多人希望能為地球盡點心力，出門時都會自備環保餐具，這是好現象。但環保餐具要如何選購，卻是一門學問。

環保餐具包括湯匙、筷子、吸管、杯、碗、盤子、餐盒等等，常見的材質有不銹鋼、玻璃、聚丙烯塑膠（PP，回收標誌5號）、矽膠、木質餐具以及聚乳酸（PLA，Polylactic Acid 或 Polylactide）餐具。

其中不銹鋼材質跟玻璃材質較為安全，而不銹鋼材質比玻璃輕，應是首選，但務必挑選304不銹鋼，它是經餐具溶出試驗結果顯示最安全的。

而標榜原料來自小麥、稻稈或玉米的PLA餐具，丟棄後號稱可以「水解」或「降解」，但是它超過攝氏六十度就會變形；若用來作為餐具時通常會加入耐熱的PP塑膠，所以也應歸類於塑膠餐具。

塑膠以及矽膠材質餐具，加工過程中，可能會有添加物，所以建議只裝冷食，不要裝熱食。挑選時，除了注意合格標章之外，還要避開有塗漆、上色或是有接縫非一體成形的餐具，即使是木製餐具上的

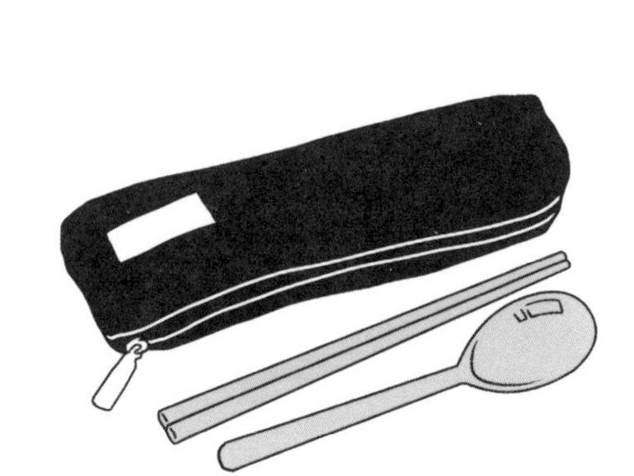

攜帶環保餐具時也要多注意材質，免得環保之餘無意間危害了自己的健康。

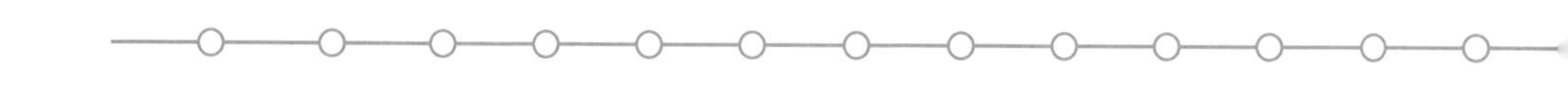

透明漆，因使用久了容易剝落而吃進肚子裡，也要避免選用。

清洗環保餐具時，注意不要用菜瓜布或鋼絲網等較硬材質清洗，容易造成刮痕，藏汙納垢；環保餐具清洗之後要充分晾乾，而環保杯的可拆卸小零件，要一一拆下來洗，晾乾後再組裝，以避免發霉。

健．康．密．碼　不銹鋼的材質與選擇

在日常生活中，接觸到不銹鋼的機會非常多，在選購時，你是否也被上面標榜的304、306、201等數字搞得一頭霧水？

以下整理出幾款較常見的不銹鋼材質編號，給大家作為選購時的參考：

消費者可根據上述表格的特色、強度等，選擇適合自己需求的不銹鋼材質。在烹飪或食用餐具上，建議選擇304或316材質的不銹鋼商品，但市面上標榜不銹鋼的商品如此多，該怎麼選擇才能購買到真正的食品級不銹鋼呢？以下也提供幾項要點給大家參考：

❶ 不要購買來歷不明或不知道廠商名稱的不銹鋼商品。

❷ 不要購買價格與市價相較下，便宜太多的不銹鋼商品。

③ 請購買有合格標籤或知名廠牌的不銹鋼商品。

④ 不聽信網路上未經證實的測試方式來判斷商品的不銹鋼種類。

塑膠微粒是全球災難！

美國非營利組織 Orb Media 於二〇一八年三月十五日公布調查報告，該報告由紐約州立大學弗雷多尼亞分校（State University of New York at Fredonia）化學系雪莉．梅森（Sherri Mason）教授領導橫跨九國的研究，發現瓶裝水普遍遭受塑膠微粒（microplastics）汙染，瞬間引起全球消費者重視。

編號	201	304	316	430
鉻含量（可形成防銹保護膜）	18%	18%	18%	18%
鎳含量（可對抗酸鹼）	3.5%	8%	10%	0%
錳含量	5.5%	2%	2%	1%
抗腐蝕性	較低	中等	最高	較低
強度	較低	中等	最高	較低
特色	易生銹	用途最廣	價格高	有磁性
應用	工業建築	餐具	餐具、醫療用具	廚房用具內層、汽車零件

資料來源｜https://a-nolla.com/

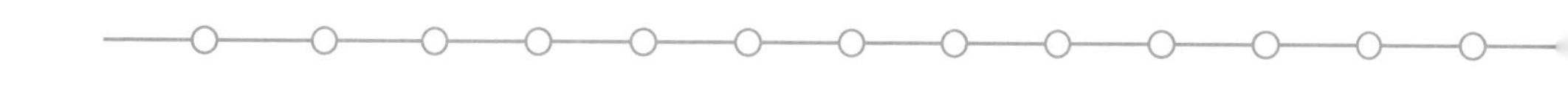

梅森教授檢測了來自巴西、中國、印度、印尼、肯亞、黎巴嫩、墨西哥、泰國和美國等九國、一共二五九個瓶裝水進行測試。結果發現，其中九三%的瓶裝水，所有十一個品牌都被檢出含塑膠微粒，包括Aqua、Aquafina（百事可樂副牌）、Dasani（可口可樂副牌）、依雲（Evian）、雀巢優活（Nestle Pure Life）和聖沛黎洛（San Pellegrino）等世界級品牌，還有Bisleri（印度）、Epura（墨西哥）、Gerolsteiner（德國）、Minalba（巴西）及中國飲料品牌娃哈哈（Wahaha）。

這些塑膠微粒材質按照其在瓶裝水的存在比例，依高低順序為聚丙烯（PP，回收標誌5號；五四%）、尼龍（一六%）、聚苯乙烯（PS；一一%）、聚乙烯（回收標誌2與4號；一〇%）以及聚對苯二甲酸乙二酯（PET，回收標誌1號；六%），幾乎存在於所有的塑膠材質。

另外，瓶裝水中塑膠微粒的大小在一〇〇微米（〇・一毫米）以上的（大約是頭髮的寬度），經過濾採集後，計算出每一公升瓶裝水平均約含十・四顆，若塑膠微粒大小在一百微米以下者，由於無法過濾出，因此利用天文科學家在夜空中數星星的技術，得知每公升瓶裝水約含三二五顆。更重要的是，這些塑膠微粒體積小到足以通過腸道（最小的到達六・五微米），進入身體的血液循環及器官內。

雖然目前尚無任何研究確認這些塑膠微粒危害人體健康的程度，但梅森教授認為可能與部分癌症、精蟲量稀少，甚至注意力不足過動症（ADHD）和自閉症等都會有相關性。

看到這則新聞，潘老師跟各位讀者一樣，覺得瓶裝水很糟糕，會想看看是哪些品牌不合格。其實這樣的想法是錯的，正確的看法是所有的瓶裝水都有，此研究並非針對任何廠牌，並顯示人類的水源被塑膠微粒全面性汙染，這是個災難，值得全球關注。

二〇一七年九月份 Orb Media 同樣委託紐約州立大學梅森教授和明尼蘇達大學的研究人員共同進行的另一項研究，測試來自全球五大洲十多個國家共一五九個自來水樣本。在這些樣本中，平均有八三％的自來水受到塑膠微粒的汙染，其中美國的自來水汙染率最高，高出平均值達九四％，第二及第三名分別是黎巴嫩和印度，英國、德國和法國等歐洲國家雖然汙染程度最少，卻也高達七二％，不遑多讓。

研究人員在美國抽驗每五〇〇毫升的自來水樣本中，發現四．八種材質的塑膠微粒，比歐洲樣本的一．九種塑膠材質明顯高出許多。其他列入自來水樣本研究的國家包括烏干達（汙染率八一％），厄瓜多爾（汙染率七五％）和印尼（汙染率七六％）。

根據美國國家海洋暨大氣總署（National Oceanic and Atmospheric Administration, NOAA）之定義，塑膠微粒指的是小於〇．五公分的塑膠碎片，可分為三種來源，第一種是塑膠原料，將其融化後製成更大的塑膠物、塑膠片，第二種是大塊塑膠分解後的小分子，第三種是纖維，來自聚酯纖維等的合成織物。

在這個塑膠氾濫成災的時代，舉凡牙膏、沐浴乳、洗面乳等日用品，尤其是市售主打去角質、磨砂和深層清潔的美妝產品中，都含有塑膠微粒。

根據二〇一七年十二月四日《每日郵報》報導，比利時根特大學（University of Ghent）和英國艾克斯特大學（University of Exeter）的研究人員發現，人類所食用的大多數海產腸道內，都藏有塑膠微粒。平均一份淡菜內就含有約九十顆塑膠微粒，六顆生蠔則含有約五十顆。這代表一週如果吃兩份淡菜，一年就會吞下一一〇〇〇顆塑膠微粒。結果真的非常令人震驚，這也意味著海鮮中的海洋塑膠微粒早已透過食物鏈循環，進入我們的身體。對此，WHO已著手進行塑膠微粒對健康的影響評估調查。

到底塑膠微粒是如何全面汙染地球？主要是由各種塑膠製品，在使用、分解過程中散布出去的。大

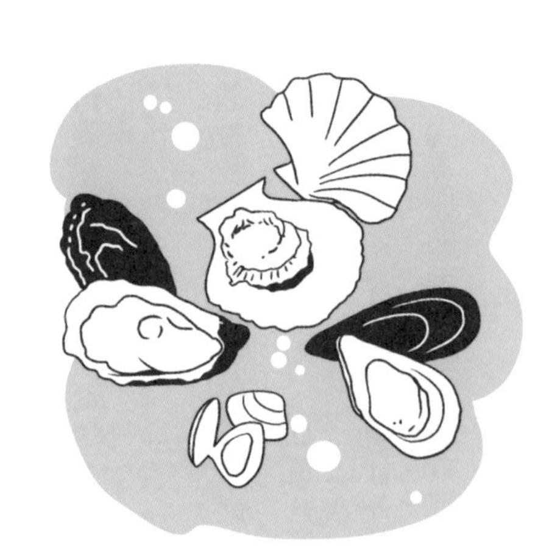

塑膠微粒會汙染自來水、海水與貝類，一旦人類把這些水產吃下肚，就會再回到人類體內，造成身體危害。

到塑膠製的家具、建材、輪胎，小至塑膠袋、保鮮膜、保鮮盒、塑膠杯、寶特瓶、碗盤等，其實都是塑膠微粒的來源。塑膠微粒常會黏附有毒物質如塑化劑、雙酚A、壬基苯酚（**nonylphenol, NP**）、多氯聯苯（PCBs）和多環芳香烴（PAHs）等，具有吸附並釋放有毒物的雙重特性。如果被丟棄至海中，常被海洋浮游生物或貝類誤食，再經由食物鏈，毒素逐漸放大並累積在中高階掠食者的體內，衍生出更多生態和環境汙染問題，進而影響到人類的健康。

國際社會近年來逐漸重視塑膠微粒對海洋的危害，各國也陸續修法禁用塑膠微粒。美國、加拿大等國已立法禁止個人清潔用品使用塑膠微粒，美國簽署在參眾兩院獲無異議通過的《無柔珠水域法》，二〇一七年七月一日起不得再生產含有塑膠柔珠的洗面乳、牙膏及洗髮精，二〇一八年七月一日起全面禁止銷售，以保護美國水域。加拿大政府也早於二〇一五年七月三十日宣布禁止塑膠微粒的使用。

由於塑膠無法自行分解，若是沒有做好回收，在自然環境中，它會成為千年不壞的現代化石。在此也呼籲讀者們，為了環保及自身的健康，千萬別再購買瓶裝水了，因為這種是花錢買汙染環境的不智之舉；另外，要儘可能避免使用一次性的塑膠製品，配合世界各國政府的減塑行動；不管是保養品、彩妝及個人清潔護理用品中，希望讀者都能留意不要使用含有柔珠的產品，共同為我們生存的環境，盡點心力。

第2件事 規律且良好的生活作息與規劃

1—配合生理時鐘
2—睡好睡飽降低生病風險
3—每天一定要喝八杯水，對嗎？
4—正確呼吸可調節身心
5—常保好菌腸胃健康

規律作息是健康的開始，放眼時下許多舉足輕重的成功人士，莫不謹守生活規律的原則，才能常保健康活力、年輕有朝氣。

規律的生活作息與中醫理論可以相互輝映，依照中國古曆，兩個小時相當一個時辰，一天一共有十二個時辰，不同的時辰還可以保養相對應的臟腑，以「值班」做比喻，每一個時辰都有一個經脈、一個臟腑在當班工作；例如，子時是晚上十一至一時，正好是膽經在值班，人的陽氣剛剛產生，非常微弱，不能拚命工作消耗掉，此時必須就寢、保護陽氣。凌晨一至三時是肝經在值班，這時陽氣開始增強，要進行解毒及造血工作，千萬不要在這個時候增加肝臟的負擔，一定要進入熟睡階段。

早上五至七點是卯時，該是起床的時刻，換大腸在值班，到了晚上七至九點是辰時，則由胃在值班，消化吸收的能力最強，所以晚餐也要營養豐富。

在養生第二件事中提到「規律」和「良好」，經過排列組合，可以得到三種情況，第一是規律且良好，健康又長壽；第二是不良好但很規律，只有六十分，但若是因為工作而不得不如此，應該如何因應？第三最糟糕的，完全不及格，不良好也不規律，這種人如果不改變生活作息，恐怕會百病纏身。

1 配合生理時鐘

眾所周知，作息規律、飲食節制，並順著生理時鐘過生活，是強身健體的根本之道。先前許多研究已指出需要輪班的工作，像是醫護人員、飛行員等，較有可能得到代謝性疾病如糖尿病、肥胖、心臟病。睡眠紊亂則容易造成發生精神方面疾病像是憂鬱症、躁鬱症，而不規律的生理時鐘甚至會導致癌症的發生。

何謂生理時鐘（circadian clock）

生命的演化跟著地球的自轉週期（大約二十四小時）自然而然地將這個日夜變化的節律帶入細胞的DNA中，讓我們對環境的節律性變化有更好的適應能力。而這種大約二十四小時規律的適應就是所謂的生理時鐘，也稱為「晝夜節律」（circadian rhythm），而週期長度少於一日

生活作息

節律的，就稱為日內節律（ultradian rhythm），日內節律必須經由腦內神經傳導物質多巴胺（dopamine）活化，若多巴胺在腦中的含量不足，很容易引發人格異常及思覺失調症（原稱精神分裂症）等精神疾病。

生理時鐘不僅存在複雜的哺乳類動物，甚至簡單的細菌內也都有生理時鐘在調控著一切。人體內所有細胞都具有生理時鐘的功能，什麼時候哪個細胞、器官該進行運作，都是利用生理時鐘來協調，讓每個細胞能在適當的時間運行。

二〇一一年一月英國劍橋大學及愛丁堡大學的雷迪博士（Akhilesh Reddy）及米拉爾博士（Andrew Millar）發表在國際知名《自然》期刊，發現一種抗氧化蛋白（peroxiredoxins）

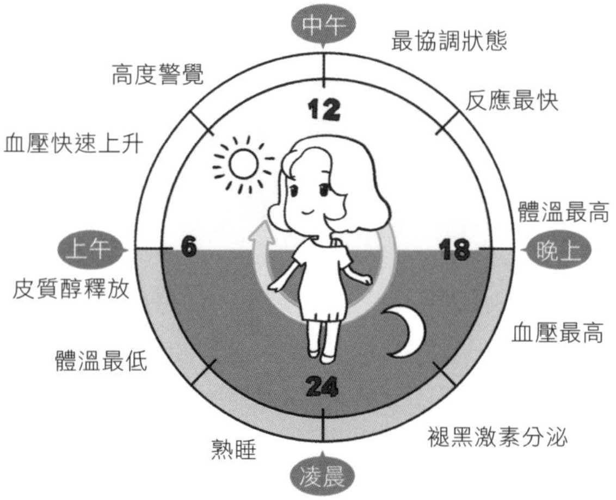

中午 12 最協調狀態 反應最快 體溫最高 晚上 18 血壓最高 褪黑激素分泌 24 凌晨 熟睡 體溫最低 皮質醇釋放 上午 6 血壓快速上升 高度警覺

人類對於環境的節律性變化有適應能力，這種大約二十四小時規律的適應就是生理時鐘，也稱為「晝夜節律」。

與生理時鐘週期有關。他們也發現，甚至連沒有ＤＮＡ的紅血球，也同樣具有二十四小時的生理規律性。

雷迪博士抽取健康者的紅血球進行培養觀察，發現一種具有生物指標性的蛋白質——抗氧化蛋白（peroxiredoxins），廣泛存在於有機體及血液當中，其具有生理時鐘的監測功能。雷迪博士利用抗氧化蛋白進一步針對海藻進行研究，發現海藻若處在黑暗之中，它的ＤＮＡ會停止活動，但是海藻的生理時鐘仍會持續運作。

此外，美國耶魯大學（Yale University）的費克利格（Erol Fikrig）教授發表在二〇一二年二月的《免疫力》期刊（*Immunity*）的研究，以小鼠做動物實驗，發現生理時鐘會影響免疫力，因為在不對的時間睡覺，就會使睡眠的品質與長度不夠，直接降低小鼠抵抗細菌和病毒的能力。

研究發現，生理時鐘會影響ＴＬＲ－９（Toll-like receptor 9）基因，此基因在免疫系統中扮演對抗細菌與病毒入侵的重要角色。研究顯示當小鼠正常作息時，ＴＬＲ－９的活躍度可達到最佳水準。若是日夜顛倒（如輪值夜班者）或是睡眠被中斷，對於ＴＬＲ－９基因的影響極大。

科學家從以往就知道任何生物都有各自的生物節律，如人類的生物節律接近二十四小時，但為什麼可以如此準確地在二十四小時間維持生理運作，卻一直是個謎。過去人們總以為生物有晝夜節律是受到外在環境的影響，如因為太陽光的照射讓人甦醒，當太陽下山，身體自然就會想睡覺；或只要有光就不用睡覺；沒光了，自然就該睡覺。但這樣的論點無法解釋，為何生活在黑暗洞穴中的人，也一樣具有二十四小時的晝夜節律？

生理時鐘如何運作？

二〇一七年諾貝爾生理醫學獎得主，由傑弗瑞．霍爾（Jeffrey C. Hall）、邁克．羅斯巴殊（Michael Rosbash）及邁克．楊恩（Michael W. Young）三位美國科學家共獲殊榮，在一九八四年時霍爾及羅斯巴殊從果蠅的研究中就發現，生理時鐘是由果蠅腦內的 period 基因轉譯成ＰＥＲ蛋白質，當ＰＥＲ蛋白質濃度上升，會回過頭來抑制週期基因製造出更多的ＰＥＲ蛋白質，因此，他們大膽提出生理時鐘是經由負回饋（negative feedback）機制所調控。抑制基因活動必須在細胞核內進行，但是ＰＥＲ蛋白質無法進入細胞核，需要另一種蛋白質的協助，即楊恩在一九九四年發現的ＴＩＭ蛋白質，ＰＥＲ蛋白質濃度較高時，就能與ＴＩＭ蛋白質結合，進入細胞核內，對 period 基因產生抑制作用。

當然，僅有一個負回饋路徑是無法形成週而復始的日夜循環，邁克．楊恩又再發現另一個 doubletime 基因，這個基因製造出來的ＤＢＴ蛋白質負責為ＰＥＲ蛋白質進行磷酸化

（Phosphorylation），當ＰＥＲ蛋白質被磷酸化後，就會被分解掉，直到ＴＩＭ蛋白質累積足夠量之後，ＰＥＲ才能夠免於被分解，並且與ＴＩＭ一起進入細胞核。

因此，ＤＢＴ負責控制ＰＥＲ蛋白質的數量，延緩ＰＥＲ蛋白質累積，使其累積速度約比 **period** 基因的表現晚四至六小時。如此，一個週期性的負回饋路徑才能一日又一日規律地反覆下去。這樣的機制，形成了「轉錄－轉譯負回饋迴路」（transcriptional/translational feedback loop），負責調控生物體內的「晝夜節律」（circadian rhythm），經由三位諾貝爾得主的研究，奠下生理時鐘發展的分子機制，也揭示了生物時鐘是由遺傳基因決定。

他們的研究成果，終於打破生理時鐘運作之謎，證明一切都是「內建」。其研究結果，更將人類過去只能從睡眠週期的表現層次，突破到基因的層次。他們發現生理時鐘不僅與睡眠相關，像是行為、荷爾蒙的分泌、體溫、血壓以及新陳代謝等，也都跟生理時鐘有關。

人體細胞非常巧妙地運用了「負回饋機制」來產生類似時鐘計時的效果。也就是說，當某些特定蛋白質濃度增加到一個界限，就會觸發下一步動作，反過來中止細胞製造它們的過程。等這些蛋白質壽命一到，就會被細胞本身分解掉，而下一個循環又會再次被啟動。透過這樣不斷循環的過程，始得人體擁有起伏有序的「時間感」。

研究證實人類在白天清醒工作、晚上睡覺，是透過基因轉譯蛋白質來調控人類的生理時鐘，就像發動機觸動人體內的細胞連鎖反應，擴大到器官、神經組織等。這就能夠解釋為何有的人較容易調整時差，而有些人很難，實際上都是天生的，受基因轉譯蛋白質所主宰，而非受到環境改變而影響，推翻以往的觀點。

人體的生理時鐘一旦被打亂（逆著生理時鐘過日子），例如半夜不睡，就會弄亂基因計時器的節律，代謝就會出問題，進而引發細胞內外一連串下游反應，各種疾病跟著接踵而至，像是睡眠障礙、高血壓、糖尿病、癌症等疾病。而造成疾病和身體不適的原因，是和自律神經、荷爾蒙失調有關。例如，睡眠障礙是自律神經失調以及腎上腺皮質素（cortisol）、褪黑激素（melatonin）的分泌混亂而引發。而日夜顛倒、沒有足夠的休息時間也很容易讓人產生焦慮、憤怒、緊張等情緒，導致精神疾病的發生。

最健康的生活作息表

隨著每天不同時段，生理時鐘會預期並調節人體狀態，協助管理人體的血壓、體溫、睡眠模式、進食行為及荷爾蒙的釋放等。潘老師根據諾貝爾得主發現的生理時鐘規則，整理出全世界公認最健康的生活作息表

時段	作息	説明
6：00至7：00	起床	讓陽光照進房間，褪黑激素停止分泌，喝一杯溫開水促進腸胃蠕動。
7：30至8：00	吃早餐	最好是醣類加蛋白質，如吐司或饅頭＋蛋＋牛奶或豆漿、黑豆漿等。
8：00至10：00	適合做最有難度、最用腦、需集中注意力的工作	早上這段時間是可體松（cortisol）分泌旺盛的時段，此時是人腦是最清醒、最有精神的階段，工作學習事半功倍。
6：00至7：00	起床	讓陽光照進房間，褪黑激素停止分泌，喝一杯溫開水促進腸胃蠕動。
10：30至10：50	休息	放鬆一下身體和眼睛，走動走動，讓身體和眼睛適度休息一下。
11：00	可以吃點水果	這個時間最適合人體吸收水果的營養。
12：00至13：00	午餐	要吃飽，補充足夠蛋白質，記得要吃些蔬菜，且不可吃太油膩。
13：00至14：00	午睡	對下午的精神狀態有幫助。
14：00至18：00	創意性工作	午睡起來是人體思維活躍的時段，適合做些創意性的工作。下午 2、3 點左右可體松的濃度開始下降，可以喝杯咖啡提提神。而下午 4 至 6 點，身體和大腦處於巔峰狀態，此時可以做些細緻而密集的工作。
18：00至19：00	晚餐	晚餐不要吃太飽，七至八分飽即可。
19：00至20：00	休息	晚飯後休息一會兒可以開始運動，先散步熱身後再慢跑，比較不會造成運動傷害。
20：00	放鬆一下	運動完後可以看看電視或看書，放鬆一下。
22：00至22：30	洗澡	讓身體徹底舒緩下來，放鬆心情、上床睡覺。

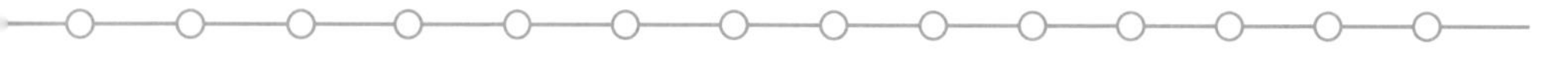

2 睡好睡飽降低生病風險

人類生命中有三分之一的時間都在睡覺，睡眠和空氣、食物、水一樣重要。睡眠時間的長短是反映人體健康的重要指標，不同年齡層，所需的睡眠時間也不一樣，充足的睡眠不僅讓身體獲得充分的休息，也可以讓大腦重組資訊，若是長期睡眠不足，會增加許多罹病風險。

每天要睡多久？

根據美國國家睡眠基金會的睡眠調查（The 2013 National Sleep Foundation Sleep in America Poll）指出，有將近一半的美國人每晚睡眠時間不足七小時。因此，很多人都會利用空檔，像是週末多睡幾個鐘頭、白天打盹或睡午覺來增加睡眠時間。久而久之，這種錯誤的睡眠習慣也會對你的身體產生負面影響。那麼每天到底要睡多久才健康？

各年齡層建議睡眠時間

美國國家睡眠基金會（National Sleep Foundation）根據研究，詳細列出各年齡層的建議睡眠時間。

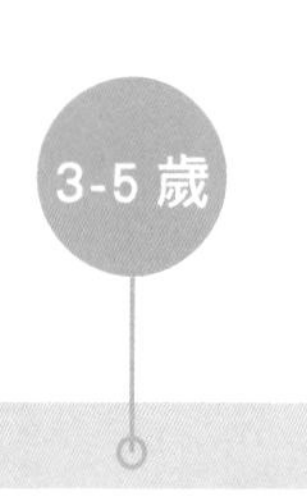

新生兒

0-3 個月

這時期的嬰兒，最理想的睡眠時間是每天 14 至 17 個小時，雖然有些只需要 11 個小時就夠了，但也有些是睡到 19 個小時。

嬰兒

4-11 個月

這個階段的嬰兒，最佳睡眠時間為 15 個小時，但也有些只需要 10 小時即可。

幼兒

1-2 歲

最理想的睡眠時間 11 至 15 個小時，此時期幼兒的睡眠時間不可少於 10 小時。

學齡前兒童

3-5 歲

最佳睡眠時間 10-13 小時，且絕對不可以少於 8 小時；否則，可能影響日後行為的發展狀況。

有鑑於此，潘老師特別綜合彙整CNN一篇有關睡眠習慣與健康的報導，歸納出四個要命的錯誤睡眠習慣，讀者們不妨看看自己是否也有類似的問題。

• 週末賴床

很多人喜歡利用週末賴床來補眠，其實潘老師和許多科學家一樣都不贊同這樣的補眠方式，大家都知道突然吃多，又突然吃少的飲食壞習慣，我們叫暴飲暴食，而在週間睡太少、突然週末

學齡期

6-13歲

當到達進入小學的年齡時，最理想的總睡眠時間約9-11小時，過去曾經有心理學家針對80名10歲兒童所做的研究指出，睡眠時間較多者，學習能力也更強。此階段兒童，最好應安排午後小睡的時段。

青少年

14-17歲

睡眠對於正處於青春期的少年相當重要，如此才能確保體內分泌的荷爾蒙正常，因此在這時候最佳睡眠時間為8-10小時。

青壯年

18-25歲

這個階段正常來說，每天最佳睡眠時間為7-9小時，還有研究指出，若沒有足夠的休息時間，有1/3男性會有精子數量減少的狀況。

成年人

26-64歲

最佳睡眠時間7-9小時，不過偶而只睡6個小時也無傷大雅。但必須重視睡眠時間與品質，避免增加罹病風險。

長者

65歲以上

這個年齡層的長者，常有打瞌睡的狀況，那是因為常常在晚上睡不好。因此，若能睡上7-8小時，不僅可以預防各式疾病，甚至減少失智症的發生機率。

睡太多的這種睡眠壞習慣，醫學界叫它睡眠暴食（sleep bingeing），兩者同樣都會對健康有所傷害，而睡眠暴食的傷害就是來自於打亂了人類的睡眠週期（sleep cycles）。

一般人的睡眠大致可以分成兩個部分，那就是快速動眼期睡眠（rapid eye movement sleep，簡稱 REM sleep）和非快速動眼期睡眠（non-rapid eye movement sleep，就是 NREM sleep），兩種睡眠合在一起就形成了一個睡眠週期，平均一個週期約九十分鐘，所以每晚的睡眠大概會有四至六個週期，但是在剛開始睡下的幾個小時內，NREM較長，REM較短，但當七小時睡眠的後幾個小時，則是NREM較短，REM較長。

如果上班族一到週末就賴床，甚至中午才起床，就會造成時差，而這個時差不是飛行造成的，醫學界也有個新名詞，叫做社會時差（social jet lag）。以美國為例，如果本該六點起床，改成十二點起床，其實就是波士頓到巴黎的時差，這種短短五天就產生一次的時差，就是國際癌症機構定義的任意變換輪班工作的2A級致癌物，試想週間五天得不到充足的REM睡眠，週末又產生時差，當然會對身體造成極大影響。

● 天天長時間睡午覺

短時間睡午覺可以讓工作時頭腦清醒、並能增進工作效率，然而，午睡時間卻不宜過長，美國國家睡眠基金會建議午睡時間以二十至三十分鐘最為適宜，如此可以避免白天睡太多，晚上睡不好的情形，有趣的是，這和中國人幾千年來的養生哲學完全一樣。但如果你是白天不由自主地一直想睡覺，除了可能導因於晚上的睡眠不足外，也可能與某些慢性疾病如阻塞性睡眠呼吸中止（obstructive sleep apnea）、憂鬱症及癌症有關。

華威大學（The University of Warwick）醫學院的法蘭西斯・卡普賽奧（Francesco Cappuccio）教授二〇一四年四月份發表在《美國流行病學期刊》（*American Journal of Epidemiology*）追蹤超過一萬六千名英國男女，持續超過十三年的研究指出，當他們將死亡率與睡眠習慣做比對時，發現天天都必須午睡超過一小時的人，其死亡率也比較高。

首先必須說明，英國人並沒有午睡的習慣，因此有午睡習慣的國家則不在此限，如臺灣、地中海型午睡、北歐幾個國家等。英國人若每天都必須午睡接近一小時的人，死亡率升高約一四％，如果午睡時間超過一個小時以上，則死亡率會飆升至三二％。相較於沒有天天午睡習慣的英國人，或僅是打盹二十至三十分鐘者，天天長時間午睡的成人死於呼吸系統疾病的風險機率高出約三倍，推測原因就是因為晚上睡眠品質不好或夜晚睡覺時間太短所累積造成的後果。

利用長假來補眠

當你每晚睡眠都少於六小時，那麼睡眠不足的總時數就會慢慢在體內累積，欠下睡眠債。每天晚上睡眠不足的原因都可以不同，有可能是時差（如前所述的社會時差），也許是要照顧嬰幼兒，也有可能是工作到很晚卻又需要早起，但是不要妄想利用一次長假就能將所有流失的睡眠時間一次補回來，身體的運作不像銀行一樣，想要補償睡眠不足當然不可能一步到位，而是需要一些時間慢慢地去調整，所以每欠下一次睡眠債，身體就傷害一次。

一般來說，大概花一至二個星期的充足睡眠是可以補回幾天前不超過一週所流失的睡眠時間。但是補回流失的睡眠時間後，如果還是每天覺得累，愛睏需要睡超過九小時以上才夠時，就有可能是過勞的徵兆，或潛藏某些疾病的風險，最好去醫院檢查一下身體狀況。

天天睡到日上三竿才有辦法起床

長期睡眠不足會引發許多疾病，但是睡眠需要太多也是一種健康警訊，根據卡普賽奧教授二〇一五年的另一項研究報告，研究人員針對一萬名年齡介於四十二至八十一歲的成年人，進行長達十年的追蹤調查，結果發現，每天睡眠時間都必須超過八小時以上，否則會很沒精神的人，其中風的風險高達四六％，所以睡眠時數無論是超過與不及都不健康。

睡眠時間過長當然也有可能是疾病所發出的訊號，像是有心血管疾病、憂鬱症、各式炎症反應，或是癌症初期症狀的人，都可能需要較長的睡眠時間。在一般人的認知裡，睡眠不足與肥胖、心臟病、高血壓、高血脂、糖尿病等慢性疾病，甚至於發燒、感冒有關。但卻很少有人知道需要長時間睡眠的人，也有可能是已經罹患疾病所產生的症狀。

睡眠和免疫力

充足的睡眠對於免疫力是否能發揮正常功能相當重要。根據二〇一一年七月德國盧貝克大學（University of Lübeck）的研究團隊發表在《免疫學期刊》（*Journal of Immunology*），針對二十七位年約二十歲的健康男性受試者施打A型肝炎疫苗，一半的受試者在當天晚上允許正常的睡覺，另一半受試者則被剝奪睡眠，必須要撐到隔天晚上才能去睡覺。四週後，研究人員抽血測量受試者血液中，能夠辨識A型肝炎病毒抗體的含量。結果睡眠正常的受試者血中抗體含量，比睡眠被剝奪的受試者整整高出近一倍，證實睡眠對於後天免疫力（adaptive immunity）的重要性，由此可見一斑。

二〇一六年七月盧貝克大學由露西安納・貝西朵芙絲基（Luciana Besedovsky）博士等人發表在《美國生理學期刊——調節、整合及比較生理學》（*American Journal of Physiology-Regulatory, Integrative and Comparative physiology*）的研究，對於睡眠如何影響血液中T細胞的數量做了詳盡的研究。

研究人員共招募了十四名平均年齡介於二十一至三十歲的男性受試者，進行兩次各二十四小時的人體試驗，其中一次是正常睡眠狀況，受試者從晚上十一點睡到隔天早上七點；另一次則是剝奪睡眠的狀況，連續二十四小時，受試者都要維持清醒狀態。在接下來二十四小時的觀察期間內，每一．五至三小時抽血一次，並持續記錄血液中T細胞數量的變化情形。

結果顯示，正常睡眠狀況下，血液中T細胞的數量在睡著後三小時會開始下降；一旦睡眠被剝奪時，T細胞的數量則居高不下。血液中存在大量T細胞，代表人體隨時準備對於入侵人體的病毒或細菌進行攻擊。也就是說，只要一天沒有正常睡眠，對免疫系統就會造成極大的影響。且長時間的睡眠不足，會讓身體處於輕度發炎的狀態，一旦長期處於這樣的狀態，罹患糖尿病與心血管疾病的風險都將大幅增加。

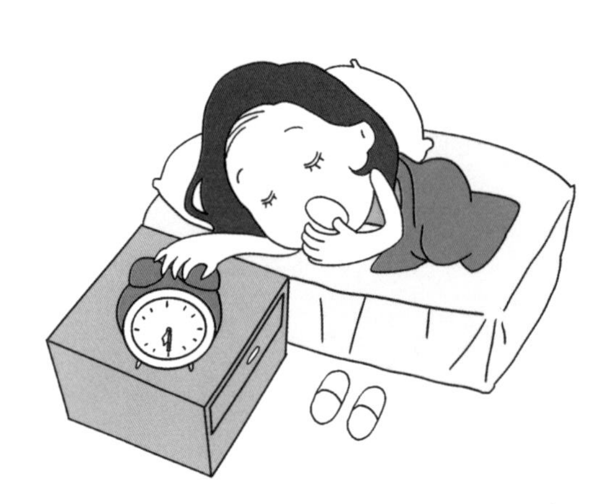

睡眠不足並不只是睡眠時間不夠，睡眠品質不好更是關鍵因素！

增進好睡眠的訣竅

潘老師根據英國《每日郵報》報導，來教大家二十個好眠的方法：

● 試試裸睡　睡衣可能讓你體溫過高，聽說過美容覺嗎？讓體溫下降，就可以讓抗衰老荷爾蒙褪黑激素分泌、發揮它的效用喔。

● 戒菸　很多人以為睡前吸菸可以有助放鬆，其實不然，尼古丁會讓你心跳速率加快、讓大腦更清醒。

● 香蕉是個好選項　它是體內合成褪黑激素的原始材料——色胺酸絕佳的天然來源！

● 把所有３C產品關機　舉凡電視、手機、平板電腦的光源，都會刺激大腦，破壞體內的生理時鐘，睡前半小時不要再使用且記得把它們全都關掉。

● 喝杯熱牛奶　牛奶富含色胺酸，它可以幫助你體內產生讓你想睡的化學物質——血清素及褪黑激素。

生活作息

- **把鬧鐘轉個方向**　常常有人在睡前還看著鬧鐘，計算著自己能睡幾個鐘頭，這會讓你更焦慮，沒辦法真正放鬆進入夢鄉。
- **洗個熱水澡**　洗澡會讓緊繃的神經放鬆，自然而然讓你更有睡意！
- **建立規律睡前習慣動作**　養成固定在睡前要做的幾件事，像是換上睡衣、刷牙等，一旦完成這些事，大腦自然就會與睡眠產生連結。
- **下午兩點後不碰咖啡因飲品**　咖啡因在體內至少停留八小時，所以避免在下午兩點過後飲用，否則會影響你睡不著或者無法進入深度睡眠。
- **保持涼爽**　體溫下降才能誘發體內褪黑激素的釋放，所以臥房不能太熱。
- **兩滴薰衣草的天然精油**　薰衣草的香氣有減緩心跳速率及降血壓的放鬆功效，可以滴在枕頭套上。
- **規律的就寢時間**　讓你的身體養成習慣，每天在同樣的時間睡覺、同樣的時間醒來，千萬不要睡懶覺到中午，那更會打亂生理時鐘。

- **阻隔噪音** 保持睡眠環境周遭安靜，否則就去買一副耳塞！
- **臥室要暗** 睡前拉好窗簾、不可開燈，讓臥室保持黑暗，褪黑激素才會開始分泌。
- **深呼吸** 深呼吸不僅能夠使神經系統平靜，還能減緩你的心跳。睡前多做幾次深度呼吸，可以鎮定情緒，幫助入睡。
- **檢查一下你的床墊** 找出適合你的床墊，有人需要稍微硬一點的床墊，有人則喜歡軟一點的。記得每八年要更換一次床墊，避免床墊因為長期受力不均，影響睡眠品質。
- **禁睡前喝酒** 雖然酒精可能幫助你更快入睡，但實際上，酒精對於睡眠週期的後半段極具破壞性，它有可能讓你呼吸暫停、因而讓你清醒，導致睡眠就此中斷。
- **把你的後顧之憂寫下來** 讓我們遲遲無法入睡還有一個非常重要的因素，那就是躺在床上，腦中還有許多場景不停地播放，從現在開始，每晚臨睡前，寫下五個讓你最煩心的事，它可以幫你緩解焦慮和壓力。
- **還是要運動** 規律運動鍛鍊可以有效緩解精神及肌肉的緊張，讓你一夜好眠，最佳的鍛練時

生活作息

間是下午四點到七點之間，但要確定不要在你睡前四小時內做激烈的運動，否則將適得其反！

- **床鋪只限於用來睡覺**　不要養成在床上看書、看電視或滑手機的習慣，一旦上了床，自然就會想睡覺！

日夜顛倒，輪班人員怎麼辦？

二〇一八年六月由美國華盛頓州立大學（Washington State University）與英國薩里大學（University of Surrey）合作發表於《美國國家科學院院刊》（*Proceedings of the National Academy of Sciences of the United States of America, PNAS*）的研究報告指出，輪值大夜班者因為生理時鐘被打亂，體內的新陳代謝物質完全失控，所以會提高中風、癌症與心血管疾病的發生風險。

研究人員共招募十四名受試者（二五・八±三・二歲；ＢＭＩ二五・七±三・二公斤／平方公尺），並將他們七人一組分為日班及夜班、為期三天的模擬工作實驗，結束後每隔三小時，抽血一次，連續二十四小時，採集他們的血液樣本分析，共檢驗一三二個代謝物，結果顯示，除了少數幾個像：褪黑激素、皮質醇的週期基因表現，仍然拚死命想要維持原來的節律外，晚班工作者體內許多代謝物質完全大亂，包括像膽酸合成、肌胺酸、神經鞘脂質等全部失控。

薩里大學神經內分泌學系斯凱恩（Debra Skene）教授領導的研究團隊指出，在應該睡眠的時間工作，會擾亂體內新陳代謝的化學過程，使得大腦中發號施令的視交叉上核（SCN）無法控制身體內其他各個器官的節律，造成上令無法下達，天下大亂。

人體內的生理時鐘，主要靠位於大腦的視交叉上核透過視網膜和外界地球自轉（陽光日升日落）取得同步，然後再由視交叉上核命令身體內其他組織的周邊時鐘（peripheral clocks）包括肝臟、胰臟和消化道等聽從命令。但是每個人用餐和睡眠的時間都會打亂體內的生理時鐘，所以若是吃飯時間不固定、沒有規律，就會強迫體內的周邊時鐘亂跑，導致周邊時鐘與大腦主要時鐘不同步，造成體內無法團結，上下一心，所以才容易生病，被敵人擊垮。

三天的模擬工作實驗結束後，研究人員發現，輪值大夜班者消化系統中的代謝產物已經偏離太陽約十二個小時，而由於大腦拚死命維持生理時鐘，因此只移動了約二小時。周邊時鐘（時差十二小時）與大腦主要時鐘（時差二小時）一旦不同步，就會導致代謝過程紊亂，使得肥胖、罹患慢性腎臟疾病及癌症等風險隨之增加。

生活作息

國際癌症研究總署ＩＡＲＣ（International Agency for Research on Cancer）在二〇〇七年正式將「影響生理時鐘的輪班工作」（shiftwork that involves circadian disruption）歸類為第２Ａ級「可能致癌」物（probable carcinogen, IIA）。過去已有多篇研究報告顯示，輪值夜班無論對男性或是女性，都有增加罹患不同癌症的機率。

臺灣肥胖醫學會二〇〇五年公布的調查報告發現，晚睡和睡眠時間少是國人肥胖的因素之一。平均一天睡眠時間僅四小時或不到四小時的受訪者中，ＢＭＩ值超過二十五的比率高達四二％；若睡滿八個小時以上者，比例只剩下二九％。另外，長期輪班、每天工作十二小時持續超過兩年半以上的員工，ＢＭＩ值超過二十五的比例為三七％，較沒有輪班者的三一％要高。

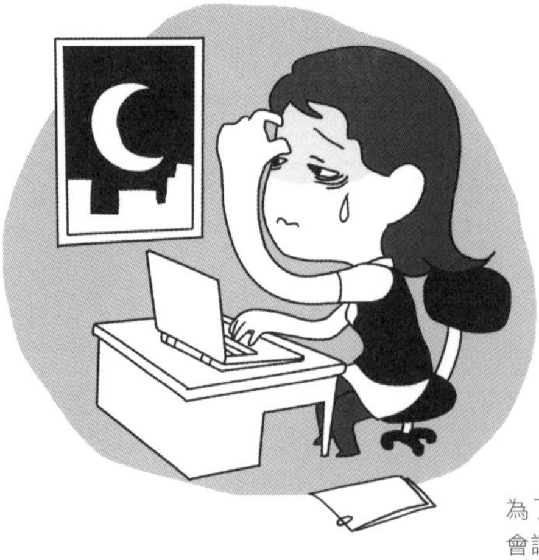

為了工作需要，時不時要輪值夜班工作，會讓生理時鐘紊亂。

二〇一三年四月由美國西雅圖弗瑞德·哈金森癌症研究中心（Fred Hutchinson Cancer Research Center）發表於《職業與環境醫學期刊》（*Journal of Occupational and Environmental Medicine*）的研究，調查共三三二二名婦女，其中包括一〇〇一名末期卵巢癌患者、三八九名初期卵巢癌患者及一八三二名沒有罹患卵巢癌的婦女。研究結果顯示，輪值大夜班婦女，罹患初期卵巢癌的風險相較於一般上班族，要高出四九％；而出現晚期卵巢癌的機率則是高出二四％。

二〇一八年一月中國四川大學馬學磊（Xuelei Ma）副教授發表在《癌症流行病學、生物標記與預防》期刊（*Cancer Epidemiology, Biomarkers & Prevention*）一項綜合六十一個研究、涵蓋各膚色人種共三九〇多萬人的大型研究報告指出，常輪值夜班的女性和晚上不工作的女性相比，罹癌機率提高了一九％。研究團隊再細分不同癌症，發現長期輪值夜班女性罹患皮膚癌的風險上升四一％、乳癌風險增加三二％、腸胃道癌症的風險則是增加一八％。晚上工作的護理人員最危險，乳癌風險比起不排夜班的護理人員竟高出五八％、肺癌風險則多二八％。夜班上愈久風險愈大，根據估計，每上五年夜班，乳癌風險就上升三·三％。

有些大夜班工作的人，純粹是因為對公司，對社會和家人的責任，在無法選擇的情況下，應該如何維持起碼的身體健康呢？潘老師在這裡提醒讀者們用六招對抗值大夜班：

營養要顧好

通常夜班工作者，晚上十點多才出門上班，隔天早上八點多才回家，在長達八至九小時的工作時間內，應該要有一頓營養豐富的餐點，就像白天上班者的午餐一樣，由於是晚上，很多人就直接省略掉，或乾脆隨便吃，很多加工食物，方便快速，卻失去了健康本來大夜班工作的人就容易有心肌梗塞、中風、肥胖和糖尿病；若再加上隨便吃吃泡麵、速食、加工食物，那就更是雪上加霜，建議大家能自己做飯、帶便當，有新鮮的蔬菜、水果，營養才能均衡。

中間要休息

上白天班的人，通常有午休一小時，讓勞工有時間吃吃午飯，出去走動走動，不要一直坐著。同樣的，上大夜班的人，也必須有權利中間休息一下，依勞基法規定，如果中間不讓休息，或無法舉證有其他人可以在你休息時替代你的工作，勞工局是可以開罰雇主的！希望在大夜班的中間時段，可以休息一小時，吃一頓營養豐富的熱飯，走動走動，舒展一下筋骨，恢復血糖值，促進血液流動。

要找時間運動

通常上大夜班的人，更容易找到藉口，沒時間運動，但運動是維持身體健康很重要的一環，同時也是最好的抗憂鬱藥，上大夜班的人可以在起床後，約下午四至五點，出去運動一下，回來再吃起床後第一餐，接著再去上班。

確定領到的薪水符合勞基法

一般上大夜班的人，其薪水必須比日班同樣工作的人要多，同時如果週末、假日要工作的話，更需要加倍給予，若有不公平事項，可立即向勞工局申訴，勞工局會保護當事人，維持機密，請勞工朋友們千萬不要妥協。

仍要享受社交生活

上大夜班的人，由於生活和平常人完全顛倒，因此許多人變成社會邊緣人，很少參加社交活動，特別提醒上大夜班的人，平常仍要與家人多找時間互動，維繫親情，並儘量參加社交活動，才能維持正常身心。

維持白天睡眠的品質和長度

通常在白天睡覺，噪音與陽光的干擾會比較多，因此睡眠品質會比較糟，切記在睡覺時，房間務必完全隔音、避光，同時手機關機，家裡電話拿起來，以求良好睡眠，千萬大意不得。

安眠藥遵醫囑謹慎使用

根據衛生福利部國民健康署於二〇一八年十二月份公布二〇一六年最新癌症登記報告，十大癌症排行榜中，肺癌高居第二，肺癌發生率明顯上升，且肺癌高居男、女性癌患死亡率之首，由此數據得知，肺癌儼然已取代肝癌，成為臺灣的新國病，推測肺癌高發生率之原因，可能與吸入二手菸、家庭油煙及暴露於空氣汙染的環境有關。但是大出意料之外的，竟是某些常見的安眠藥，吃久了也會增加肺癌風險！

根據英國《每日郵報》報導，歐洲一項最新研究發現，長期服用安眠藥，罹患癌症的機率較一般人要高，其中罹患肺癌的機率比不服用者要高出三倍。

此研究報告發表在二〇一五年六月份《睡眠醫學》（*sleep medicine*）期刊，是由挪威公共衛生研究所（**Norwegian Institute of Public Health**）的西莫森（**Børge Sivertsen**）教授與芬蘭及英國的研究團隊，進行長達二十年的追蹤調查，分析共二九四四一名、平均年齡五十七．四歲公共部門員工的問卷調查，結果發現，一星期服用至少兩次安眠藥者，罹患肺癌機率，較不服用安眠藥者，足足高出二．五倍；若是長期服用安眠藥達三年或以上的人，罹癌風險更是高達三倍之多。此外，研究也發現，長期服用安眠藥還會增加口腔癌、鼻癌、及氣管癌等呼吸道相關癌症的罹患風險。

此外，二〇一二年二月份由美國加州斯魁普斯研究中心（Scripps Research Institute）的克里普克醫師（Daniel F. Kripke）發表在英國醫學期刊（*British Medical Journal*）的一篇報告，於二〇〇二至二〇〇六年間追蹤一〇五二九名平均年齡五十四歲，服用包括苯二氮平類、非苯二氮平類（non- benzodiazepine）、巴比妥類（barbiturate）與鎮定劑等處方安眠藥患者的醫療紀錄，並與二三六七六名未服藥者做為對照組，研究追蹤時間長達兩年半。研究結果顯示，一年服用超過一三二顆安眠藥者死亡率，是不吃安眠藥者的五．三二倍；且被診斷出罹患癌症的風險，也比未服用者高出三五％。

二〇一五年四月份發表在《醫學期刊》（*Medicine*）由臺北醫學大學研究團隊分析過去十五年臺灣的健保資料也發現，長期使用某些苯二氮平類安眠藥會增加致癌風險，風險最高的前三名分別為腦癌、食道癌與胰臟癌；進一步分析發現，長期連續服用三個月以上苯二氮平類安眠藥，罹患上述三項癌症的風險，比一般人分別高出九八％、五九％、四一％。

由於國內外多篇研究報告都得出相同結論，因此可信度很高。但是潘老師認為，如果解釋這樣的研究結果，方向不正確的話，會導致錯誤的認知，產生更多不必要的問題，也就是說，真正的主角不是安眠藥，而是無法自然入睡或睡得安穩的人，他必須求助安眠藥才能生活下去。

簡單地說，假設能夠睡得自然且安穩，免疫力為一百；若完全無法入睡，免疫力是零的話，那些必須吃安眠藥才能睡的人，免疫力尚有五十。也就是說，還得感謝有了安眠藥才能有一半的免疫力，你必須感謝它，而不是責怪它。

但是從以上例子中，可以得知吃安眠藥入睡和自然入睡，並不完全相同，如果不去解決無法自然入睡的問題，卻滿足於長期倚賴安眠藥的現狀，當然會有增加罹癌率的後果。若看了文章立刻停吃安眠藥，或以為安眠藥直接是致癌物，那就大錯特錯了。安眠藥是否會直接致癌呢？雖然不能說絕對沒有致癌風險，但應該是微乎其微。

根據臺灣睡眠醫學會統計，臺灣睡眠障礙的盛行率為一一％，換算成人數約兩百萬人左右，全臺用藥人數超過四一八萬人，幾乎每五人就有一人服用安眠藥，處方藥物量超過八．八億顆，用量相當驚人。

目前常見的安眠藥種類，可以分為傳統苯二氮平類及近十年發展出來的非苯二氮平類製劑。BZD類藥物的作用機轉為活化抑制性的神經傳導物質，進而增進神經系統的抑制作用。但有依賴（成癮）性的問題，此類藥品包括brotizolam（Lendormin，戀多眠）、estazolam（Eurodin，悠樂丁）、lorazepam（Ativan，安定文）、diazepam（Dupin，樂平片）、flunitrazepam（Rohypnol 羅眠樂）等。不可驟然停藥，否則可能會發生戒斷症狀。

非苯二氮平類藥物作用快、半衰期短，可快速誘導睡眠、縮短入睡時間，也較不易產生依賴性。較無ＢＺＤ類藥物有抗痙攣及肌肉鬆弛等作用，此類藥物包含 zolpidem（Stilnox，使蒂諾斯）、zopiclone（Imovane，宜眠安）、zaleplon（Sonata，入眠順）等。但有些會產生夢遊的副作用。

長期擅自服用安眠藥除了增加罹癌風險外，還可能增加罹患失智症的風險。根據美國二〇一五年一月份刊登在國際知名《美國醫學會期刊》（JAMA）的一篇研究指出，某些治療失眠的抗膽鹼類藥物（Anticholinergic），與罹患失智症有關，大量長期服用這類藥物的老年人，可能增加失智風險。

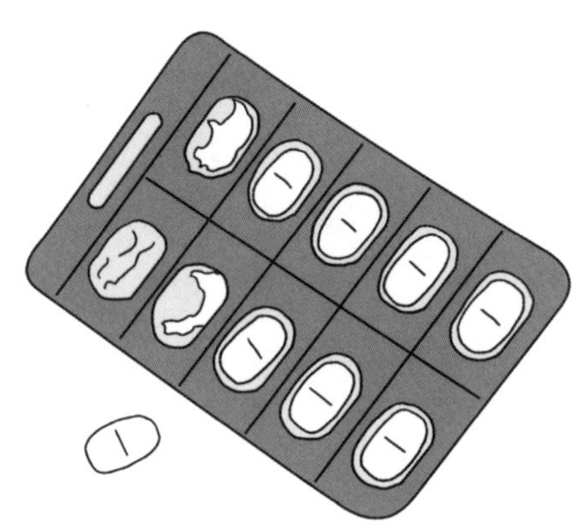

許多睡眠障礙的患者會求助安眠藥，務必求診得到處方箋，不能自己亂吃安眠藥。

這項由華盛頓大學藥學系（University of Washington School of Pharmacy）格雷（Shelly Gray）教授針對三四三四名年齡在六十五歲以上（平均七十三歲）老年人之健康狀況進行了十年的用藥追蹤調查。而在調查開始前，所有參與的老年人都沒有失智症的跡象，但在十年研究過程中，共有七九七名參與者罹患了失智症。

研究人員記錄受試者服用的抗膽鹼類藥物的種類、劑量和服用時間，然後與失智症發病率作比對。結果發現其中約有二〇%曾使用過抗膽鹼藥物，且其累計用藥總量與失智症發病率有密切相關（**Dose-response relationship**），長年（三年以上）服用者的失智風險更會暴增至五〇至六〇%，研究數據顯示，服用時間愈久，累計用量愈大的患者，愈容易罹患失智症。

二〇一二年九月份美國哈佛大學（Harvard University）與法國波爾多大學（University of Bordeaux）經過長時間的研究後發現，六十五歲以上老人，若有十五年以上的服用安眠藥習慣，罹患失智症的風險將會提高五成。

除了抗膽鹼藥物外，苯二氮平類藥物也會增加失智症的風險。二〇一四年九月份由加拿大蒙特婁大學（University of Montréal）及波爾多大學發表於《英格蘭醫學期刊》（*The New England Journal of Medicine*）的研究亦顯示，長期服用安眠鎮靜類的藥物患者，罹患阿茲海默症的機率較其他人高出五成。

此研究報告共收集調查近兩千名六十六歲以上患有阿茲海默症的老人及七二〇〇位健康老人長達六年之就醫紀錄作對比，發現這些阿茲海默症患者，過去都曾經服用過三個月以上苯二氮平類（benzodiazepine）的安眠藥。

如果曾使用「贊安諾」、「安定文」、「煩寧」等常見苯二氮平類安眠藥物、其半衰期達十餘小時的長效型藥物、連續三個月以上者，罹患阿茲海默症的風險較常人高出五一%。

所謂抗膽鹼藥物的作用是藉由阻斷位於中樞及末梢神經系統的神經傳達物質——乙醯膽鹼（acetycholine）而產生的。因此在高劑量、長期（三年以上）使用後，其副作用就是對乙醯膽鹼這種神經傳導物質產生障礙，而大腦中負責記憶區的主要神經物質就是乙醯膽鹼，所以會提高失智症的風險。一般來說，抗膽鹼類藥物的說明書上，通常都會告知服藥後可能導致注意力變差、記憶障礙或感覺口乾。現在更應該加註提醒服藥者，這類藥物還可能增加罹患失智的風險！

由於抗膽鹼藥物種類繁多，許多都是民眾可以在一般藥局自行購買的非處方用藥，這些成藥加上慢性處方用藥長期下來累積的劑量，恐怕會讓患者暴露在失智風險中而不自知。服用安眠藥畢竟治標不治本，應該先找出造成睡眠障礙的根源，適當紓壓、調整情緒及生活作息，配合規律的運動習慣。

若是長期有睡眠障礙的問題，一定要就醫，對症下藥，且安眠鎮靜類藥物，是處方藥，必須透過醫師開立才能購買，千萬不要擅自購藥濫用，而目前正在服藥者，也萬不可自行停藥或是增減劑量，一定要先諮詢醫師。

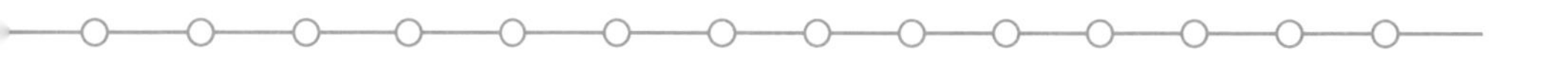

3 每天一定要喝八杯水，對嗎？

長久以來，我們常常被灌輸「每天一定要喝八杯水」，許多人都對此養生方法極力遵行，但事實不一定如讀者的想像。對身體來說，怎樣才是水分足夠，需要好好思量。過量與不及都對身體不好，就算是水也是一樣喔！

一天喝多少水才夠？

二〇一八年四月十三日澳洲知名學術研究網站《The Conversation》的健康醫療專欄中，特別針對這個問題，訪問了五位專業醫師及運動醫學專家，他們怎麼評論這樣的觀點？

凱倫・德懷爾（Karen Dwyer）是澳洲迪肯大學（Deakin University）醫學院副院長暨腎臟內科醫師，她的答案是否定的，她認為「渴」是人類自我控制水分的機制，如同「餓」了再吃是一樣的道理，實在沒有理由捨棄大腦中自然的控制機制。

另一個測試體內水分是否足夠的衡量標準是觀察**尿液的顏色**。淺黃色為正常，如果尿液顏色偏暗（深黃色或褐色），就代表體內呈現輕微脫水的現象，此時就需要補充水分；若是尿液顏色清清如水，則不需要額外再喝進大量的水分。因為飲水過量很可能對心臟疾病患者造成危害。人體內的腎臟具有濃縮水分的超強能力，如果體內缺水，腎臟會自動濃縮尿液，節省水源，並發送訊息給大腦，讓你覺得「渴」，這就是身體的自然喝水機制，相當準確，大家無須懷疑。

文森・何（Vincent Ho）是西雪梨大學（Western Sydney University）資深講師兼臨床學術腸胃學家，他認為每人每天一定要喝滿八杯水是沒有必要的。最早開始提倡每天喝八杯水的起源，應是來自一九四五年美國國家科學院食品與營養委員會（National Academy of Sciences Food and Nutrition Board）所發布的建議，其中指出「在一般狀況下，成人每日宜攝取二・五公升的水分」，該建議還指出「此建議總水量，大多已含在吃進肚子的日常食物中（prepared foods）」，但後面這句話幾乎沒人提及。

日常食物中，例如花椰菜和茄子就含九二%的水分。所以每天一定要額外喝滿八杯水這樣的說法並不正確。當然，有特殊疾病或是天氣炎熱流汗多時，還是必須多攝入水分，避免體內脫水。

麥可・陳（Michael Tam）是雪梨大學資深講師及一般內科醫師，他用最極端的例子解釋，一個人什麼食物都不吃（禁食），在沒有因為其他原因造成體液流失的情況（如嘔吐或腹瀉）下，可以喝一天喝八杯水，但這種說法其實相當粗糙，因為是特例。

在日常生活中，常常會有體液流失的情況，如激烈運動或天氣炎熱時汗流浹背，這時我們就自然而然會從食物以外的其他方面去補充流失的水分，像是飲料、果汁，或白開水等。另外，大家更不會知道那些以生物化學作用，經由食物在體內代謝而產生的水分，例如脂肪、碳水化合物和蛋白質轉化成能量的過程中都會產生水。

與其將重點放在喝幾杯水的數字上，還不如回歸自然法則來得容易，也就是「覺得口渴時就喝水」，另外，口渴時補充水分的口號，如果能改成「只喝水，不喝含糖飲料」，倒是個改善健康的好主意。

喬・巴勒（Jon Bartlett）是墨爾本維多利亞大學（Victoria University）的運動科學（Sport Science）研究員，他認為每個人的日常需水量必須依據不同人而決定，整體必須考量到許多內部和外部因素。不管個體差異均建議每天喝八杯水，太過粗糙，因為一整天下來需要的實際進水量還是應該取決於日常活動量的多寡、健康狀況和居住環境等因素而定。

過去就有研究顯示，即使只是輕微的脫水也會對心理和生理兩方面都造成負面影響。尤其對於活動量大和生活在高溫環境下的人來說，所產生的影響會更顯著。

要確保你體內有足夠的儲水量就是要不覺得「渴」，若是活動量較大或是在較熱的環境下，一覺得渴，就要喝水，當然也可能不是只有八杯水而已。

托比・蒙代爾（Toby Mündel）是紐西蘭梅西大學（Massey University）體育、運動及營養學院的資深講師，他認為身體需要多少進水量是由許多因素決定的，總進水量應包含所有食物和液體，絕不僅僅是水。

這些因素包括身材的高矮胖瘦、你流了多少汗及排尿量、你目前的身體狀態，例如是否處於孕期或哺乳期，還有你所吃進去的食物種類等等。

對大多數健康成年人而言，不覺得口渴，且尿液的顏色呈現淺黃或無色的，就可以確認為進水量充足的指標。

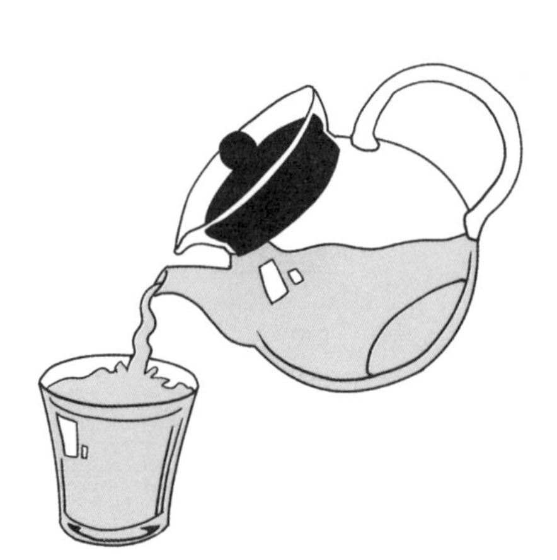

「沒事多喝水」這個觀念不一定正確，需要整體評估身體的水分需求。

另外一個實用的小技巧，可以在每餐飯之間及餐前喝「一小杯水」，藉以確實區隔到底是飢餓還是口渴，這樣可以減少肥胖。

或者是在從事任何體能活動之前、中、後喝口水。如果不分青紅皂白喝下太多水也會對健康產生負面影響，雖然比較不常見，身體進水量過與不及對健康都有不利的影響。

二〇一六年十月二十五日澳洲蒙納許大學（Monash University）的麥可・法瑞爾（Michael J. Farrell）副教授發表在美國《國家科學院院刊》（*Proceedings of the National Academy of Sciences*）的研究報告顯示，人體自有一套機制調節水分的攝取，沒必要每天硬喝八杯水。如果喝水太多大腦會接受到刺激訊號，身體自然會產生「吞嚥抑制」（swallowing inhibition）反應，阻止過多水分攝取，避免發生水中毒風險。其實，只要口渴時喝水，這種做法會比訂時間表喝水或強制喝水更符合身體的需求。

該如何正確地喝水？

根據二〇一七年四月十七日國外新聞網站《印度時報》（*Times of India, TOI*）的健康專欄指出，有六種錯誤的喝水情形必須避免：

當你已經喝進很多水時

一旦水分攝取過量，會影響體內電解質的平衡。如果血液中的鈉濃度過低，則會引發人的低血鈉症（hyponatremia），可能會有嘔吐、噁心、癲癇（seizure）等症狀，嚴重甚至可能導致死亡案例（水中毒）。不過臨床上因為喝水過多死亡的案例極少，通常都是有些特殊疾病。

發現尿液的顏色過淡時

尿液如果變成透明時，是體內液體平衡被破壞的前兆，表示水分已經攝取過量了。當天氣炎熱，常常會一口氣喝下一大杯果汁、綠茶、椰子水或檸檬水，這時也要留意整體攝水量。

劇烈運動、流大量汗後，只喝白開水

運動會增加排汗量，體內的電解質也會跟著一起流失。所以做完激烈運動後，可以考慮補充內含鎂、鈉、鉀和維生素C等電解質的運動飲料。但是如果不是因為運動大量出汗時，則不建議攝取運動飲料，仍然喝白開水就好。

飯前喝大量的水

有人會用飯前牛飲增加飽足感、減少熱量攝取，這樣確實可以因為降低食欲，達到非常少的減重功效，但是切記，這種方法並不健康，不但傷胃也傷身，不建議採行這樣的減重方式，飯前可以喝些許清湯或溫水，但不是大量，而是為了活化腸胃，準備接受食物。

- 用飲料代替白開水

很多人不喝白開水是因為白開水沒味道，但市售飲料裡，往往因為化學添加物、色素及糖分顯得好喝，如此一來，便造成身體更大的負擔，想喝調味水，可以加入自己喜歡的水果，如西瓜、檸檬等。

- 飯後立刻大量喝水

大量的水分會稀釋胃酸，還會影響其他消化酶的濃度，很可能導致飯後消化不良。若有吞嚥困難，唾液分泌不足者，可適度喝些溫水，正常人只要細嚼慢嚥，應該無此問題。

協助兒童喝水的八撇步

除此之外，補充水分對於兒童也很重要，二〇一五年美國發表的研究報告就發現，超過一半的美國學童有飲水不足的狀況，且在體內輕度缺水的狀態下，兒童會有頭痛、易怒、動作表現不佳、認知或學習功能減退等狀況。想讓家中小朋友多喝水其實有些方法。

- **多吃蔬果** 許多蔬果中含有大量水分，像是西瓜、水梨、芹菜、小黃瓜等，每日五蔬果也能讓小朋友攝取水分。
- **引起飲水興趣** 讓小朋友自行挑選飲水杯、水壺的顏色及圖案，嘗試變換用不同的水壺，也可加上造型誇張的吸管，增進小朋友飲水的樂趣。
- **增加白開水的口感** 加入自製鮮榨果汁（草莓、檸檬、西瓜、柳丁等）增加風味，但不要再額外加糖。
- **夏天可以自製冰棒** 將不加糖的鮮搾果汁，倒入模具中冷凍後製成冰棒。
- **多準備水壺或水杯** 將水杯放置在孩童易於取得的地方，有時候不是小朋友不想喝水，而是找不到水可喝。
- **喝水提醒** 可將喝水提醒便利貼貼在冰箱上，外出時，可在手機中設定喝水提醒鈴聲。

● 家長不提供飲料　別讓小朋友打開冰箱就有飲料，讓他養成只能喝開水的習慣。

● 家長以身作則　經常在孩子的面前喝水，勿將飲料、果汁等當水喝。讓小朋友體認，多喝水是日常生活中自然且必要的事。

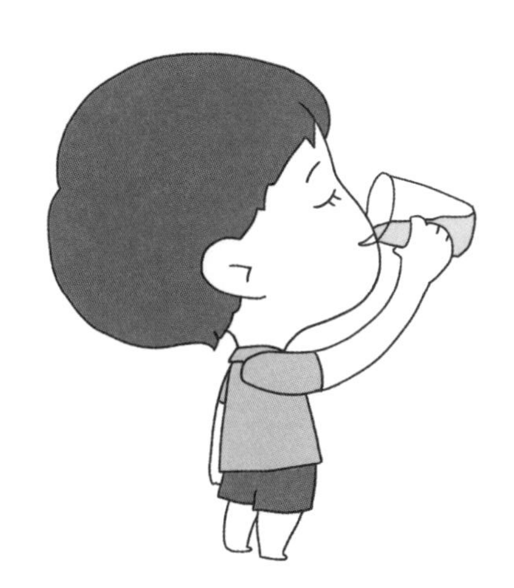

補充水分對於兒童也很重要，但臺灣有些小朋友普遍愛喝飲料、不愛喝水，對於兒童的健康有所影響。

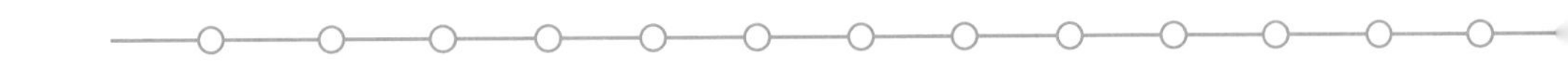

健・康・密・碼　口渴跟酒醉一樣危險！

「喝酒不開車，開車不喝酒」這句話道盡了酒駕的危險性，但是口渴的駕駛和喝酒上路的駕駛一樣危險。

二〇一五年四月底英國羅浮堡大學（Loughborough University）的研究報告指出，如果駕駛怕小便上廁所，每小時只喝兩小口水（約二十五毫升，建議飲水量是每小時喝二〇〇毫升），其開車在路上犯錯而肇事的機率，比起水分攝取充足者要整整高出兩倍，因為喝水不足導致脫水的危險性竟然跟酒精造成的危害一樣高！

4 正確呼吸可調節身心

勞累、打哈欠、磨牙、肩頸痠痛都是因為不會呼吸。人活著不能沒有氧氣，所以我們必須一直呼吸來補充，但是絕大部分的人呼吸都只是無意識的反射動作，從來沒有想過如何正確呼吸，許多人因此錯誤呼吸而不自知。

不正確的呼吸方法

現代上班族由於工作壓力大、平常辦公室生活偏靜態，運動量又不夠，使得呼吸肌缺乏鍛鍊，進一步造成呼吸又短又淺（淺而短），使得空氣無法深入到達肺葉底部，這樣的換氣習慣，讓氧氣僅能進入肺部的三分之一。然而這種呼吸方式及習慣，會讓換氣量不足，導致在體內逐漸累積二氧化碳、腦部缺氧，繼而出現頭暈、疲倦的症狀。因為呼吸方式不正確導致的缺氧問題，不但讓人常昏昏欲睡、疲倦、哈欠連連，長期下來，也可以因為慢性缺氧而引發許多疾病。

英國卡皮歐．南丁格爾醫院（Capio Nightingale Hospital）心理生理學家瑞姆．拉漢（Nerina Ramlakhan）博士指出，當出現以下症狀時，就代表呼吸方式不正確：

- **常常嘆氣** 當只用到三分之一的肺吸氣、吐氣時，另外三分之二的肺裡有許多二氧化碳，所以隔一陣子就需要代償性地逼身體把它們呼出，所以就會造成常常嘆氣的狀況。
- **常打哈欠** 原因是呼吸過淺，氧氣不足，當我們處在放鬆的狀態，一分鐘大約只需要五到八次的呼吸，每次肺泡全張開，大約是一個網球場大的面積；但是如果呼吸過淺，大多為胸式呼吸，只用到三分之一的面積，每分鐘就可能需要十至二十次的呼吸，結果氧氣還是不夠，因為效率差，為了補充氧氣身體必須打哈欠。所以如果最近常常打哈欠，就可能必須歸咎於不正確的呼吸法。
- **晚上磨牙** 磨牙可能導因於壓力和呼吸過淺兩種原因，一個人處在壓力的狀態下，通常呼吸變得快而淺，而且還常伴隨著咬牙切齒的情形。有大約四成處在慢性壓力者或是心理疾病患者，往往同時存在換氣不足及磨牙這兩種症狀。

● **肩頸僵硬**　當呼吸僅僅進入肺部三分之一時，脖子、肩膀及背部的肌肉都會要求一起加入工作的行列，因為想要幫助呼吸得更深，使肺部獲得更多空氣。所以如果你發現最近身體這幾個地方覺得緊繃、僵硬，又不是運動或受傷造成，那就極有可能是呼吸方式不正確所導致。

● **常常感覺疲倦**　人體能量來源三要素——氧氣、食物及水，缺一不可，當氧氣吸入不足，就會缺少能量，所以常感疲倦。慢性疲勞症候群很有可能就是長期呼吸方式不正確所產生的後果。當然慢性缺氧，除了因為呼吸方式不正確之外，也有可能是因為老化、缺乏運動、疾病，造成心肺功能變差、環境空氣對流不足（空氣品質不佳）、飲食不當（過量）、以及用腦過度等。

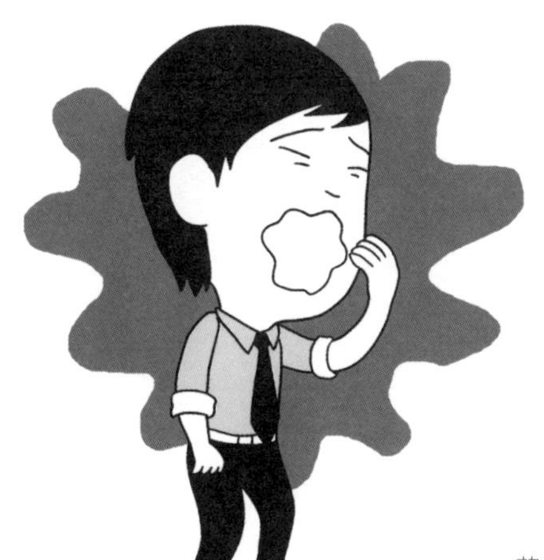

若一直哈欠連連，可能不只是睡眠不足，
也可能是肇因於不正確的呼吸唷。

正確的腹式呼吸

呼吸可分為胸式呼吸與腹式呼吸兩種，一般人大多數的時間都是使用胸式呼吸法，當吸氣時胸腔上下起伏，此時空氣大多只能進入肺臟的上半部，而腹式呼吸時，吸氣時腹部突起，吐氣時腹部肌肉貼近腹腔，此種呼吸法能加強肺臟下半部的換氣。

正確的呼吸方式，便是要正確利用橫膈膜呼吸（腹式呼吸），提升肺泡氣體交換的效率，緩慢、平靜而深入的腹式呼吸（深而長），可以讓心跳慢下來，使情緒趨於平緩。換句話說，多利用腹式呼吸，不僅能改善諸多生理層面的健康問題，也可以調節心理層面的情緒。

為了使得體內外氣體交換更有效率，平常就應該下意識地加深呼吸的深度、放慢呼吸的速度，這就是腹式呼吸，儘量避免快而淺的胸式呼吸模式，應該改成慢而

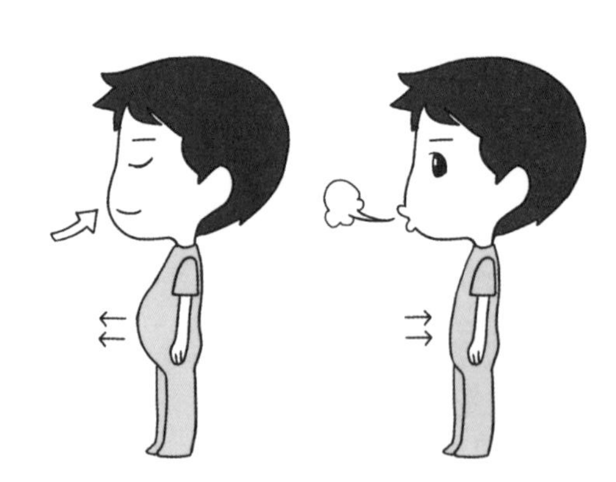

緩慢、平靜而深入的腹式呼吸（深而長），可以讓心跳慢下來，使情緒趨於平緩。吸氣的時候，腹部會鼓起來；吐氣的時候，則反之。

深的腹式呼吸。

正確的呼吸方式，是當你腹部向外擴展時，橫膈膜（註）應該是側向擴張，而胸部和肩部則是保持放鬆的狀態。只要能改變並試著練習正確的呼吸技巧，每天至少三次，持續三週就可以看到成效。這項訓練的最主要的目的，是為了讓氣體進入肺部深層，並緩慢地進出鼻腔，確保呼吸會運動到橫膈膜的部位，而非只是進入肺部三分之一的淺層呼吸。

- 閉上眼睛，集中注意力，呼吸時，注意力放在肚子上。
- 接著伸展身體，將肩膀向下並向後轉動，放鬆雙臂和雙手，把舌頭頂住上顎。調整下巴的位置與地面平行。
- 壓縮腹部向脊椎擠壓，將吐氣時間延長數秒，當再次吸氣時，肚子開始鼓起，儘量將氣體下沉到腹部，才能吸得深、獲得更多氣體，記住保持肩膀放鬆狀態。
- 每次呼氣和吸氣結束時，暫停數秒再開始，如此有助於加深呼吸的深度。

註　試著將你的手放在肋骨的最下緣，做一次深呼吸，就可以感受到橫膈膜的位置囉。

腹式呼吸不僅能夠使神經系統平靜，還能減緩心跳。另外，美國最近也由哈佛醫學博士安卓 威爾（Andrew Weil）所創立的「四－七－八呼吸法」，在國外被證實對於入睡非常有幫助

．先用嘴把所有的氣從嘴吐出
．接著閉上嘴，用鼻子吸氣，慢慢數到四（約四秒左右）
．然後，摒住呼吸，並數到七（約七秒左右）
．再用嘴緩慢持續吐氣，並數到八（約八秒左右）
．再重覆上述動作，連續做四次

做完這些動作後就會有睡意，藉著減緩心跳速率，讓肺部排出更多二氧化碳，短短六十秒就能讓你想睡，有入睡困難或是睡眠障礙的人，可以試試看。

工作與生活忙碌的好朋友們，你們的呼吸方式正確了嗎？潘老師希望讀者們從今天起適度釋放壓力，平時多練習緩緩地腹式深層呼吸，放鬆緊繃的脖頸和肩膀肌肉，呼吸方式正確，就能讓體內的細胞充滿氧氣，從此不再缺氧勞累喔！

5 常保好菌腸胃健康

腸道有別於其他器官，神經叢密集，就像大腦一樣可以分泌各種激素並產生神經傳導物質，早在一九〇七年美國拜倫・羅賓遜（Byron Robinson）醫師就提出「腹腦」的理論，而一九九八年哥倫比亞大學解剖學暨細胞生物學邁克・傑松（Michael D. Gershon）教授也提出「第二大腦」的理論。

益生菌有諸多好處

美國斯克里普斯紀念醫院（Scripps Memorial Hospital）神經學家庫利特・查德里（Kulreet Chaudhary）醫師亦指出，腸道神經系統就像大腦一樣，也會發出訊息和接收訊息、記錄平常經驗、同時影響情緒起伏。查德里醫師認為大腦實際上大多是聽令，而腸道神經系統則負責發出九〇%的指令。因此，腸道的健康與否，影響將會遍及全身，其重要性實不容小覷。由於益生菌對人體具有抗過敏、提升免疫力、緩解便祕等好處，因此近年來益生菌已成為保健所不可或缺的要角。根據二〇一七年四月七日《每日郵報》，益生菌有許多不為人知的特性。

● 益生菌影響身體健康

人體內有大約一〇〇兆個外來微生物細胞存在體內，數量是人體正常細胞的十倍。而腸道益生菌（probiotics），就是指像乳酸桿菌、雙叉桿菌或雙歧桿菌等這些有益於腸道健康的菌種，它們能夠抑制有害菌在腸道生長，並能增進腸道內的消化與特殊營養素的吸收與代謝等。二〇一四年十月份，由紐約大學馬丁・布雷瑟（**Martin J. Blaser**）博士發表在臨床研究期刊（***Journal of Clinical Investigation***）的研究報告指出，人體腸道內微生物菌群（Microbiome）的平衡對健康至關重要，腸道菌叢的失衡與免疫力、皮膚健康、大腸激躁症（IBS），甚至自閉症都有關聯。

● 胖瘦和腸道菌有關

現代人腸道中的有益菌正在銳減當中，高糖、精緻碳水化合物（蛋糕）、加工食品、使用人工甘味劑及抗生素，都會削減腸道益菌的數量。對體重會有什麼影響呢？如果腸道益菌不足，會促使腸道從食物中吸取更多熱量，導致體重增加。此外，腸道益菌還會跟腸道中的荷爾蒙相互作用，像是瘦體素（leptin）和類生長激素（ghrelin）。瘦體素有抑制食欲及增加產熱（thermogenesis）的作用，類生長激素主要由胃部產生，是一種調節食欲相關的胜肽（peptide）。

此外，二〇一三年九月由美國華盛頓大學醫學院高登博士（Jeffrey I. Gordon）發表在《科學》期刊（*Science*）的研究指出，腸道菌與胖瘦確有相關。高登博士邀集了四對二十一至三十二歲的女性雙胞胎參與研究，每對雙胞胎其中一位的身體質量指數（BMI）都超過三十（符合肥胖的標準），和另一位雙胞胎姐妹的BMI值至少高出五·五以上數年之久，研究人員收集她們的糞便，並從中培養出各自的腸道菌。

之後研究人員將無菌小鼠分成兩組，分在兩籠中飼養，然後將胖雙胞胎及瘦雙胞胎的腸道菌分別移種到這兩籠小鼠身上，在低脂高纖的食物飼養下，有胖雙胞胎腸道菌的小鼠變胖了，而有瘦雙胞胎腸道菌的小鼠則是維持標準體型。研究人員發現，瘦鼠體內的腸道菌較能促進膳食纖維食物發酵，並將其分解為短鍊脂肪酸（short-chain fatty acids, SCFAs），先前研究指出短鍊脂肪酸會抑制脂肪累積，提高人體能量，並增加飽足感的激素濃度，這可能是瘦鼠腸道菌能夠讓胖鼠瘦身並維持身材的原因之一。但研究也指出影響肥胖最重要的因素，仍是飲食習慣！

腸道菌會影響情緒

腸道菌叢的平衡也是腸神經系統（Enteric nervous system, ENS）（也稱為第二大腦）功能的基礎。腸胃除了負責消化功能還和我們的情緒息息相關，因為九五％的血清素都是由腸道所產生，而血清素的濃度和憂鬱症、自閉症及帕金森氏症等疾病皆有相關。所以未來在治療心理疾病時，必須考慮腸道菌叢。二〇一五年四月加州理工學院（Caltech）生物學和生物工程系臺裔助理教授蕭夷年之研究團隊，發表在《細胞》（*Cell*）期刊的研究報告指出，腸道菌叢對於血清素的產生影響至巨，而血清素也是大腦內重要的神經傳導物質，血清素的濃度變化和許多像是腸躁症、心血管疾病、骨質疏鬆症、憂鬱症及自閉症等精神疾病皆有相關。

益生菌也應用在皮膚疾病

腸道益生菌現已被應用在治療像是濕疹和痤瘡等皮膚疾病，皮膚健康者其表皮保護性的細菌，如表皮葡萄球菌（S.epidermidis）及人葡萄球菌（S.hominis）等菌數較高，而濕疹患者皮膚表面則是金黃色葡萄球菌（S.aureus）占多數。研究發現，將益生菌及表皮保護性的細菌混和製成膏藥，塗抹在皮膚上，可顯著降低致病性金黃色葡萄球菌的菌數。

高糖食品破壞腸道好菌

腸道菌的理想比例為八五%的益菌及一五%的壞菌。但是咖啡因、加工食品、壓力、抗生素及長期使用類固醇藥物都可能會破壞腸道菌叢的平衡。然而，真正讓壞菌占優勢最主要的罪魁禍首卻是吃太多糖。一旦腸道壞菌占優勢成了多數，會出現包括食物不耐受（Food Intolerances）、慢性疲勞、自體免疫疾病，甚至像是濕疹和乾癬（psoriasis）等疾病。

● 益生菌在天然發酵食物中含量豐富

發酵食品中就含有天然的益生菌，像是韓國泡菜、日本的納豆、味噌、純發酵醬油，及北歐的酸菜。另外像印度酸辣醬（chutneys）是用水果或蔬菜加上辣椒及其他辛香料，再加上醋組合而成的一種特殊醬料。還有丹貝（tempeh），是一種源於印尼的發酵食品，克菲爾（Kefir）則是一種發酵乳飲品，以上食品皆含有豐富的益生菌及酵母菌。

● 慎選優格（優酪乳）產品，避免無效又發胖

根據國家標準CNS規定，宣稱具有活菌的優酪乳必須每毫升含一千萬個以上的活性乳酸菌，市面上常見含有A、B、C菌的優酪乳，是取不同乳酸菌種名稱的字首為名，而龍根菌（Bifido longum）也是B菌（雙叉乳桿菌）的一種，如果添加寡糖則是提供養分給益生菌，讓益生菌更適合在腸道中生存。

● 攝取益生源（prebiotics）來餵飽腸道好菌

平常可以多吃些促進益生菌生長的食物，也就是所謂的益生源（像上面所提及的寡糖），這樣益生菌才得以在腸道中延長存活的時間，常見的益生源包括香蕉、蘆筍、大蒜、蘋果、小白菜、韭菜和洋蔥等富含膳食纖維的蔬果。

● 想要健康，不能單靠腸道益生菌

益生菌來源有食物與保健食品，常見的益生菌包括乳酸桿菌屬（lactobacilli）和雙歧桿菌屬（**bifidobacterium**）。若想增強免疫力，不能單靠補充益生菌類保健食品，除了攝取上述對腸道健康有助益的益生菌之外，飲食需均衡，還要配合規律作息和運動，才能獲得全方位的健康體格。

● 聰明選用菌數量高的益生菌保健食品

如果是乳酸菌類保健食品，每一份中至少要提供一千萬以上不同菌株的菌數量，數量愈多愈好，如此才足以維持腸道菌叢的平衡。隨著年齡增加，腸道內的乳酸桿菌和雙歧桿菌數量都會遞減，可以適時補充。

● 乳酸菌保健食品在早餐時服用最佳

早餐時喝優酪乳或吃些優格，在腸道酸性的環境下，是最有利於益生菌的生存條件，因為酸性的環境，可以抑制腸道害菌的生長，維持腸道菌叢的平衡。並避免與過酸的飲品，如碳酸飲料、果汁與酒精性飲料一起服用。

● 使用抗生素治病時，務必補充益生菌

根據統計，病患使用抗生素後有二〇％會有腹瀉症狀。美國蘭德公司（RAND Corporation）的韓培爾（Susanne Hempel）博士二〇一二年五月發表在《美國醫學會期刊》（*JAMA*）的報告指出，若服用抗生素時也搭配使用益生菌，腹瀉機率將減少四二％。因為腸道益菌也會被抗生素殺死，使得害菌在腸道內過度繁殖，引發偽膜性腸炎所致。最好在開始抗生素療程就使用益生菌，並在療程結束後持續使用兩週。

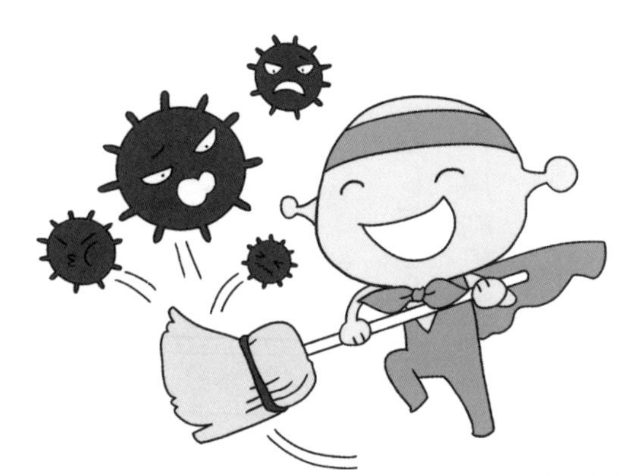

腸道益生菌可以抑制有害菌在腸道生長，還能增進腸道內的消化與特殊營養素的吸收與代謝等。

補充益生菌並非絕對安全

但是，也不是所有益生菌，都對我們的腸道是「友善」的，根據二〇一九年三月二十六日美國密蘇里州聖路易市華盛頓大學醫學院在《細胞宿主與微生物》（*Cell Host & Microbe*）期刊的研究發現，一種用於治療腹瀉的益生菌——大腸桿菌尼氏一九一七（EcN），會在某些人腸道內，為了生存下去而產生基因進化，使原本的益菌基因進化後會蠶食人體的腸道保護層，不但不能達到健胃整腸的功效，甚至可能產生腸躁症（Irritable Bowel Syndrome, IBS）或腸漏症。

此外，也有關於益生菌對於腸胃道健康可能導致人體嚴重副作用的研究報告，二〇一八年六月美國喬治亞州奧古斯塔大學（Augusta University）腸胃病學的饒（Satish S.C. Rao）教授發表在《臨床與轉譯腸胃病學》（*Clinical and Translational Gastroenterology*）期刊的研究發現，有些患者食用益生菌後會出現「小腸細菌過度增生」（Small Intestinal Bacterial Overgrowth, SIBO），使得右旋乳酸（D-lactic）偏高，進而導致代謝性酸中毒的情形，並同時產生脹氣、腹瀉、注意力難以集中、思考遲鈍等症狀。

一般來說，益生菌大多應該在大腸落地生根，而非在胃或小腸內繁殖，因此，益生菌如果不慎在小腸內過度增生，就可能會有D乳酸中毒和腦霧的情況，所以饒教授認為，當益生菌被當成保健食品時，必須要更謹慎。如果本身同時又有腸道不健康情形：例如短腸症候群，腸胃道做過手術、免疫功能低下、目前接受化療、放療等，就更需要特別注意。再度值得一提的是，社會上通常都是腸道有健康問題的人會比較期待使用益生菌，而又恰恰是這種人的腸道比較容易有基因進化的情形發生。我們腸道的益生菌目前已知是和三個因素密切相關：

- **和媽媽的腸道菌群有關** 特別是產道的菌群，當然也和母乳中的菌群相關，另外也和家族中其他碰觸小孩的親人菌群有關，如爸爸、爺爺、奶奶等，所以每個人的腸道菌群有家族相關性。
- **和小孩出生時的環境及成長的環境有關** 例如自然產或剖腹產就完全不同，剖腹產碰到的是醫護人員手上的細菌，而不是媽媽產道中的自然健康菌群。另外，臺灣民間有所謂的「小孩隨便養，隨便長大」的諺語，這也是和菌群有關。
- **個人飲食習慣與生活方式的正確與否也會直接影響腸道菌群** 例如膳食纖維攝取不足。

由於上述三種因素交互影響，因此造就出每個人的腸道微生物菌群都完全不一樣，如同指紋一樣，使得每個人的健康情況也不盡相同，所以在補充益生菌時，都應該要更加謹慎才是。

第3件事 維持快樂的心情

1. 人生勝利組也在找尋快樂方法
2. 人生「五」最樂
3. 擊退壓力的十一個妙招
4. 吃出好心情
5. 世界各國解決不快樂的方法

世界衛生組織對健康所下的定義為：「生理、心理及社會適應三個方面全部良好的一種狀況」，因此，健康絕對不是僅僅沒有生病或者體質健壯而已。到了一九九〇年WHO又加上一項內容改為「健康是身體健康、心理健康、社會適應良好和道德健康四方面皆需健全」。

由此可知，健康絕對是要包括心理在內，身與心兩者息息相關；想要讓心理健康的方法無它，就是時時保持一顆快樂的心，不要過度壓抑、多疑、悲觀及暴躁，尤其憂鬱症已躍為二十一世紀最嚴重的精神疾病之一，即便是物質生活充裕的今日，看似處在社會頂層的資優生，也在尋尋覓覓如何讓自己變得快樂，有鑑於此，潘老師應東吳大學特邀「廣達大師講座」中，就是以——快樂從改變生活態度做起——為題，非常受到年輕學子的喜愛，每學期臺下聽眾總是爆滿，顯見此議題之重要性。

你不快樂、悲傷、難過、低潮、憂鬱、壓力大嗎？下面的章節就是希望讓你有顆快樂的心。

① 人生勝利組也在找尋快樂方法

二〇一八年有則報導，吸引了潘老師的目光，那就是耶魯大學心理系桑托斯（Laurie Santos）教授在二〇一八年初的新學期開設了一門課程：「心理學與美好生活」（Psychology and the Good Life），吸引了全校近四分之一的耶魯大學生選修，等於每四位耶魯生，就有一人選擇這門課，成為耶魯大學創校三一六年以來最受歡迎的課程。

這些一流大學的資優生們，頂著名校的光環，背負著外人難以體會的巨大壓力，但是成績表現亮眼，將來找到一份人人稱羨的高薪工作，是否就會讓人感到快樂呢？答案其實未必，根據排名全球四十一大網誌的知名網站 Lifehack 的調查顯示，快樂的人通常擁有下列幾項特質：

1. 他們能夠享受活在當下

2. 他們周遭的朋友也都是快樂的人
3. 他們願意花時間去等待
4. 他們具有「成長型思維模式」（growth mindset），這種思維模式者相信聰明才智是可以經由從失敗中學習新的事物，大腦的神經元就會開始形成更強的新連結，一段時間後，就會變得更聰明。
5. 他們總能不斷地學習新知
6. 他們通常願意把錢花在體驗生活，而非購買物質上

原來快樂是需要學習的，並不是天生下來就自然擁有的，所以桑托斯教授要求同學們每天花一些時間去做以下的練習：

- **每天花十分鐘，寫下五件讓你心懷感恩的事。**
- **每天用一點時間「用心感覺」** 每天只要利用五至十分鐘的時間去靜坐、冥想，或是閉上雙眼靜靜感受當下。

- 適量運動、睡眠充足　運動能增加血液中的血清素含量，而睡得好、睡得飽，才會神清氣爽。

- 每天做一件溫暖貼心的好事　研究發現，助人為樂，快樂的人都是願意將時間花在他人身上的人，無論是朋友或家人，甚至與不認識的人互動或交談，都可以提振心情。

- 減少使用社群軟體的時間，多花點時間在真實世界與人面對面接觸。

- 記得每天練習快樂的行為　如果用三天打魚、兩天曬網的態度，並不能帶來什麼效果。但是每天記得練習快樂的行為，持之以恆，有點耐心，生活一定會有所改變。

結果學生們發現做了這些事情，歷經一連串改

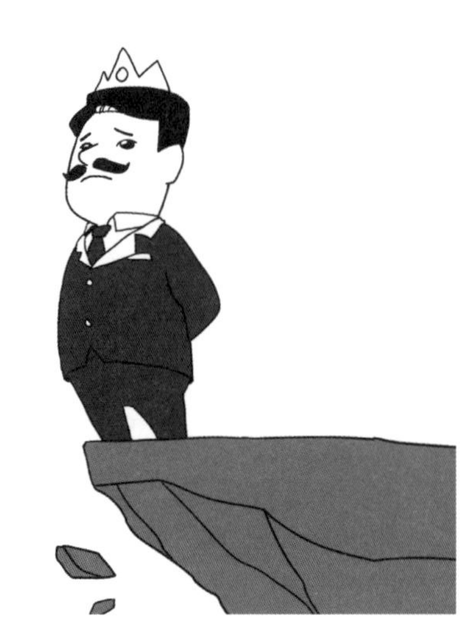

身為人生勝利組，其實也常面臨人生的懸崖，都在找尋讓自己快樂的方法。

變後，確實會讓人有快樂的感覺，桑托斯教授要求學生不要把時間只花在讀書上，而是要能享受放空，儘可能去做些自己想做卻一直沒去做的事，雖然很困難，但是在完成後，確確實實對生活造成不小的變化。

②人生「五」最樂

身處在物質生活充足的現代人，精神層面卻是匱乏、快樂總是難尋？潘老師認為，人生有五個最樂：知足常樂、助人為樂、學習享樂、勞動歡樂以及寬容最樂。我就用以下幾個真實的小故事告訴大家，不要總想著自己缺少什麼，而是要珍惜自己擁有什麼。

知足常樂

力克．胡哲（Nick Vujicic），一九八二年生於澳洲墨爾本，天生沒有四肢，一生下來就沒有雙臂和雙腿，他是知名的勵志演說家，同時也是一家非政府機構「沒有四肢的生命」（Life Without Limbs）組織創辦人兼行政總裁。他勇於面對身體殘障，創造了生命的奇蹟。

「人生最可悲的並非失去四肢，而是沒有生存希望及目標！人們經常埋怨什麼也做不來，但如果我們只記掛著想擁有或欠缺的東西，而不去珍惜所擁有的，那根本改變不了問題！真正改變命運的，並不是我們的機遇，而是我們的態度。」

「沒手沒腳沒煩惱！」（No arms, no legs, no worries!）是力克．胡哲的樂觀人生。力克．胡哲因為身體的缺陷，讓他更加努力且珍惜自己所擁有的。

助人為樂

我們有青年守則第十條——助人為快樂之本，同樣的，西方人也表態支持助人最樂，二〇一五年十二月十四日由美國耶魯大學醫學院精神病學艾蜜莉．安塞爾（Emily B. Ansell）助理教授發表在《臨床心理科學》（*Clinical Psychological Science*）期刊的研究報告發現，常常助人可使人減輕心理壓力、讓心情變好，且幫助他人的次數愈頻繁，情緒就會愈正向。相反的，那些很少幫助他人者的心情顯得較差，在面對壓力時的情緒也傾向較負面。

此研究共招募七十七名十八至四十四歲精神健康的成年人參與，進行為期兩週的研究，參與者每天都要記錄，不管是工作、上學或是在家裡，所有會讓他們感覺到壓力的生活事件，其中也包括一天中所從事任何助人行善的行為，像是幫別人開門、教學童做功課、出借任何有價物質（包括金錢、衣服、汽車、工具等）予他人或詢問他人是否需要協助等，藉以評估這些生活事件所造成的壓力指數，並測試現實生活中幫助他人，是否也可為自己減輕壓力。

參與者每天除了填寫問卷以計算其正面和負面的情緒外，還要給自己的心理健康程度打分數，而研究人員則是統計分析壓力的總數及助人行善的次數。

研究結果顯示，幫助別人愈多者的情緒愈正向，心理層面也愈健康，例如當想起日常生活壓力時，情緒也不會變得負面，證明幫助別人，其實也是在幫助自己。支持「助人為快樂之本」這句諺語，所言不假！

早在一九五六年美國康乃爾大學的研究人員，就曾追蹤調查四二七位有孩子的已婚婦女，持續三十年後發現，沒有義工經歷的婦女與做過義工的婦女相比較，那些沒有義工經歷的婦女罹患嚴重慢性疾病的機率要高出許多。還有一項研究針對二一六名教友的追蹤調查發現，經常助人的教友心理更健康，精神狀態更好。且另一篇文獻也顯示，從事多項義工活動者，較沒有從事義工活動者，早死機率降低了四四％，且免疫系統的抵抗力也較佳。

另一個實際的著名案例，便是美國第三十五任商務部部長卡洛斯•古鐵雷斯（Carlos Miguel Gutiérrez）日行一善的故事，他的父親原是古巴哈瓦那市一所大莊園的主人，因為一場革命而全家逃難，因此流亡到美國邁阿密，從小就必須與父親出外打工。由於他勤奮、好學，老闆於是推薦他擔任食品公司的推銷員兼貨車司機。

父親時常告誡他要「日行一善」，雖然目前家道中落，但要他一定要記牢且做到，樂於幫助別人。由於他樂於助人，若干年後，他輕易地打開了拉丁美洲的市場，隨後又被派到加拿大及亞太地區。二〇〇五年獲得美國前總統小布希提拔，擔任美國政府的商務部部長。

古鐵雷斯認為，一個人的命運，是取決於其日常生活中許多小善行的累積，而不是因為某個驚人之舉。日行一善，不僅讓社會上有更多人得到幫助，也讓自己的生活更有意義，更加充實和快樂。當人們行善助人時，會刺激腦中的多巴胺及腦內啡釋放，讓人產生快樂與幸福的感覺，促使身體更為健康。行善助人不僅利人也利己，有益而無害，那又何樂而不為呢？

學習享樂

對於快樂的感受，很多人都有類似經驗，年紀愈增，快樂的感覺就愈薄弱，加上現實世界的殘酷，快樂已成為奢侈，但我認為，快樂是自找的，它不會自動跑到你心裡，即使負面情緒占據整個心，還是有辦法擠出一點空間挪給快樂；快樂不難找，難在你不願意找或忘了找，卻將憂鬱、難過、沮喪放在心中當補藥吃；快樂隨處都在，只是要不要找而已。

摩西奶奶本名安娜・瑪麗・羅伯森・摩西（Anna Mary Robertson Moses），七十六歲才開始學習畫畫，經過四年，八十歲時第一次舉辦個展。一百歲時已是聞名全球的畫家。她出身自貧窮的農家，一生沒有離開農村。繪畫對她來說，不是最重要的，最重要的是要保持生命的充實。摩西奶奶回顧過去歲月，生命就像是一天的工作，我因為它的圓滿結束而滿意。我開心而又滿足。我認為最好的生活就是充分利用生活所提供的一切，並學習新的事物。摩西奶奶最後說：「我一百歲了，但是我感覺我是個新娘。」當你不計功利的全身心投入一件事中，盡心學習，這些投入時的愉悅與成就感，就是最大的收穫與褒獎。

勞動歡樂

俗稱「陽光老孩」的劉東洲，健談爽朗，健步如飛，因為會講日文又熟悉臺日歷史，退休不到半年就當上導遊，至今每年帶團兩百天，他說，許多老人退休後沒有事做，等於在等死，更有人怕死怕得要命，自己雖也如此，但想在變成骨灰前活得自信有尊嚴，所以決定要繼續勞動。

對他來說，六十五歲退休後才是人生的開始。當導遊接觸不同國家的人、讓他們認識臺灣的好，反而是沒帶團沒有勞動待在家裡的日子，有種因病住院的感覺。秉持著「人生七折論」

的劉東洲說，每個人都應該幫自己的年齡打折，打完折他才五十六歲，還很年輕。鼓勵退休族不要浪費退休人生，找點事做做，每一分每一秒都要活得有意義。

另外，做志工也是一種很好的勞動，許多退休人士會選擇到志工單位服務，甚至到里長辦公室當志工，回饋社會大眾。臺灣的志願服務法於二〇〇一年（民國九十年）施行，截至二〇一六年（民國一〇五年）十二月底，全國登記之志工已達一〇五〇二九三人，較二〇一五年（民國一〇四年）成長十．七%，高齡志工計一九一九九八人，較二〇一五年成長一五．四%，占全國六十五歲以上人口數六．一八%，顯示加入志工行列的人數逐年增加。

政府為鼓勵成功老化和活躍老化，成立了許多老人活動據點，高齡社會對策之總目標為：「建構有利於高齡者健康、安全的友善環境，以維持活力、尊嚴與自主。」此乃因友善老人的環境不僅讓老人可免受到社會上的年齡歧視，更不會因老年而招致社會排擠。至於活躍老化之體現是以社會參與為基石，透過志工勞動可以建立社會連接關係，更能增進身心健康及福祉。

寬容最樂

寬厚仁慈的化身——南非前總統曼德拉，是世界上最受尊重的政治家之一，他帶領南非結束族隔離制度，走向多種族的民主制度。曼德拉曾被當局囚禁達二十七年之久，他出獄後展示的自嘲式的幽默、活力以及對別人的寬恕讓他成為最受歡迎的政治人物之一。曼德拉從青年時期，就為了消弭南非的「種族隔離」政策四處奔走，在一九六四年以「叛國」罪名處無期徒刑後，開始他漫長的牢獄生涯。二十七年的折磨苦難與惡劣的勞役卻沒有消磨掉他的意志，曼德拉從來沒有放棄追求自由的堅忍精神，鼓舞了全世界，一九八〇年代各界開始出現為他請願的聲音，終於在一九九〇年南非白人政府釋放了曼德拉。

一九九三年曼德拉獲得諾貝爾和平獎，五個月後南非舉行歷史上首次包括所有種族的選舉，一九九四年五月十日曼德拉當選總統時已

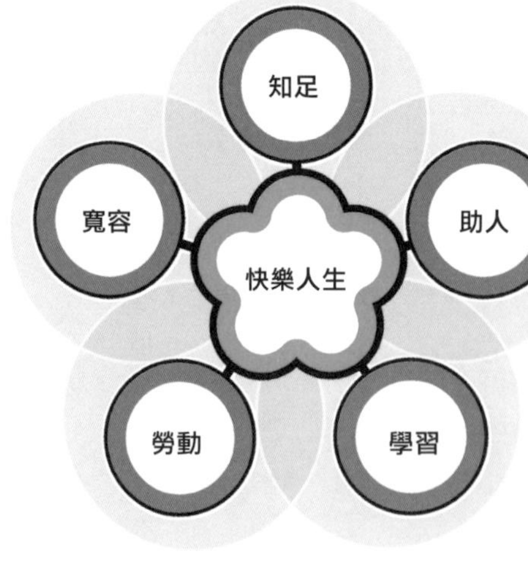

物質生活豐裕，精神貧乏的現代人，只要掌握了五個最樂因子，就能擁有滿足的人生。

經七十二歲，他沒有任何怨懟，甚至在總統就職演說時，邀請當年的獄卒現身，並向他們致敬，他說：「如果我讓憤怒糾纏我，就等同我仍然囚在牢獄內。」到目前為止，曼德拉在南非人的心目中仍然是偉大、對種族和平有貢獻的人物。

寬恕除了是原諒別人外，其實也是解放自己，因為懷著一顆怨恨的心，你絕對快樂不起來，所以寬恕是利人利己的，何樂而不為呢？

快樂心情

3 擊退壓力的十一個妙招

當人們承受壓力時，生理與心理就會呈現各種反應，臉部緊繃、沒有笑容、皺眉、抽搐、噘嘴、不正眼看人、對人事物不理不睬、眼睛在憤怒噴火，不用說，壓力已經上身。

來自壓力的微訊息

四肢僵硬不靈活，呼吸急促、胃抽筋及抽搐、頭痛、頭重、肩膀痠痛、背痛、睡不著、休息後仍有疲倦感等，都是壓力形成的微訊息。另外像焦躁、憂鬱、大聲怒斥、碎碎念、心情糾結不能放鬆、經常不耐煩且脾氣無法控制、自言自語、失眠，八成也是壓力在作祟。

身體的微訊息是騙不了人的，當有以上情況出現時，一定要警覺「壓力來了！」，而不是掩耳盜鈴，任壓力無限上綱到難以控制；若壓力不能有效化解時，反而會形成更大的風暴。

現代人面臨著無所不在的壓力，舉凡考試、工作、金錢、人際關係等，都可以是壓力的來源。成年人平均每隔二小時十一分鐘，就會感受到壓力的侵襲。一個人感受壓力最大的高峰期是在三十六歲左右。根據二〇一六年十一月份刊登在《每日郵報》由英國市調公司OnePoll，針對二〇〇〇名英國成年人所做的一項調查顯示，遲到或時間不夠用是導致壓力的第一名，接下來是塞車、自己與家人的健康問題、繳款或報告到期、體重增加，甚至於有負債等，都是造成英國人壓力的主要來源。

其中八一％受訪者表示，因為壓力，讓他們在過去一個月內至少五個晚上有失眠的情形；三分之二的受訪者自覺壓力已經影響到他們的健康情況；其中三分之一的受訪者因為壓力造成身心不適而必須請假；甚至有四分之一的受訪者因為無法承受過

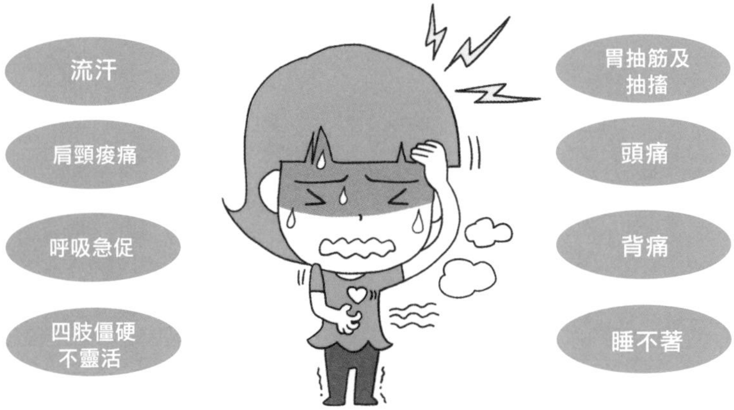

流汗
肩頸痠痛
呼吸急促
四肢僵硬不靈活
胃抽筋及抽搐
頭痛
背痛
睡不著

不要輕忽身體出現的細微改變，這些微訊息可能是告訴你：「壓力太大了！」

大的壓力而必須辭職。

英國心理學家梅根・亞若（Megan Arroll）博士，同時也是《用你自己的方法，讓腸躁症不藥而癒》（*IBS: Navigating Your Way to Recovery*）一書的作者就指出，壓力對人體的影響甚巨，並進而呈現出種種生理及心理層面的不適症狀。如果出現以下十種症狀，就很有可能是因為壓力過大所造成的，別再鐵齒不承認。

壓力的十種症狀

- 心悸　這是因為壓力荷爾蒙腎上腺素分泌所造成的，身體等於是處在「戰鬥或逃跑」（fight-or-flight）的緊張狀態下，因此造成心跳速率增加。
- 恍神　當處在持續性（也稱為慢性）壓力下，就會很難集中注意力，所以當你在開會或工作時，若常常有跟不上步調的情況，也可能與生活壓力有關連。
- 坐立難安　煩躁、靜不下心來，也是壓力的徵兆。

- **興趣缺缺** 對以往覺得有興趣的事物，現在卻總覺得提不起勁來，甚至是性趣也是一樣。
- **腸胃不舒服** 腸胃道與大腦間會相互溝通訊息，所以當你的大腦覺得壓力很大時，腸胃道也就會反應出許多症狀，例如腹痛、便祕及腹瀉等，腸躁症就是一個心理層面影響腸道極為明顯的例子。
- **睡眠品質差** 當好好睡一覺，竟是一個遙不可及的夢想時，就要懷疑可能與壓力有關。
- **辭不達意** 壓力大時，會因為呼吸模式改變（變得又淺又短），進而干擾說話的綜合表現。
- **脾氣暴躁** 壓力大會導致不自覺的情緒煩躁，造成與周邊親近的人，如家人、同學或同事間的爭執與摩擦。
- **氣短** 感覺胸口像是被重物壓到喘不過氣來，也是壓力的典型症狀。
- **常常感冒** 長時間持續處在壓力的狀態下，體內會出現發炎的情形，導致免疫系統功能被削弱，抵抗力下降，就很容易受到流感病毒的侵擾。所以常常感冒的人（每年超過兩次），也有可能是因為長期壓力過大所造成。

用妙招擊退壓力

以上十種症狀，是不是很熟悉，似乎有好幾項症狀都中獎，別擔心，潘老師接著就來告訴大家十一個迅速擊退壓力的妙招。

● 運動

這是既簡單、又方便的減壓方法，能提高體內的血清素，讓心情變好。運動原則很簡單，就是一定要有氧、持續與不受傷。一項由美兆健管機構，和國家衛生研究院溫啟邦教授合作的研究中顯示，每天只要運動達十五分鐘、每週六天共約九十分鐘，就可降低總死亡率一四％、癌症死亡率一〇％、心血管疾病死亡率二〇％，增長三年的壽命。不論再忙，一定要找時間運動，詳細的方法，容我在第四招適當的運動再說明。當生理及心理出現壓力的微訊息時，最好的方法就是去運動，快走、打球、游泳、跳舞、騎單車、溜冰都行，目的就是要放鬆緊張的心情，為壓力找到一個出口。

● 善用可隔絕噪音的耳塞或耳罩

尤其是當你處在開放式的辦公室環境，持續性的噪音，會令人難以集中注意力，因此阻絕掉不必要的吵雜聲，讓人不致煩躁，就可以有效控制情緒。

尋求幫助

不要把所有的工作攬在自己一個人的身上，懂得適度求助親朋好友，也是紓壓的方法之一。試著說出困難：說出困難有助減壓，作用就像倒垃圾一樣，雖然傾聽者不一定能夠幫你什麼忙，但垃圾清完了，人會跟著紓壓。當然還是有很多人不願意說出困難，尤其是男性朋友，常會覺得面子掛不住，但為了健康著想，還是要勉力而為，不要悶成憂鬱症。甚至，對著錄音機說話，再自己重聽也是一種方法。

做喜歡吃的餐點

透過做頓飯或烘焙小糕點等簡單步驟，讓你可以專注於某件事物上，同時吃到自己認為的美食，非常快樂。

旅遊

有壓力時，從頭到腳都處於緊繃狀態，很多人會放自己一天假，在家睡大頭覺，但我的方式是出去走走，來趟大自然之旅，用宇宙能量洗滌身心的污濁，不過旅遊並非指逛街或購物，而是近身貼近花草樹木、大海及高山，領略萬物奧妙之時，壓力才會整個釋放。

換個角度想事情

內在的聲音有兩種，一種正面，一種負面，而正面的聲音對自我肯定占相當重要的比例。壓力大時，腦海中總是出現批判式負面的聲音，試著沉澱那些貶低自我的想法，讓大腦冷靜下來，往正向模式思考。

精準掌控時間

人們容易低估完成工作目標所需的時間，以至於無法在截止期限內完成時，產生重大壓力，試著預留多一點時間，並做到抓大放小，這樣才能讓自己掌握好每一分鐘！做好時間管理：很多壓力是來自時間不夠用的壓迫感，因為常常有一堆工作都擠在同個時段內要完成，想要妥善解決就得做好時間管理，按照輕重緩急分配工作順序，壓力就會減小。現代的媽咪常是工作家庭兩頭燒，一方面要上班勞心勞力，另一方面又要煮飯、洗衣、接小孩上下課，常因時間管理不佳形成莫大的壓力，但只要好好控管時間與分配責任，壓力自會消失。

不要讓自己覺得無聊

不要以為忙碌才會有壓力，太閒也會讓人心慌！學習新的事物，找到生活的重心與目標，對心理健康很重要。

● 試著把焦距調遠一些

例如在學校或職場中的表現，這些我們認為非常重要的事物，常會被放大，很容易造成壓力的來源。試著從遠處另一個角度看事情，也就是一輩子裡的短暫瞬間，就不會覺得負擔太重。

● 喝水量一定要足夠

水分有幫助人體代謝的重要功能，腦部缺水就會造成壓力，因此水分補充夠了，壓力就會減輕喔！

● 練習腹式呼吸法

當壓力大時，容易傾向於胸式快而淺的呼吸，

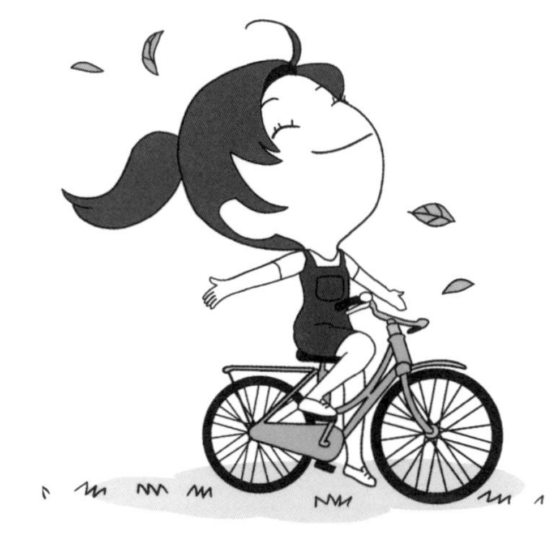

運動除了能讓身體更好以外，也能讓自己擁有心情，面對更開闊的天地。

快樂心情

造成腦部缺氧、壓力增加。如果使用腹式呼吸，由於橫隔膜下壓的深度呼吸，可以刺激副交感神經，讓身心靈在壓力後迅速恢復平衡狀態，相當有用。

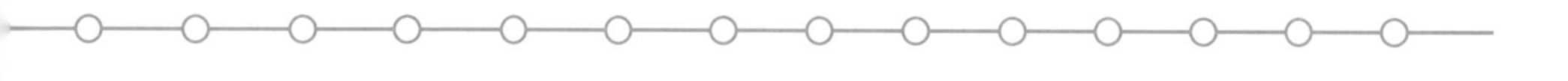

4 吃出好心情

憂鬱症已和癌症與愛滋病被聯合國世界衛生組織列為二十一世紀三大疾病，正蠶食鯨吞著人類的身心健康。根據WHO的最新估計，全球目前約有三．五億人口為憂鬱症所苦，光是從二〇〇五年至二〇一五年，憂鬱症患者就增加了一八%以上，僅僅美國就有超過四〇〇〇萬人和憂鬱症奮戰，英國則約有兩百多萬成年人罹患憂鬱症，且人數仍持續向上攀升中。

科學證實飲食改善可以緩解憂鬱

二〇一九年一月英國曼徹斯特大學（University of Manchester）喬瑟夫・弗斯博士（Joseph Firth）發表一篇研究報告在《身心醫學》（*Psychosomatic Medicine*）期刊，在此篇報告中研究人員共綜合分析了十六項臨床試驗的數據，包含四五八二六名參與者，想要藉此了解飲食介入治療能否緩解憂鬱和焦慮的症狀。研究顯示透過飲食改善確實可以顯著緩解憂鬱相關症狀，但對焦慮症狀則無統計上的意義，這是全世界第一篇確定飲食改善可以緩解憂鬱症狀，非常重要。

此研究中具體緩解憂鬱症狀的飲食介入措施包括足夠的優質蛋白質、高纖維的碳水化合物（糙米、全穀類）、足量的蔬菜和適量的水果、好的油脂（堅果、酪梨）、避免速食（fast-foods）及攝取精緻糖分。速食多半是以高油、高鹽及高糖增加食物美味的飲食，也就是俗稱的「垃圾食品」（junk food），這些垃圾食品不但危害人體健康，甚至會導致憂鬱症狀惡化。也就是說，戒除掉不良的飲食習慣，不但有益身體健康，對心理健康一樣有幫助。

造成憂鬱症的原因很多，像是從個人基因的特性，到貧窮、失業、生病、家庭失和，甚至在英國還與脫歐連上關係。憂鬱嚴重時，會使人失去工作能力，除降低國家的整體生產力外，也需要醫療資源加入，又會增加醫療方面的支出，對社會影響非常大。更有甚者，在美國自殺已經排入十大死因之內，而英國五十歲以下男性，自殺則是死亡原因的第一名。

由於憂鬱症的病人本身就對做任何事情沒有興趣，每天都覺得非常累，沒有能量，同時，遇到事情也沒有下決定的動力。所以要勸服他們改變自己，從事健康飲食生活就需要親朋好友在旁邊幫忙，另外，只要他們能做一點點，能開始動作（Action），我們就要大大地誇獎他們，例如每天三餐，可以先從任何一餐做起，以及運動先從每天走路五分鐘開始就非常棒了。

如何用食物改善憂鬱症狀

通常憂鬱症的病人兩極化，一種是完全沒有食欲，因此瘦巴巴的，失去營養，症狀惡化，身體更加沒有能量。而另一種則是用吃來滿足自己，結果是吃一大堆垃圾食品，憂鬱症狀加劇，加上外觀變肥胖，又開始責備自己喪失自信心，情緒更加惡化。所以，當我們要幫助憂鬱病人，改善飲食時，應特別注意以下六大類食物：

• 多吃富含維生素D的食物

科學家發現因為冬天時太陽較少露臉，體內維生素D的合成量偏低，容易造成人類產生季節性情緒失調（Seasonal Affective Disorder, SAD），也就是國外俗稱的「冬季憂鬱症」，因此了解到多吃些富含維生素D的食物，像是鮭魚、牛奶、雞蛋及香菇等，有助於情緒的穩定。

二〇一二年一月德州大學西南醫學中心的布朗（Sherwood Brown）教授刊登在《梅約診所學報》（*Mayo Clinic Proceedings*）的研究中，布朗教授共檢測一二六〇〇位二十至九十歲成年人血液中維生素D濃度，結果發現，血液中維生素D濃度最低者多半會有憂鬱症症狀或是憂鬱症病史。

維持血糖濃度平穩的碳水化合物

當體內血糖濃度太低，會有躁動、顫抖、冒冷汗、心跳加速、情緒低落、易怒等症狀。所以要保持用餐時間規律，避免跳過某餐不吃飯的情況，同時要選擇富含膳食纖維的碳水化合物，如燕麥、糙米和藜麥等，增加飽足感，減緩血糖濃度波動太劇烈造成的不適。

也儘量少攝取含糖飲料和精緻甜食，這些雖然會讓血糖迅速升高，但體內會立即釋放胰島素，促使血糖降低，造成疲倦、昏昏欲睡和情緒低落的感覺。

多吃富含鎂的食物

當人體缺乏鎂這種礦物質，不但會影響骨骼與牙齒的正常發育，使心臟、神經及肌肉傳導異常外，更會讓人有焦慮、躁動不安、情緒異常的症狀。臨床上常見主訴有「經前症候群」（**Premenstrual Syndrome, PMS**）的女性，都有鎂攝入量不足的問題。

二〇一七年六月美國佛蒙特大學（University of Vermont）塔雷頓（Emily Tarleton）博士發表在《公共科學圖書館》（*PLOS ONE*）期刊的研究，共招募一二六位平均年齡五十二歲輕度至中度憂鬱症患者，試驗期間為六週，分為兩組，實驗組每人每天服用二四八毫克的鎂，對照組則不給予服用，結果發現，實驗組受試者在服用鎂劑兩週後，憂鬱的指數明顯有緩解及改善情形。

鎂含量豐富的食物，例如深綠色蔬菜——花椰菜、菠菜、油菜、空心菜、芥蘭等，還有堅果種子類——杏仁、腰果、核桃、扁豆、鷹嘴豆等，及全穀根莖類——糙米、燕麥、蕎麥、藜麥等。可可及黑巧克力不僅是鎂的良好來源，還含有名為苯乙胺（phenylethylamine, PEA）的化合物，它是一種單胺類神經傳導物質，有提振情緒的功能。

確保飲食中含有足夠的鐵

根據統計，全臺約有一半以上的女性患有缺「鐵」性貧血，可能與時下流行瘦才是美的概念有關，過度偏食及節食的下場，往往會造成體能活力降低及抵抗力減弱等缺鐵徵兆。鐵是形成血紅蛋白所必需的原料，鐵若攝取不足，血紅素的合成就會出問題，紅血球負責攜帶氧氣給各器官及組織，若有「缺鐵性貧血」，不僅會有容易疲倦、精神不振、缺乏體力，甚至會有憂鬱症的症狀。鐵質豐富的食物以肉類及動物肝臟最多，肝臟中含鐵量不但比蔬菜高出許多，而且較易為人體吸收。此外，富含維生素C的水果，如番茄、芭樂、檸檬、葡萄等，有助於吸收鐵質，也應適量攝取。

吃些富含ω－3不飽和脂肪酸的深海魚類

之前曾有文獻指出重度憂鬱症患者，血液中ω－3多不飽和脂肪酸的濃度較正常人低。學者也發現飲食中魚類消耗量愈高的國家，憂鬱症盛行率愈低（如日本每人每年平均消耗一五〇磅，其憂鬱症盛行率為〇．一二%，德國每人每年平均消耗三十磅，其憂鬱症盛行率為五%）。

二〇一四年四月由澳洲塔斯馬尼亞大學（University of Tasmania）凱里．史密斯（Kylie J. Smith）博士發表在《美國流行病學期刊》（*American Journal of Epidemiology*）的研究報告指出，女性如果每星期攝取兩次魚類，能夠降低罹患憂鬱症風險達二十五%。研究人員調查超過一三八六名年齡介於二十六至三十六歲的成年人，並持續追蹤長達五年。因此，想要心情好，建議不妨多攝取鮭魚、鮪魚、鯖魚、鱒魚、秋刀魚等。

● 讓人心情好的荷爾蒙前驅食物

血清素（Serotonin）有助於調節情緒好壞，是由大腦中透過一種必需胺基酸——色胺酸（tryptophan）所合成，主要功能是維持情緒狀態的穩定，一旦缺乏會導致憂鬱症。色胺酸也是天然助眠劑，能夠安定神經幫助入睡。富含色胺酸的食物有紅肉類，像是牛肉、豬肉，平均每百公克，就含有約三五〇毫克的色胺酸；黃豆，每百公克黃豆，就有五〇〇毫克的色胺酸；香蕉，色胺酸位居所有水果之冠，平均每百公克就有十二毫克；堅果種子類；南瓜子、葵花子、芝麻等也都富含色胺酸及維生素B群，但因熱量高，不可過量。

除了健康飲食之外，醫學界也早已證實運動對憂鬱症狀改善的重要性，因此，當周遭親朋好友有情緒低落或已經就醫治療憂鬱症時，都應該立即要進行上述的健康飲食和定期運動，這樣才能儘快提升情緒，走出憂鬱喔！

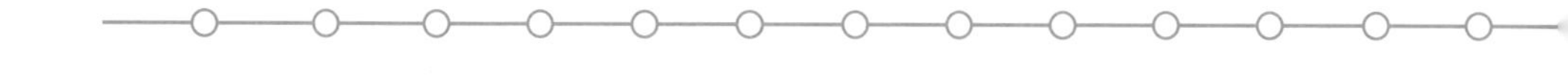

5 世界各國解決不快樂的方法

受到氣候、天性、物產等主客觀因素影響，全世界的人們也都帶有不一樣的性格。有人天生就存在著不快樂因子，只要有他出現，歡樂氣氛會立刻變調。世界各國的人們會如何排解不快樂的原因，讓自己更積極地生活呢？

德國人性格帶有憂鬱傾向

德國人就是公認不太快樂的民族，初次與德國人相處，會被他們酷酷不笑的表情感到些許壓力，因為德國人非常注重秩序和規則，不會沒事衝著你露出可愛的笑容。

德國社會心理學家對於德國人為什麼會不快樂提出一套合理解釋，因為德國的位置（有人稱其為歐洲的心臟）自古以來就是兵家必爭之地，長期處於備戰狀態，所以德國人的基因之中帶有不安全因子，又屬緯度較高、氣候偏冷的地帶，陽光普照的日子不是很長，天色經常陰霾晦暗，所以造就了德國人性格中帶有憂鬱傾向。

但我寧願相信絕大多數的人，都會喜歡迎向快樂，更同意暫時性不快樂的說法，畢竟不可能天天星期天，每天都會遇到各式各樣的疑難雜症需要面對及解決，有時還要以嚴肅的態度慎重處理，但人也不能天天板著臉，哀聲嘆氣，彷彿明天就是世界末日。揪出不快樂是一回事，如何面對不快樂又是另外一回事，該怎麼辦呢？

德國人還真是有一套，他們利用巧克力改善性格中的不快樂，有一項統計指出，法國人每人每年平均吃掉六・六九公斤巧克力，希臘人吃了二・八四公斤，英國人吃了八・五九公斤，而德國人卻吃了高達一〇・一二公斤巧克力。

很多醫生將巧克力做為抗輕微憂鬱症的天然藥物，因為它含有豐富的鎂元素，每一百公克黑巧克力含七十九毫克的鎂（資料來源：衛生署「臺灣地區食品營養成分資料庫」），另外苯乙胺（PEA）會刺激大腦快樂中樞，讓大腦複製歡愉快感；巧克力還含有色胺酸，是協助人體合成血清素的重要物質之一，有足夠的血清素，人會處於穩定的情緒之中，具有安神和抗憂鬱的作用。

但面對惡劣天氣導致的不快樂情緒，又該如何是好？旅遊是德國人擺脫憂鬱的最好辦法，他們真的很愛旅遊。三分之二以上的德國人，每年都會享受一次長達五天的度假行程；十分之一的人一年會旅行兩次；德國人每年一日遊的平均次數是二十六次，所以出國旅遊時經常遇到德國人，不用太過訝異，因為這就是德國人尋找快樂的方法。

臺灣人擺脫情緒過勞的技巧

情緒過勞常是不合理認知所造成，或許是自我性格，也或許是環境氛圍，過分追求及認真時，就會出現情緒過勞的症狀。以下列出幾個技巧給讀者參考。

技巧1　找出導致情緒過勞的不合理認知

一個好人，最常見的不合理認知是「為了公司的業績成長，我要追求百分百完美」、「有這麼多人關心，我不能讓大家失望」、「同仁都如此挺我，所以每件事情的螺絲都必須鎖緊，絕對不允許有任何環節鬆散」、「老闆這麼重視辦公室的工作氣氛，我千萬不能有不耐煩的樣子」、「為了和諧，忍一時海闊天空」、「我一定要達成使命，否則絕不罷休」，看起來以上的認知很合情合理，但拿捏過當，就會成為情緒過勞症，當情緒開始出現不穩定時，立即檢視一下自己，是否為這些看起來對的事情耿耿於懷。

技巧2　檢視有沒有新的不合理認知出現

不合理認知會形成情緒過勞，但自覺不對時，常常會尋找新的合理認知替代；真的是合理認知嗎？可能又是另一個不合理認知的開始。有些人在好意受到質疑時，逐漸會用「沒有人是十全十美」、「盡心盡力就好，不求回報」的想法替代，看似合理認知，但處理過當時，又可能是讓情緒過勞的另一個引爆點。

技巧3　忠於自己情緒

一般來說，好人常常會有幾乎完美無缺的表情，不生氣、一切都好，但真的不會生氣、沒有懊惱嗎？誰沒有情緒，所以為了自己身心健康，只要在不傷害他人情感、於合宜情境下適當表達情緒，發洩一下，沒有什麼不對。

技巧4　量力而為

好人可以當，但拿好人卡時，一定要量力而為，不要什麼事情都要答應人家，你的時間有限，不要為別人而活，做了濫好人，記得先保護自己，有了多餘的能力，才去當好人。

最快樂的不丹人

若從世俗眼光來看，沒有電視、沒有奢侈品的國家，等於沒有娛樂，又怎麼會快樂。不丹王國卻擺脫了這樣的成見，二〇〇八年英國萊斯特大學所公布的「全球快樂排行榜」，不丹名列第八位（丹麥、瑞士分居一、二），而且它提倡以國民幸福總值

情緒過勞心理檢測

序號		從未	偶爾	經常	總是
1	周遭朋友很喜歡找我發發牢騷及宣洩情緒				
2	我有情緒時，能找到值得信任及理解的人傾訴				
3	擔心我的表現會讓別人失望				
4	擔心出現自己情緒時，別人會討厭我				
5	如果事情不順利，覺得我要多負更多的責任				
6	我相信憑著努力，很多事情都可以迎刃而解				
7	因為家庭、經濟、工作氛圍關係，必須壓抑我的情緒				
8	事情進展不順利時，總覺得都是我的責任，要一肩扛起				

檢測分析：從未 0 分／偶爾 1 分／經常 2 分／總是 3 分

0 ～ 7 **分 ⇨ 情緒相當健康，請繼續加油保持！**

8 ～ 14 **分 ⇨ 情緒出現輕微過勞，需檢視是否有不合理的心理認知或外在的情緒壓力。**

15 ～ 22 **分 ⇨ 情緒出現中重度過勞，建議請教專業心理醫師、心理師討論改善方式。**

（GNH: Gross National Happiness）代替國民生產總值（GNP），強調心靈富足比金錢更重要。不丹王國的物質生活很窮，卻是世界上最快樂的窮國家。

我沒有去過不丹，對於不丹的了解多半來自於報章雜誌及網路資訊：「從國王到富人，沒有人炫耀財富。這裡沒有LV，也沒有勞斯萊斯；不管你是多有錢的世界性連鎖大企業，一旦進入不丹，街頭廣告招牌都齊頭式大小。因為，沒有高物質欲望、沒有貪婪，相對的，犯罪率也低。」

上述文字揭露的是，快樂和物質並沒有太多關聯性，內心感受才是快樂根源，如果追求的是感官與物質，忽略了內在感受，則快樂將無法延續，一定會被憂愁、煩惱、氣憤取代。

扭轉心境就能離苦得樂

佛家對於「人」有很精闢的解釋，人有許多苦，生、老、病、死是大苦，愛、怨、悲是小苦，從出世到離世，苦從來沒有離開過，而且相隨一生，與其天天苦，不如「離苦得樂」。佛教法師開示中，多半離不開對苦的說明，作用是讓大家看清楚苦的真面目，一旦遇上了，就要思考如何轉彎，不讓痛苦繼續如影隨形。

佛家是帶著宗教色彩教化弟子不要被苦纏繞累世，但從心理學層面來看，又何嘗不是；英國心理學家韋斯曼博士曾經花了一段很長的時間，研究世人認為的幸運與不幸的人，測試者有上千名，最初以為會有上天帶來好運的結論，最後他驚訝發現，運氣不是上天給的，而是由心境、思考和行為模式組合而來，也就是說態度或想法會決定好運或歹命。

碰到倒楣事的人，最常出現的反應就是「哇！為什麼是我，不是別人」，接著整個人就鑽進痛苦的牛角尖，愈陷愈深，為何不試著轉換情緒，「哇！這堆垃圾中可能有些被人遺忘的寶貝，我要好好動動腦、挖挖看。」

等到經驗多了，腦筋用靈活了之後，再遇到類似的事情時，就懂得應變啦，而且三兩下就會化苦為甘。不少人有被公司裁員或降薪、改調他職的經驗，

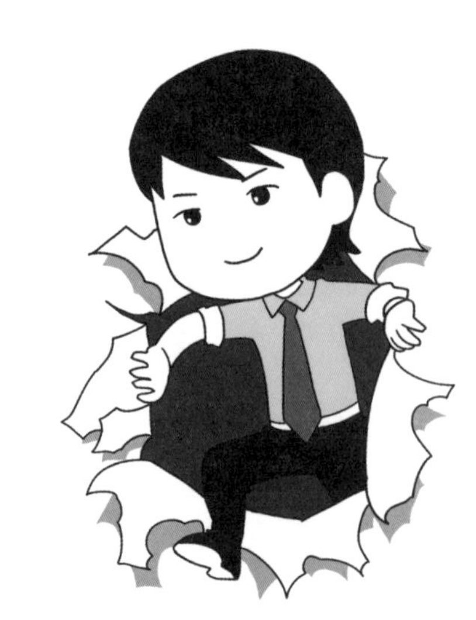

如果可以打破限制自己的框架，扭轉心境，就能看到不一樣的風景。

相信第一次收到公司辭退通知時，內心的驚嚇和波濤洶湧的海嘯並無兩樣，久久不能平息，有些人甚至事隔多年後，還是無法接受為什麼是我的震撼。

沒有人一路順遂，無礙直行，或多或少都會遇到挫折，心情低落，只是樂觀的人會迅速將難題化繁為簡，跑跑步、看個電影、來趟單車之旅，身心放鬆後自然能以積極的態度面對，不會氣餒到躲在牆角哭泣。

韋斯曼並發現，懂得扭轉歹運的人會看得比較長遠，不會囿於一時失志，而且想像力容易瞬間沖天，認為爛事的作用是讓他們打開另一面心牆，發揮更大的內在潛能。

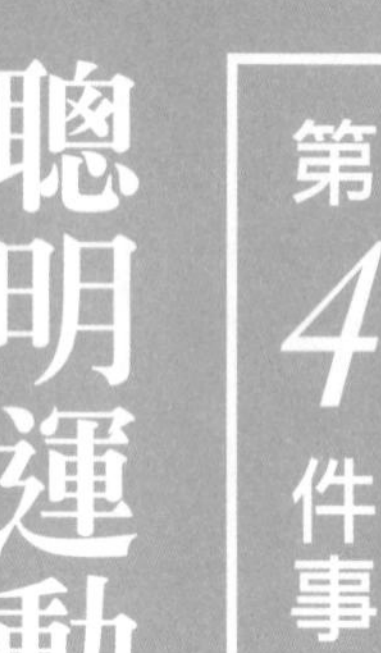

第4件事

聰明運動

1. 最需要運動的五族群
2. 三撇步適當運動不受傷
3. 運動的黃金時間
4. 如何選擇適合你的運動
5. 你今天運動了嗎？
6. 正確健走方式

最近有臺灣學者在國際知名期刊發表研究指出，每天只要運動十五分鐘就可延長壽命三年，這對我平時苦口婆心勸大家多運動的努力而言，是多麼強而有力的證據啊！

維持身體機能良好的狀態，運動是不可缺少的，要「活」就一定要「動」，這是全世界都知道的事，潘老師不再贅述。但是運動為什麼可以維持健康，保持年輕活力、減少疾病上身？

我在這個章節會提出數項科學研究數據佐證，最重要的是同時教大家怎麼動？什麼時候動？如何才能擁有持續運動的動力？以及適當運動有哪些要注意的細節？

美國哈佛大學曾經針對一九二六至一九七六年進入該校的一六九三一名學生進行調查，發現每週步行十四．五公里以上的人，比起每週步行不到五公里的人，死亡率低了二一％；每週運動量相當於騎單車六至八小時的人，比起不運動的人，死亡率降低五六％。研究人員甚至得出「運動一小時，延壽一小時」的結論。

每天喊工作繁忙、沒有時間，卻又腰痠背痛的「麵龜族」們，趕快打起精神，先從每天十五分鐘開始動一動吧！

1 最需要運動的五族群

懶惰蟲會變成運動場上的慢跑者，多半是因為身體健康亮起了紅燈，這時才願意關掉電腦、從沙發上站起來開始活動筋骨。為什麼總要等到毛病出來了才開始勉為其難動一動呢？

運動好處多

運動其實有許多好處。無論是從身體健康或者抒解心理壓力來看，都是百益而無一害。要減重一公斤，需要燃燒七千七百大卡熱量，是不是很驚人的數字？坐著不動，多餘熱量可是會轉戰到脂肪組織中並做長久居留之計。每天走路三十分鐘，可燃燒約二百大卡熱量，持續半年可燃燒三萬六千大卡熱量（約減重四．五公斤），再堅持一年可以甩肉九公斤，何樂而不為？

運動在身體上的好處不只減重而已，還可以結實肌肉，增強肌力將鬆垮垮的肌肉變得結實、有型，整個人看起來體力足、精神好、年輕好幾歲。而心肺功能也可以增強，每天若可以運動三十分鐘可促進血液循環，增強心臟、肺臟的功能，才不會到老了以後動不動就喘。

成年人一天所攝取的熱量，有七〇％是用來維持基礎生命現象，如呼吸、心跳、氧氣運送、腺體分泌、體溫維持等，我們稱為基礎代謝率。提高基礎代謝率可以不斷消耗熱量、避免囤積體內成為多餘的脂肪。運動時，呼吸會變快，體溫會上升，消化會迅速，當然是提高基礎代謝率好方法之一。

另外，臨床也證實運動會促進腦部釋放多巴胺，這是一種讓人心情愉快的神經傳導物質，能降低憂鬱情緒。董氏基金會在二〇〇九年針對北、高市民進行一項身心調查，發現每次只要做三十分鐘的「中度有氧運動」，就可以幫助減緩憂鬱症狀；而高雄市有五

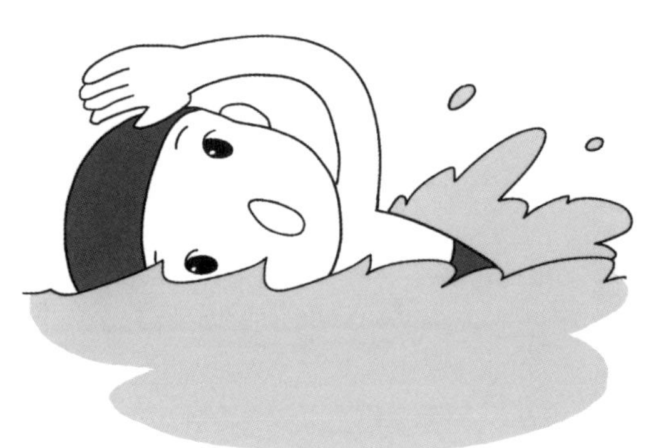

運動有許多好處，除了可以增進心肺功能、增強肌耐力、肌爆發力等，也有抒解壓力，抗憂鬱等好處。

○・三％的民眾有運動習慣，臺北市則為四四・一％，結果顯示高雄市居民比較快樂，可能和比較常運動有關，當然也可能與南部的晴天較多有關係。

最需要運動的族群

有一些人格外需要運動，包括有家族遺傳性病史者、健康狀況走下坡者、壓力一族、體重過重、希望好氣色、神采奕奕的這些族群。

有家族遺傳性病史如高血壓、糖尿病、心血管疾病等，為降低發病率，必須要持續運動、順暢血液循環、旺盛新陳代謝。如果自覺身體走下坡，或者經由健康檢查，發現身體狀況已經大不如前時，就要強迫自己養成運動習慣，可以延緩身體走下坡的速度。

現代人常有壓力大的文明病，不論是學業、經濟、工作、人際關係壓力大的人，會有思慮過度、輾轉難眠、心緒不穩定的情況，藉由運動可以讓大腦獲得放鬆及暫時休息；同時可以恢復正常的消化吸收能力。時常得扛壓力、擔責任的人，一定要懂得利用運動來紓壓。

肥胖也和吃太多脫離不了關係，吃進去的東西無法有效利用及代謝，就會轉成脂肪悄悄囤積起來，外在的結果就是變胖了。運動可以燃燒脂肪，增加肌肉，也是塑身瘦身的利器。而運動也可以維持好氣色及神采奕奕，也能促進血液循環、活絡末梢血管，想要臉色紅潤、精氣神充沛的愛美一族，保持規律運動就對了！

健．康．密．碼　改善代謝症候群的運動方式

代謝症候群是因為肥胖及胰島素阻抗，產生血糖及血壓偏高、血脂異常等危險因子群聚的一種現象，也是一種病前症狀。根據衛生署統計，有代謝症候群的人發生糖尿病、高血壓、高血脂症、心臟病及腦中風的機率，比一般人高出六倍、四倍、三倍及二倍。

美國杜克大學（Duke University）貝特曼醫師（Bateman Lori）在《美國心臟病學期刊》（*American Journal of Cardiology*）的研究顯示，改善代謝症候群最有效的運動方法，是有氧運動與重量訓練合併進行，而單獨做有氧運動的效果也不錯，有氧運動可以幫助減肥，還能增加細胞對胰島素的利用，減少胰島素阻抗的問題，因此有代謝症候群的人，每週都要持續做有氧運動，有多餘時間時再搭配少量重量訓練，增加運動量。

國民健康局也建議，有代謝症候群的人每天要做三十分鐘的體能活動。

聰明運動

② 三撇步適當運動不受傷

有運動習慣的人，肢體協調性好、呼吸節奏和諧，但對一個沒有運動習慣的懶惰蟲來說，筋骨通常很僵硬，呼吸不順暢，突然之間要開始運動，容易有受傷的危險，所以我特別提出，要先考量身體的承受度來做適當的運動，否則未蒙其利，先受其害。怎樣才叫適當的運動？適當的運動有三撇步，那就是一定要有氧、可以長期持續進行及以不受傷為原則。

第一撇步：要有氧運動

有氧運動指在比較長的時間內（約十二至十五分鐘），持續性且不是過於激烈的耐力運動，有充足的氧氣給肌肉，以提供運動所需的熱能。由於肌肉在有氧狀態下，體內不易累積乳酸，因此對新陳代謝有很好的作用，能提高心肺功能（因為呼吸與心跳次數增加），進而會讓全身各組織、器官獲得充足氧氣和營養供應，維持最佳狀態，因此有氧運動對於成年人而言，是比較適當的運動。

剛開始運動時，能量通常來自於燃燒葡萄糖（一個葡萄糖在有氧呼吸作用中可以產生三十六至三十八個三磷酸腺苷「ＡＴＰ」），血中葡萄糖不夠時，肝醣開始分解，大約二十分鐘後才開始燃燒脂肪，因此想要瘦身減肥的人，每次運動最好可以持續半小時以上。此類型的運動包括有慢跑、騎單車、划船、滑雪、溜冰、跳繩、游泳、健走、韻律體操、爬山等，只要不要太劇烈，很多運動都可以。而無氧運動的活動時間較短，非常激烈且迅速，肌肉在瞬間得不到氧氣，需進行無氧燃燒，以提供能量，容易造成乳

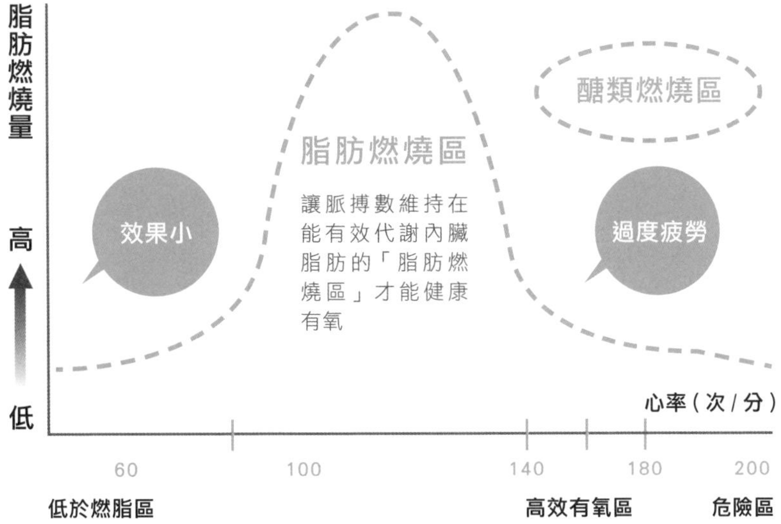

將心跳數維持在固定速率，可以有效燃燒脂肪。
（資料來源：http://w3.epson.com.tw/Myfatburnzone）

酸堆積（一個葡萄糖在無氧呼吸作用中只能產生兩個ＡＴＰ，並形成乳酸），如舉重、跳高、短跑等，缺點是能量使用的效率很差，又容易受傷。

很多運動可以兼具有氧與無氧運動的性質，差異在於操作的方法。例如快而短的走樓梯，是無氧運動；慢而長的走樓梯，是有氧運動。高爾夫球揮捍為無氧運動；從這一個洞走到下一個洞之間的健走為有氧運動。從事體操單、雙槓為無氧運動；韻律體操為有氧運動。舉重是一種無氧運動，但如果雙手各舉〇・五公斤，慢慢反覆舉起放下，這也可以是有氧運動；短跑衝刺屬於無氧運動；長跑、慢跑是有氧運動。簡單地說，若運動起來雖然有點「喘」，但仍能講話，幾乎可以歸類為有氧運動。

有氧運動特色比較

項目	強化心肺功能	體重控制	肌力及肌耐力	便利性
快走	好	很好	較無效果	高
慢跑、快跑	很好	很好	上半身較無效果	高
游泳	很好	好	好	較不方便
騎單車	很好	很好	上半身較無效果	視環境而定
上下樓梯	好	好	上半身較無效果	高
登山	好	好	好	視環境而定
跳繩	好	好	好	高
有氧舞蹈	很好	很好	好	高

資料來源｜參考《教師體適能指導手冊》（國立臺灣師範大學學校教育與發展中心主編）編輯彙整。

聰明運動

有氧運動與無氧運動的比較

項目	有氧運動	無氧運動
運動強度	適度，約達個人 50 至 90%最大心跳率	很高，約達個人 90%最大心跳率以上
氧氣供應	足夠	不足
能量產生	較多	較少
能量來源	主要是葡萄糖和脂肪	葡萄糖和身體貯存的能量
運動感受	有負荷，稍微喘但尚可說話	呼吸急促，肌肉痠痛，感覺難受
乳酸產生	乳酸濃度不增加或增加不多	產生大量乳酸
訓練效果	增進心肺功能，減少脂肪，控制體重	增強速度、爆發力、反應時間
持續時間	較長	短暫

資料來源｜參考《教師體適能指導手冊》（國立臺灣師範大學學校教育與發展中心主編）編輯彙整。

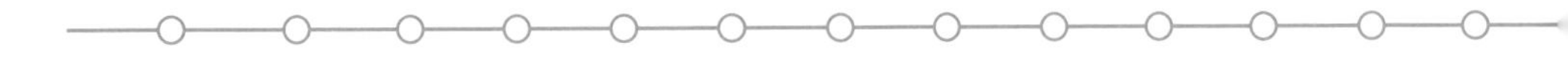

第二撇步：有興趣才可以長期持續進行

開始運動之前，先清楚了解自己的身體狀況，不是現在流行什麼就一頭熱，或是別人說某種運動最能瘦身減肥就立刻投入。每一個人的體能不盡相同，有人走了一小時路，臉不紅、氣不喘，但有人不過走了十分鐘，就因退化性關節炎而無法行走，所以千萬要衡量身體的承受度之後，再決定如何運動。而且，要配合自己的步調，養成屬於個人有興趣的運動習慣，因為這樣才能持之以恆不間斷。

持續運動聽起來好像很容易，但能夠做得到不簡單。因為不想運動的理由百百種，比方說：天氣太冷、工作太忙、心情不好、吃太飽、另有邀約等，但最大的藉口就是不想動，要克服這個「不想」，就一定要有興趣，自己喜歡才行。

第三撇步：運動以不受傷為原則

運動要量力而為，適當不過度才能持久並且達到鍛鍊的效果，為避免運動傷害，必須遵守循序漸進準則。在身體能夠承受及適應的範圍內活動，再逐次增加強度及時間。以慢跑為例，先做三至五分鐘暖身操，再開始跑步；最初先以十分鐘或操場一圈為目標，等到身體習慣、耐受度沒有問題之後，再逐漸加長時間或距離。

運動要量力而為，適當不過度才能持久並且達到鍛鍊的效果。在運動前後都要進行暖身運動或伸展操，飯前或飯後一小時內不適合激烈的運動，並且不要連續兩天從事同一肌肉群的肌力訓練，以避免運動傷害。

運動強度要宜緩不宜急，每分鐘的心跳數最好在最大心跳率的六五％至七五％之間。一般來說高強度的心跳率為八五％，心跳次數每分鐘約一百五十下，適合運動員及健康的年輕人，一般人不可以此為標準。中強度的心跳率為七五％，心跳約一百三十下，適用健康情況良好且常運動的中老年人；低強度約為六五％，心跳次數每分鐘約在一百一十五下，適用一般不常運動或有慢性病者。當然，這只是原則，仍須依個人的情況調整。

當然也可以依照由瑞典生理學家岡納．伯格（Gunnar Borg）所發展出來的「運動自覺量表」調整運動強度。這是運動時，自己感覺到心跳數是否吃力的一種簡易代換公式，分數是從六至二十，六代表休息狀態，二十是非常累，該數字相對於心跳數是每分鐘六十至二〇〇下之間。

另外，也可以透過公式來了解運動強度，只要輕鬆計算一下，就可以了解什麼樣的運動適合自己。

運動自覺量表

項目	有氧運動
6	休息狀態
7 至 8	非常非常輕鬆
9 至 10	非常輕鬆
11 至 12	輕鬆
13 至 14	有些吃力
14 至 15	吃力
16 至 17	非常吃力
18 至 19	非常非常吃力
20	非常累

步驟 1：先測量你的休息心跳數（RHR, resting heart rate）。

方法 將兩隻手指放在手腕的橈動脈（radial artery）或頸動脈（carotid artery）。

時間 一分鐘。可以採用直接測量一分鐘的心跳數，或是用十五秒的心跳數×四。

步驟2：計算你的最大心跳數。

方法 利用公式計算，每分鐘的最大心跳數＝二二〇－年齡。

步驟3：計算儲備心跳數（HRR, Heart Recovery Rate）。

方法 利用公式計算，儲備心跳數（HRR）＝最大心跳數（MHR）－休息心跳數（RHR）。

步驟4：再根據需要的強度百分比計算，如四〇％、五〇％、六〇％、八五％（TI, training intensities）。

方法 利用公式計算，將儲備心跳數（HRR）×需要計算的數率（像〇．四〇、〇．五〇、〇．六〇、〇．八五）＋休息心跳數（RHR）。

範例：王小明五十歲，休息心跳數是五十六次／分鐘，再根據四〇％、五〇％、六〇％、八五％來計算需要訓練的運動強度。

最大心跳數：二二〇－五〇＝一七〇

休息心跳數：五十六次／分鐘

儲備心跳數：一七〇－五六＝一一四

四〇％的運動強度：（一一四×〇．四〇）＋五六＝一〇二（心跳次數）

五〇％的運動強度：（一一四×〇．五〇）＋五六＝一一三（心跳次數）

六〇％的運動強度：（一一四×〇．六〇）＋五六＝一二四（心跳次數）

八五％的運動強度：（一一四×〇．八五）＋五六＝一五三（心跳次數）

低強度的訓練範圍：一〇二至一一三心跳次數／分鐘

中強度的訓練範圍：一一四至一二四心跳次數／分鐘

健・康・密・碼

騎單車上班會吸入更多汙染物

倫敦皇后瑪莉大學巴茲醫學院的葛里格教授（Jonathan Grigg）在二〇一一年九月二十五日於阿姆斯特丹舉辦的歐洲呼吸學會年會上發表研究成果，他收集分析五位騎單車上班的騎士及五位走路上班民眾的肺部碳粒量（black carbon），兩組出門距離皆約為〇・一六至〇・一八公里，比較發現騎士肺部碳粒量是走路民眾的二・三倍。

騎單車是一項很好的有氧運動，但要注意慎選時間，為了健康、環保等概念，在城市裡騎單車的人愈來愈多，但是如果在空氣品質不佳的環境下騎單車，卻可能對健康形成負面效果，因為騎單車的時候，心跳、換氣量都會隨著人體活動強度而增加，導致比走路的行人吸入更多的空氣汙染物，得不償失。

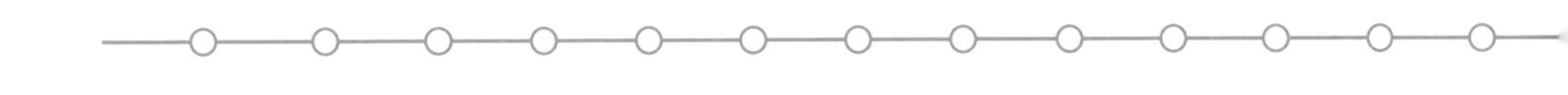

3 運動的黃金時間

並不是每一個時間都適合運動，且運動的時間長短必須要掌控，過與不及對身體都沒有好處。

最好的運動時間

根據科學家研究，最適合運動的黃金時間是下午三至七點，這時候的生理狀態受到下視丘節奏的指揮，處於穩定狀態，心臟跳動和血壓的調節最為平衡，身體嗅覺、觸覺、視覺最敏感，肌肉富有彈性，反應最快，此時運動最不易受傷，只要注意運動強度，身心皆會安逸舒暢。

如果你想要瘦身，最好的運動時間是早晨，北卡羅來納大學運動科學系的哈克尼教授表示，在早晨運動，特別是空腹時，是燃燒體內儲存脂肪與瘦身的最佳運動時間。因為早晨身體皮質醇以及生長激素的分泌量較高，這兩種荷爾蒙能加速脂肪代謝，燃燒儲存的脂肪而獲得能量，達成減重的目的。研究也發現早晨運動能降低整天的食欲，吃得少，當然對減重有幫助。

但是，現代人這麼忙碌，要刻意配合運動的黃金時間可是難上加難，所以我主張，不用局限在某特定時段，想要動、可以動就去動，哪怕是走一小段路、爬一層樓梯也好，時間、地點、天候都不是藉口，最大的障礙是在自己心裡。

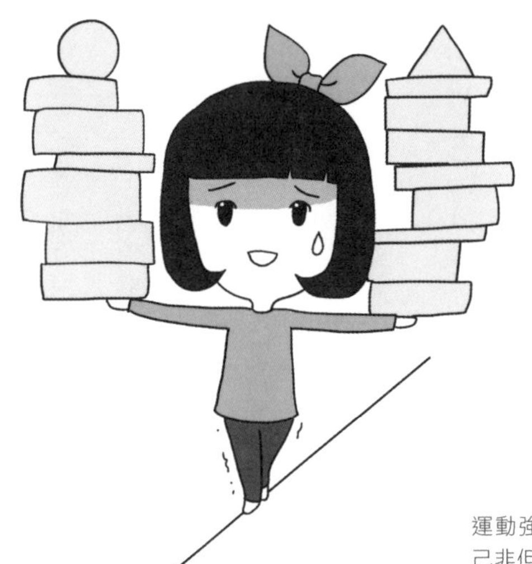

運動強調適時適地適人，逞強的運動對自己非但沒有好處，還很容易受到傷害。

避免運動的時間

飯後一至兩小時之內應避免運動，因為吃飽飯後，消化器官需要血液幫忙消化吸收，全身肌肉在運動時，也要大量血液供氧，一場血液爭奪戰會在體內上演，腸道蠕動功能勢必會出現紊亂現象，不可不慎。

另外，以前有些看法認為晚上運動會影響睡眠，根據美國亞利桑那州立大學的研究調查指出，晚間運動並不會影響睡眠。分析結果發現晚上進行中度或強烈運動的民眾睡眠情況和不運動的民眾的睡眠情況相比並沒有明顯的差異，甚至更好。

美國疾病管制與預防中心（ＣＤＣ）建議民眾每個星期花一五〇分鐘做運動，對健康以及睡眠品質會有很大的幫助，研究調查顯示六七％有運動的人會因晚上運動而睡得更好，七二％常做運動的人從未經歷過失眠，而六一％不常運動的人則是抱怨睡眠品質很差。任何形式的運動，都有助於睡眠品質。

如果白天的時間許可，還是建議在白天的時間內運動，根據布曼博士的研究發現白日運動的民眾的睡眠品質最好，而發生睡到一半醒過來的情況最少。倘若白天真的沒有時間可以運動，退而求其次也可在晚上運動，但仍然要抓住一個原則就是「聽從你的身體」，如果因特殊個體差異，造成過於興奮而導致不容易入睡，則儘量改在其他時間運動才是。

健．康．密．碼　不要逞強運動

身體疲累時千萬不要勉強運動，要注意身體傳遞出來的任何訊息，若有胸痛、胸悶、呼吸困難、暈眩、頭昏、冷汗直流等情形發生時，必須立即休息或就醫檢查，不宜逞強繼續。

生病了，該做運動嗎？

我們經常鼓勵民眾養成運動的習慣，但是出現感冒症狀時，究竟是該停止運動等待痊癒再運動，還是可以照常運動來增強抵抗力呢？為釐清這樣的疑惑，紐約路透社還曾經大篇幅解析感冒時的運動注意事項。

根據美國疾病控制暨預防中心的資料估計，每年約有超過四．二五億例的感冒發生，平均每個人一年感冒次數為三次，美國阿帕拉契州立大學（Appalachian State University）健康休閒運動促進系的研究指出，中度的有氧運動就能增強免疫力，有運動習慣的人感冒次數會比不運動的人來得少：即使感冒了，感冒天數也會來得比較短，而只要每週運動三至四次以上就能提升身體的免疫力。

但是，只要稍微感覺自己出現感冒症狀時，為避免傳染給別人，就應該戴上口罩，並且避免出入公共密閉空間活動或運動，直到感冒症狀消失。

若是感冒症狀只出現在頸部以上的病人，例如流鼻水、鼻塞、咽喉發紅、腫脹、喉嚨痛等症狀可以在家做中度以下的運動（伸展運動、掃地拖地洗車打蠟等家務、散步或快走、跳繩等），有助於促進代謝提升免疫力，感覺累了就應該要休息，不可過度勉強運動。

感冒時若出現全身肌肉疼痛、腹瀉、發

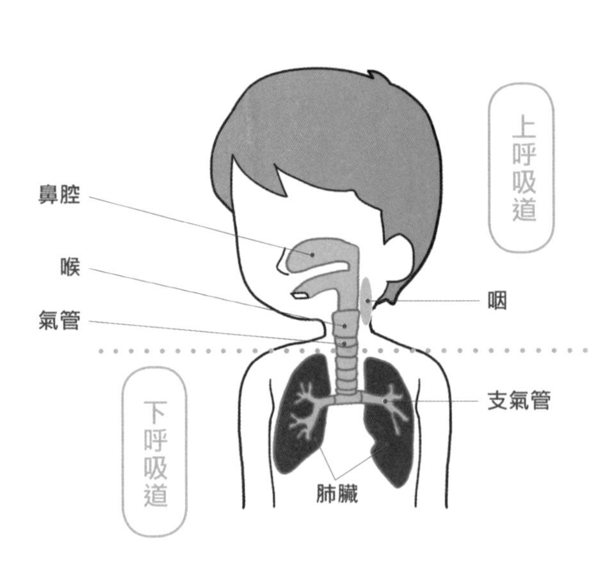

感冒症狀可以頸部為分界，分為上呼吸道、下呼吸道感染。（資料來源｜中央健保局．臺北醫學大學護理學院）

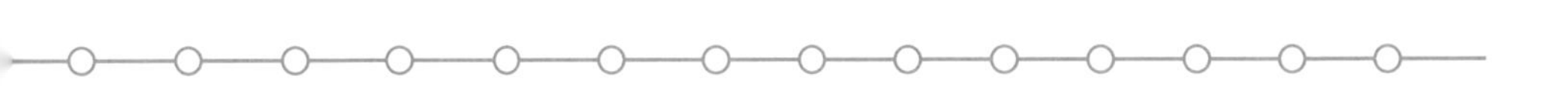

燒等頸部以下症狀，最好就是多喝水並臥床休息，尤其是發燒高於攝氏三十八度時更是不能運動，這是因為運動會增進代謝，並提高體溫，而發燒時身體會增加蛋白質的消耗量，並啟動降溫機制，若在此時運動將會雪上加霜，可能會讓身體降溫機制出現紊亂狀況，嚴重者可能有猝死的情況。

聰明運動

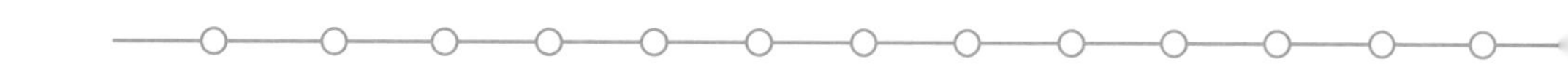

4 如何選擇適合你的運動

每個人都需要運動，但依照年齡、體能、健康程度不同，需要有所區別，年輕時喜歡或常做的運動，不一定適合中年的自己，得要有所取捨且隨年齡改變。運動的種類很多，像加強心肺循環的有氧運動；增加柔軟度的伸展運動；訓練肌肉力量、耐力的阻抗訓練。每一種運動都有其特性，可以根據需求進行。

走路好還是跑步好？

女性朋友也愛運動，這跟她們重視身材有關；年過三十的女性，基礎代謝及肌肉組織都在遞減，身體在不知不覺中儲存了許多脂肪組織，除非刻意進行增加肌肉運動，不然到了六十歲以後，肌肉組織將會萎縮三〇%以上，並充滿脂肪，整個人看起來軟弱無力，毫無朝氣可言。

但問題是哪一種運動適合消脂？又有哪一種可以增強肌肉組織？許多研究報告都指出，每天三十分鐘的有氧運動，有助燃燒脂肪，不過對於超過三十五歲以上的女性朋友來說，因新陳代謝明顯下滑，僅靠有氧運動還不夠，仍需靠無氧運動的肌力訓練來增強肌肉組織，像舉啞鈴、搖呼拉圈。

根據國民健康局的調查，散步是國人最常從事的運動項目，然而也有不少民眾喜歡慢跑，到底從事哪一種運動比較好呢？紐約時報旗下的雜誌特別針對走路運動好還是跑步運動好進行了大規模的報導，結論是：目的不同，答案就會不同。

跑步可控制體重或腰圍：想要控制體重或腰圍，跑步會比走路來得好。根據美國加州勞倫斯柏克萊國家實驗室（Lawrence Berkeley National Laboratory）二〇一三年發表在《運動競賽的醫學與科學》期刊（*Medicine & Science in Sports & Exercise*）上的研究中調查了一五二三七位步行者以及三二二一五位跑者的體重、腰圍、飲食內容、步行或跑步距離，追蹤六年後發現喜愛跑步的民眾保持體重和腰圍的情況明顯優於喜愛步行的民眾。

跑步可以幫助維持體重和體型有兩個原因。首先，跑步的強度較高，較容易達到中度運動以上的心跳數而有消耗脂肪的效果，散步較溫和，雖能消耗熱量但燃脂效果較差；其次，可以抑制食欲：二〇一二年《肥胖》期刊一篇研究曾指出跑完步後身體會升高抑制食欲的激素濃度。

但是倘若運動只是為了身體健康，那麼步行是個很不錯的選擇，根據二〇一三年四月份的《動脈硬化、血栓和血管生物學》期刊（*Arteriosclerosis*）有一篇研究發現，倘若步行消耗了與跑步一樣的熱量，則步行能比跑步更能降低發生心血管疾病的風險。

根據國民健康局二〇〇九年的調查卻發現十八歲以上的民眾中有四六．五%的人過去兩週沒有做運動。不論是步行或是跑步，只要是運動都對身體有益。但有些人可能會擔心跑步傷膝蓋，其實跑步比健走不傷膝蓋。二〇一四年一份刊登在《運動醫學期刊》的美國研究，追蹤近九萬名跑步族群及健走族群發現，跑步族群中，罹患退化性關節炎或接受髖關節置換術的人，比健走及其他運動來得少。

研究分別追蹤七四五四二名跑者七．一年，以及一四六二五名健走者五．七年，分析兩個族群運動的

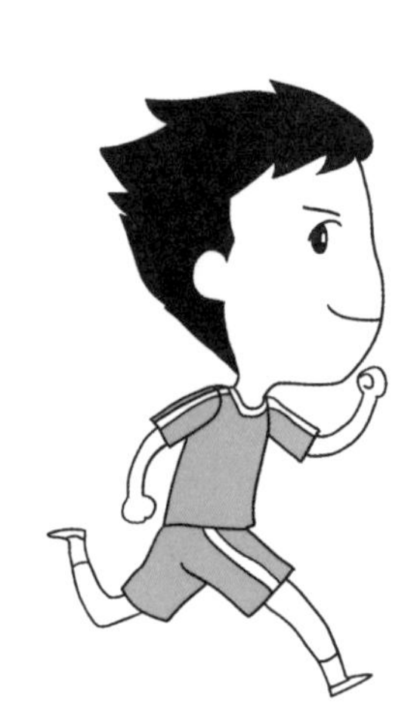

跑步的運動強度較高，可以有效增強心肺功能與降低體重。體重降低之後，還可以減少膝蓋的負擔。

頻率、強度以及年紀、體重，並統計兩組罹患退化性關節炎，及做髖關節置換的人數。結果顯示，從事不同強度、距離的跑步運動族群罹患退化性關節炎風險，比健走或從事其他運動者來得少；其中退化性關節炎風險少一成五到一成八，髖關節置換風險少了三成五至五成。

研究結論指出，跑步比從事其他運動更能降低退化性關節炎風險，主因跑步可以幫助減輕體重，減少關節的負擔，並增加軟骨密度、彈性，對健康的促進遠大於危害。國內醫師表示，已有不少研究顯示，適度運動對關節的幫助遠大於損害，常活動關節可加速軟骨的新陳代謝。軟骨就像海綿一樣，存在骨頭與骨頭間，常受刺激可使彈性更好。

跑步前應做五到十分鐘的暖身運動，可使用護具來保護關節，並選擇平地進行。在運動結束後，應做十到十五分鐘的緩和運動，避免運動傷害。除此之外，想要避免跑步傷膝蓋還有三大關鍵：第一，跑步的姿勢須運用核心肌群，減少下肢受傷，核心即指脊椎骨，位於脊椎骨附近的肌肉群統稱為核心肌群。它們負責保護脊椎並且能夠穩定身體，包括腹肌、背肌、臀肌、大腿肌。第二，跑步的頻率（每分鐘的步伐數）要高，步伐要小，以縮短膝蓋受力的時間；第三，維持適當的體重可減少膝蓋負擔。

聰明運動

健・康・密・碼　標準體重的算法

世界衛生組織標準體重之計算方法：

男性：（身高〔公分〕－八〇）×七〇％＝標準體重

女性：（身高〔公分〕－七〇）×六〇％＝標準體重

標準體重±一〇％間都是適當的體重

範例：王小明（男生），身高一八〇公分，標準體重為（一八〇－八〇）×七〇％＝七〇公斤，王小明適當的體重在六十三公斤至七十七公斤之間。

搭配適當的裝備

適當的裝備可以避免受傷，非常重要。有跑步習慣的民眾，跑步時應穿著有避震效果的跑步鞋，並在PU材質的運動場跑步，儘量不要在凹凸不平或是有上下坡的場所跑步，以免出現如膝蓋、踝關節受傷等的運動傷害。一般步行，買一雙「多功能」運動鞋就夠了，但如果足踝經常扭傷的人，則可以選擇像籃球鞋一樣的「高筒」運動鞋來保護足踝；有足底筋膜炎者則建議要選擇有「足弓支撐」的鞋子；跟腱疼痛、足底脂肪墊萎縮的人，則要選擇氣墊鞋等有「足跟緩衝」的鞋。

另外，不只健行、跑步需要適合的裝備，騎單車也應該慎選適當的坐墊，二〇一二年耶魯大學醫學院的蓋斯醫師（Marsha K. Guess）發表在《性醫學期刊》（*Journal of Sexual Medicine*）的研究發現，喜歡騎單車或健身車的女性生殖器部位（會陰）會出現麻木感，影響性功能，尤其是當單車手把的位置低於坐墊，使身體重量大部分落在坐墊前面的突出位置，對生殖器部位的神經和血管造成壓力。

再往前幾年，蓋斯醫師發表在《性醫學期刊》的研究同樣發現，與參照組的女性跑步者相比，騎單車的女性的生殖器敏感度較弱。而在該研究中，蓋斯醫師募集了四十八位每週至少騎十英哩（約十六公里）的女性車手參與研究。受試者中有六二％表示最近一個月內有過會陰麻木、刺痛或者疼痛感。研究人員記錄下受試者單車把手相對於坐墊的高度，並讓她們將自己的單車或者坐墊帶到實驗室，要求以慣用的姿勢騎單車，達到平衡後記錄坐墊所承受的壓力以及檢測會陰部振動的感受來評估敏感度。

研究結果發現，單車把手的位置是最關鍵的因素。受試者若將把手位置調的比坐墊低，身體愈容易向前傾，這樣的姿勢導致壓力無法很平均地分散到坐骨上，讓會陰部位的軟組織將承受更多壓力，敏感度也會降低（陰道前部和左陰唇降低得更多）。

聰明運動

過去一項針對男性單車巡邏車隊員警做的研究發現，長時間騎單車會增加勃起功能障礙的風險。這些巡邏員警每天騎車約六小時，一週五天。十五位有回覆問卷的巡邏員中，有十四位平均在騎一小時四十一分以後發生會陰部、屁股等部位麻木的問題。麻的感覺會維持二小時三十五分左右。這些員警的夜間勃起時間占全部睡眠時間的比例為二六・二％，相較於一般男性四二・八％來的少。研究建議減少甚至消除對生殖器部位壓力的最好方式是使用無突出前部的坐墊（無鼻坐墊），讓壓力轉移到坐骨。

另一個追蹤研究則是給予九十一位巡邏員（平均體重九十七公斤，平均一週騎乘二十四小時）無鼻坐墊六個月之後做調查發

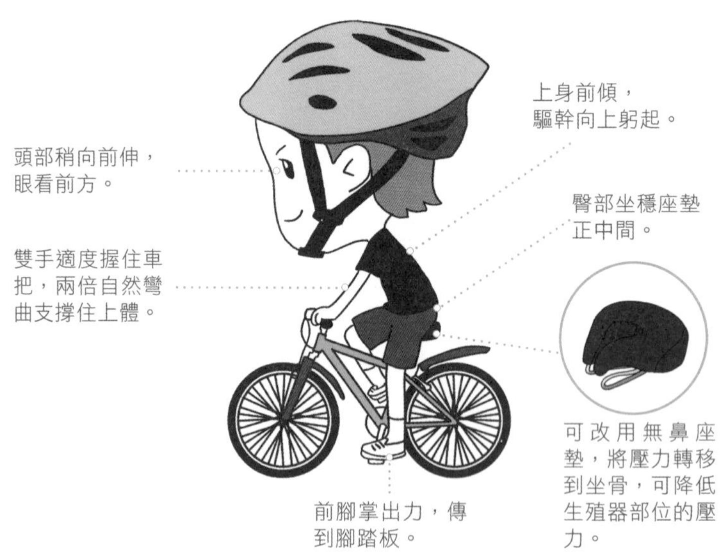

上身前傾，
軀幹向上躬起。

頭部稍向前伸，
眼看前方。

臀部坐穩座墊
正中間。

雙手適度握住車
把，兩倍自然彎
曲支撐住上體。

可改用無鼻座
墊，將壓力轉移
到坐骨，可降低
生殖器部位的壓
力。

前腳掌出力，傳
到腳踏板。

騎單車需要配合正確的姿勢與適合的裝備，才容易有運動效果，且不容易受傷。

現，員警生殖器部位的麻痛感從七三％降為十八％，勃起功能有明顯改善。六個月後只有三位警員換回傳統式坐墊，其他皆繼續使用無鼻坐墊。但是夜間勃起時間在六個月之中並沒有明顯改變。騎單車是不錯的運動，但要注意不要選擇過硬或過窄的坐墊，避免長時間彎腰騎車，把手提高，每騎三十分鐘要休息五至十分鐘，以及生殖器部位感到疲累痠麻前立即下車休息，即可避免受傷害。

最後需提醒讀者，不是上健身房、跑步或是騎單車才叫運動，要隨時隨地把握每一個能夠活動的機會，即使是坐在辦公桌前，也要懂得一段時間後站起身來活動筋骨，若有機會上樓（下樓必坐電梯，保護膝蓋），不妨改走樓梯、少搭電梯。上下班時，可以在前一個車站下車，多走一點路到辦公室，飯後與家人一同散步、溜狗等，只要改變一下日常習慣，將走路融入生活中，就能夠達到運動的目的。有好幾位朋友是將計步器繫在腰帶上，激勵自己每天至少要走一萬步，沒有達成的話，還會抽空補回來。

慢性病也可以運動

定期從事適當的運動，健康才會長長久久。如果年事稍長或者慢性病患者，不要獨自一人運動，最好結伴而行，且選在交通便利處運動，以利救援人員到達。心臟病、高血壓、糖尿病、氣喘、骨質疏鬆症患者也都有各自適合的運動，只要謹慎小心一點，並不會有任何害處。

● 高血壓患者

可從事適合改善心肺功能的有氧運動，如散步、慢走、騎固定單車、外丹功、太極拳、桌球、羽球。每週至少三次，採循序漸進方式，每次不超過三十分鐘為佳。冬天清晨溫度較低，需避免太早出門運動，而且要注意保暖。若發生胸痛、流冷汗、暈眩等狀況時，應立即停止運動，儘速求醫診治。

● 心臟病患者

可從事適合改善心肺功能的有氧運動，如散步、慢走最佳，騎固定單車、外丹功、太極拳、桌球都可以，但比起高血壓患者，更要注意負荷量。每週至少三次，採循序漸進方式，以運動、休息、再運動間隔進行，累計達三十分鐘為佳。避免冬天外出運動，就算在家進行柔軟操，也要注意保暖。若發生胸痛、流冷汗、暈眩等狀況時，應立即停止運動，儘速求醫診治。若有心臟手術病史者，需經心臟科醫師評估，再開始運動。

● 氣喘

原則上以能間歇性休息及每分鐘換氣量較低的運動為主，如游泳、慢跑、快步走、單車、太極拳、羽毛球、高爾夫球、伸展操、瑜伽等。每週至少三次，運動強度五〇%至八五%，每週做一次體適能和心肺功能檢測，來重新調整運動強度，每次時間約在二十至四十分鐘。若急性發作時或氣喘控制不佳的情形下，不要貿然從事運動，休息最好。要避免在低溫、乾燥及高濕的環境下運動，冬天需戴口罩覆蓋口鼻，避免吸入較為冷冽的空氣。儘量清除環境中容易誘發氣喘的物質，如寵物、皮毛和羽毛等物品，以降低氣喘發作的機率。

運動前務必要先暖身十五分鐘，而且在暖身前使用醫生開立的預防藥做預防，可以維持兩至四小時。每運動十分鐘，要休息二至三分鐘，再繼續運動，較能增加耐受力。需準備救急的藥物，最常見的是短效型支氣管擴張劑，以防萬一，如有不適，應立即停止運動。

● 糖尿病

血糖高於標準值時，不建議激烈運動，輕度散步即可。待血糖經藥物治療下降後，再以流汗但運動後輕鬆且不致疲累為原則。快走、慢跑、騎單車、太極拳、外丹功、桌球或游泳等均為不錯的選擇。每週至少三次，每次時間三十至四十分鐘。不要在空腹時運動，避免因低血糖造成休克，飯後一至兩小時從事運動最佳。糖尿病人皮膚的抵抗力低，很容易受到外在因素感染而發炎，又因腳部血液循環差，如有傷口時，易潰爛難以癒合，所以運動時，應穿襪子和運動鞋，不要穿拖鞋，避免腳部受傷。不要在高溫或極低溫下運動，運動時需隨身攜帶識別卡，以備意外發生時供急救參考。

骨質疏鬆症

負重運動（weight-bearing exercise）對於骨質生成有幫助，這是地心引力的關係，所以常做站著的運動會提高骨質，降低流失，如散步、爬山、太極拳、跳舞、瑜伽、伸展運動等，游泳並無負重效果，效果不如散步來得好。每天做效果最好，每次時間二十至三十分鐘。運動時宜緩，避免跌倒造成骨折。雨天、冷天不要外出運動，避免滑跤及受到風寒，而且要注意保暖。骨質發炎疼痛時，休息為宜，不要硬撐。

健·康·密·碼

你是代謝症候群高危險群嗎？

根據衛生署定義，二十歲以上的成人有符合以下三個或以上的危險因子，就稱為代謝症候群，只要有一個危險因子符合，就是代謝症候群的高危險群。

危險因子	檢查值
腹部肥胖	腰圍 男性≧ 90 公分（35.5 吋） 女性≧ 80 公分（31.5 吋半）
血壓偏高	收縮壓≧ 130 毫米汞柱（mmHg） 舒張壓≧ 80 毫米汞柱
空腹血糖值偏高	≧ 100 毫克／ 100 毫升
三酸甘油酯偏高（TG）	≧ 150 毫克／ 100 毫升
高密度酯蛋白膽固醇偏低（HDL）	男性＜ 4100 毫克／ 100 毫升 女性＜ 50 毫克／ 100 毫升

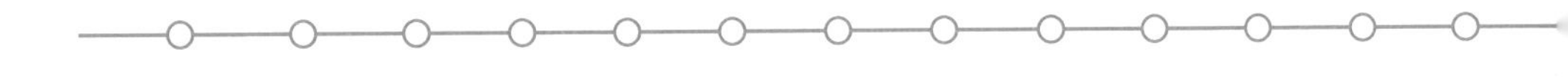

5 你今天運動了嗎？

大前研一是日本著名的管理學家及經濟學家，他曾經在書中提到：「沒有人喜歡每天旅行、釣魚、打高爾夫球。因為天天做同樣的事，其實是很痛苦的。從事這些活動之所以快樂，主要原因是它們並非日常之事。」

「運動了沒？」當成問候語

大前研一的這種想法，和他在美國佛羅里達常看到退休老人打高爾夫球及釣魚有關；他們幾乎是為了防止老人痴呆的健康而打，讓人感覺不到退休前所期待的「樂趣」。釣魚更慘，因為老夫妻沒有那份食欲把釣來的魚吃掉，送人又送得太頻繁也已經不好意思，所以釣魚的快樂是裝出來的。

或許他說的貼切，但我要提出另外一種主張，如果運動是日常之事，地位應該和吃飯、睡覺、呼吸一樣，再平常不過，既是每天應做的事，就該列為必修學分，所以我認為「今天運動了嗎？」和「吃飽了嗎？」是同等重要的問候語，甚至有「不要忘了運動」的提醒意味。若將「今天運動了嗎？」謹記在心，你要做的只是隨著年齡、體能及性別的不同從事最適合自己的運動。

根據各方面的研究報告，能適合各年齡層的運動就是走路，這是人類最放鬆、最自然的一種運動，除非生病臥床，幾乎人人都會，走路也是潘老師最喜愛的運動。雖然走路是天生本能，但就發揮健身效果來說，還是需要正確的知識引導，畢竟，運動需要強度，才能達到目的，隨意走走可以放鬆心情，但還不能算是強化體能。

要將走路當作運動時，得先去買一雙穿起來舒適、耐走的球鞋；第二步，掌握走路的要點。

有了一雙合腳的運動鞋，抓住走路要領，就可以開始走路運動了，記住，有流汗、有吐氣感受，以及身體會有節奏感時，代表走路已經對身體造成足夠刺激了。

健・康・密・碼　**運動分次累計也有效果**

建議沒有運動習慣的人想要開始運動時，要先從中度有氧運動開始，循序漸進地在體能允許的情況下，再進行激烈的有氧運動，如果過於躁進，沒有運動習慣立即從事激烈運動，體能不足可能會發生暈眩或昏倒現象，也容易造成運動傷害，得不償失。

另外，若無法一次進行三十分鐘以上的運動，也可分成每次十分鐘的運動來累計運動量。如此一來，運動時間可以分配在每天各個時段，例如上班前、午休及下班後快走十分鐘，就可以在五天的工作日中累積到一百五十分鐘的建議最低運動量了。

愛運動的女人骨密度高

根據研究，喜歡運動的女人，骨質流失度會比不愛運動的女人來得低。女人骨骼到了三十五歲是發育最高峰，自此之後，每年就以一％的速度流失，到了四十歲以後，流失速度增加為二％，更年期後的五年，每年骨質流失速度會增加到三％至一〇％，年輕時沒有存夠骨本，一個不小心跌了一跤，很容易造成骨折，及早進行規律運動，才能延緩骨質流失。

賓州大學藥學院的流行病學首席研究員洛依德（Lloyd）博士的研究顯示，要有強壯的骨頭，多運動比鈣質攝取來得有效；這份報告指出，以運動來預防骨質疏鬆症，比用喝牛奶的方式有效多了！這項發現跟最近提供給女人及女孩們的訊息大不相同，他的論文後來發表在小兒科期刊上。

洛依德博士指出，雖然鈣質的攝取常被引述為影響骨頭健康最重要的因素，但是他們的研究建議，運動才是決定年輕女性骨頭強度的主要方式。

研究人員以雙能量X光吸收作用（DEXA）的高科技骨密度篩選法測量骨密度，這是測量骨頭強度的工具，這個方法同時也幫助研究人員瞭解鈣質、運動等不同因子，對於建造骨質及預防骨質疏鬆症的重要性。

洛依德博士的研究顯示，十三至十五歲時所製造的骨質，在人生最後的四十年，會因老化及

骨質密度水平與骨質疏鬆症分級方式

說明	分級	因應對策
正常	骨質密度與健康年輕人的平均骨質密度相比較，差異小於 1 個標準差（+1 或 －1）。	請繼續攝取鈣質，維持良好生活及運動習慣
骨量減少	骨質密度低於健康年輕人的平均骨質密度，差值在 1 至 2.5 個標準差之間（ －1 至 －2.5 之間）。	可多攝取高鈣飲食，補充鈣片，適度運動
骨質疏鬆症	骨質密度低於健康年輕人的平均骨質密度，差值達到或超過 2.5 個標準差（ －2.5 或更低）。	遠離不良生活習慣，避免跌倒，和醫師討論是否使用藥物治療

資料來源｜參考《教師體適能指導手冊》（國立臺灣師範大學學校教育與發展中心主編）編輯彙整。

骨質疏鬆症而流失掉，因此，少女在青春期以最有效的方式來製造骨頭，將是預防骨質疏鬆症最重要的方法。

洛依德博士針對八十位十二歲的少女著手進行研究，在十年間，他及同事們每年以DEXA掃描臀骨的方式，追蹤這些少女的骨頭強度，同時蒐集有關鈣質攝取量、是否有使用避孕措施、少女們做的運動，包括遊戲、跳繩、跳舞、有氧課程、跑步、走路或其他。結果發現：攝取鈣質及服用避孕丸對骨頭強度沒有明顯影響，但遊戲及運動的確會造成很大的差異，這將增加年輕女性三％至五％的臀骨骨質密度。

運動延長壽命，從端粒可證明

大家都知道適當運動會增進健康，但是不是有助延長壽命還是未知數，根據德國薩爾倫大學（University of Saarland）勞夫斯教授的研究，一部分運動健將或持續運動的人有機會活到一百或一百一十歲，而不運動的人，很可能在五十、六十歲左右就中風或心肌梗塞死亡。

這份研究報告於二〇一〇年一月發表在知名的《循環》（*Circulation*）期刊，當初他為了證明運動是可以使人健康、長壽，才開始研究運動是否跟基因有關聯性；後來，他發現DNA中有一段壽命基因是連結運動、壽命和健康三者之間的重要物質。

或許是運氣好，就在這篇文章刊載之前，二〇〇九年十月，瑞典皇家科學院所公布的諾貝爾醫學獎得主布萊克伯恩（Elizabeth Blackburn）、索斯塔克（Jack Szostak）也恰好是因為發現壽命基因的運作而得獎，而另一位得獎者葛瑞德（Carol Greider）則是發現了保護染色體的端粒酶（telomerase）。

壽命基因是一般人的說法，正確的名稱是「端粒」（Telomer），它位於染色體DNA末端，作用是避免染色體散開而瓦解，這就像鞋帶末端的塑膠環一樣，防止鞋帶散開。但細胞每經一次分裂，端粒就會變短，當短到不能再短時，DNA就瓦解，細胞就死亡。

從端粒變短可以知道細胞老化及死亡，但有沒有辦法不讓端粒變短？葛瑞德發現了能讓變短的端粒長回來的端粒酶，另外還發現端粒旁邊有TRF1及TRF2兩個重要的穩定蛋白，不僅可以延長端粒的長度，還能使端粒酶的活性增加。

端粒酶的發現，對於延長人類壽命具有正面意義，一般人可能不太了解這個學術名詞，但說它是秦始皇一直在找的長生不老藥，大家就豁然明瞭。

正常細胞中的端粒酶幾乎處於關閉狀態，毫無作用，但是高達八成五的癌細胞端粒·卻相當活躍，如果我們能夠維持或增加端粒的長度，人類壽命就會增加，如果能讓癌細胞的端粒酶活性降低，癌症細胞就會死亡。

為了了解運動是否能夠延長端粒長度，勞夫斯教授以動物進行實驗，首先他將老鼠分別放在兩個籠子中，一個籠子中設有滾輪，可以讓牠運動，另一個籠子沒有，老鼠整天病懨懨，養了三個星期後，測量牠們的血管內皮細胞，該細胞與高血壓、心臟病、中風有很大的關連，比較兩組老鼠內皮細胞端粒的長度後發現，有運動老鼠的端粒長度顯著比沒有運動老鼠的端粒長度為長。

但他認為僅用老鼠實驗不足以證明此項假設，因此著手進行人類實驗，但不可能讓一組人每天運動超過二十年，另一組人不運動超過二十年，於是他找了兩組不同年齡的運動者和不常運動者進行實驗，一組是二十歲當紅的國家代表隊，一組是現年五十歲已經退休，但經常運動的教練代表隊。經測量血液中白

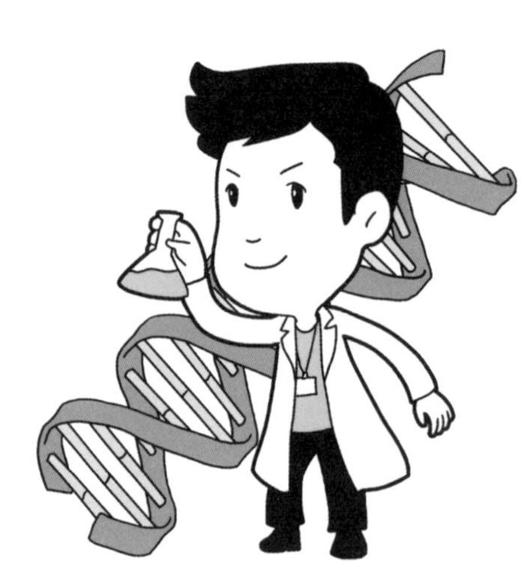

科學家的研究證實，端粒酶的發現，對於延長人類壽命具有正面意義。

血球DNA的端粒長度，結果發現二十歲這組的端粒跟一般年輕人沒有多大差異，但端粒酶的活性很強，比一般正常年輕人強二．五至二．六倍，由於酵素活性高，預期幾年後的端粒長度依然可以維持。

五十歲這組的差別就非常大，端粒酶不只比一般不常運動者來得強，而且端粒長度要多出一．八二倍，因此他們可能會活到一百或一百一十歲，但不運動者，有可能在五十、六十歲左右就會中風或心肌梗塞死亡，另外，二十歲這組與五十歲這組相比時，五十歲的端粒長度已經變成原來的一半，代表壽命也過了二分之一，該項研究指出了運動延長壽命的作用點是在端粒上。勞夫斯教授的研究，讓我們知道不需補充妙藥，只要每天適度的運動，就能夠活得長壽、活得健康。

健・康・密・碼　每個人都要有運動存摺

臺灣國家衛生研究院溫啟邦教授和國立體育大學衛沛文副教授，聯合發表在知名期刊《刺胳針》上的研究指出，每天只要運動十五分鐘，就可以降低死亡率一四％，平均壽命延長三年。

聰明運動

有運動勝過沒運動，不分男女老少，只要每天累積十五分鐘的運動量，例如爬樓梯、走到較遠的菜市場買菜、提前一個公車站下車走路等，就能幫助延年益壽以及降低罹患心血管疾病的風險，而像上班族或是長時間久坐看電視和打電腦的人，也儘量要每個小時起身活動，促進血液循環。

溫教授從一家大型體檢機構的健康管理數據庫中，分析了一九九六到二〇〇八年期間四一六一七五人（男性一九九二六五名、女性二一六九〇名）的健檢報告，每個案例平均追蹤八年，並根據會員填寫的健康問卷資料，將每個人的運動量分為不運動、低運動量、中運動量、高運動量和非常高運動量五組後，評估各組的死亡風險和平均壽命。

研究結果顯示，高達五四％的人不運動，只有二二％的人從事少量運動。與不運動組相比，低運動量組（每天運動十五分鐘，一週累計九十二分鐘）的死亡率減少一四％、癌症死亡風險降低一〇％、心血管疾病死亡風險也降低二〇％。另外，只要每天再多增加十五分鐘的運動量，就可以再減少四％的死亡率以及一％的癌症死亡風險。

溫教授認為，這項新研究打破了過去提倡的「運動三三三」（每週運動三次、每次三十分鐘、維持每分鐘心跳一百三十下）或每週運動一百五十分鐘的現有觀念，不運動的人只要改變生活習慣，開始做少量運動，就有機會可以降低死亡率，效果相當於一般人成功戒菸。

6 正確健走方式

加拿大魁北克大學蒙特立爾分校（University of Quebec in Montreal）的奧伯汀—利奧蒂博士（Mylene Aubertin-Leheudre），於二〇一一年十二月，發表在《更年期》（*Menopause*）期刊的研究報告指出，更年期婦女如果每天能走一萬步，則可有效減輕體重、增強心肺功能，但在平衡感與靈活性測試方面，肌肉的強度和表現並不比每天步行少於七千五百步的人來得好，原因是健走方式不正確。

日行萬步身體變好

奧伯汀—利奧蒂博士調查了五十七位五十至七十歲更年期婦女的步行習慣，依據每個人的步行量分為每天步行七千五百步、七千五百至一萬步和一萬步以上三組，並同時測量受試者的體重、體脂肪、肌肉含量、肌肉強度、平衡感和靈活性。結果發現，步行量最多的女性體重最輕、體脂肪較少，身體質量指數（BMI）平均為二十五，另外兩組則都在超重範圍。但是研究也發現，這三組的肌肉強度和身體肌肉量的百分比都差不多。

奧伯汀—利奧蒂博士指出，多走路對整體健康有好處，但可能是參與研究的更年期婦女走路的方式不正確，沒有達到鍛鍊肌肉的效果。更年期婦女除了健走外，還是可以搭配一些促進肌耐力、可充分伸展關節、增加平衡感的運動，例如瑜伽、騎單車、太極拳、游泳等。

常言道：「老化從腿開始。」如果下半身的肌肉不夠強壯，遑論登山、跑步，連上下樓梯都會感覺兩腿疲軟、體力不支；為加強腿部肌力，預防上述情況發生，健走是最理想、最有效的方法之一。而根據衛生署國民健康局的調查資料顯示，國人最常做的運動就是健走（含散步），推估目前十八歲以上人口約有四二一萬人以散步、健走為主要運動。健走是所有體能活動中最基本、簡易、方便且經濟的項目，只要每天抬頭、挺胸、大步走，並持續三十分鐘以上，就能有助於減重、提高身體機能、消除壓力、幫助睡眠，而正確的健走方式更可以強化雙腿肌肉並增加背、膝支撐力，協助預防退化性骨骼肌肉疾病。

為什麼要日行萬步？因為健走一開始先消耗糖分能量，二十分鐘後才燃燒脂肪，以成年人每天平均攝取二一〇〇卡熱量來計算，人體基本新陳代謝與日常活動消耗的熱量共約一八〇〇卡，剩下的三〇〇卡就要靠運動消耗掉，否則會屯積在體內形成脂肪被貯存起來；每一卡約需走三十步來消耗，則每天至少要走一萬步以上才能讓這些多出來的熱量消失無蹤。

健走的正確姿勢

健走不只是隨便走路，若可以配合正確的姿勢，除了不會受傷以外，運動的效率也會大增。

1. 雙手微握置於腰間，讓手臂自然前後擺動，肩膀放鬆。
2. 抬頭挺胸，背部打直不彎曲。
3. 提臀，縮小腹。
4. 起步後腳跟先著地，接著腳底與腳趾著地，

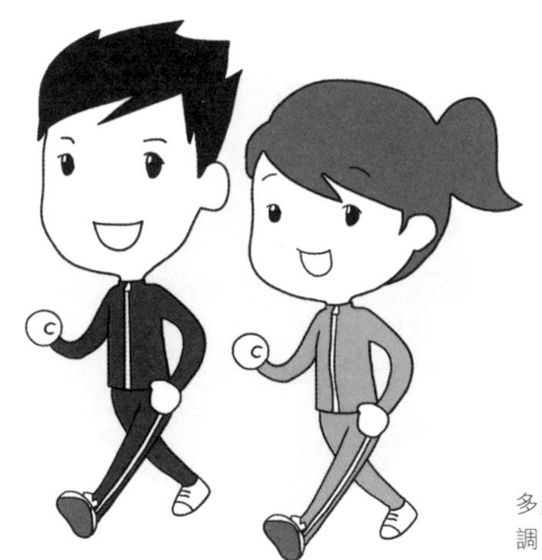

多走路對整體健康有好處，若嫌走路太單調，也可以結伴一起健走。但是健走時須注意要抬頭、挺胸而且步幅大而快。

然後再以腳趾蹬離地面。

健走可以穿著合適的鞋子，例如慢跑鞋、休閒鞋或有氣墊的運動鞋。可以選擇平穩的道路或就近的公園、廣場進行健走，讓自己能夠持續維持習慣。健走時，可配帶計步器，提醒並激勵自己，有助於健走習慣養成。最後，最好可以走快一點才有運動效果，速率約維持十分鐘走一公里（每小時走六公里）。

爬樓梯省時又可運動

有人常說爬樓梯浪費時間，搭電梯比較快，這個說法可能是個藉口而已。《加拿大醫學會期刊》（Canadian Medical Association Journal）在二〇一一年十二月，刊登了一篇由加拿大皇家大學醫院（Royal

雙手握成杯狀，
手腕自然地前後
擺動。
胸部挺起
收小腹
跨步時後腳跟先
著地，腳底腳趾
再著地。
背部打直不彎曲
臀部提高，收骨
盆。

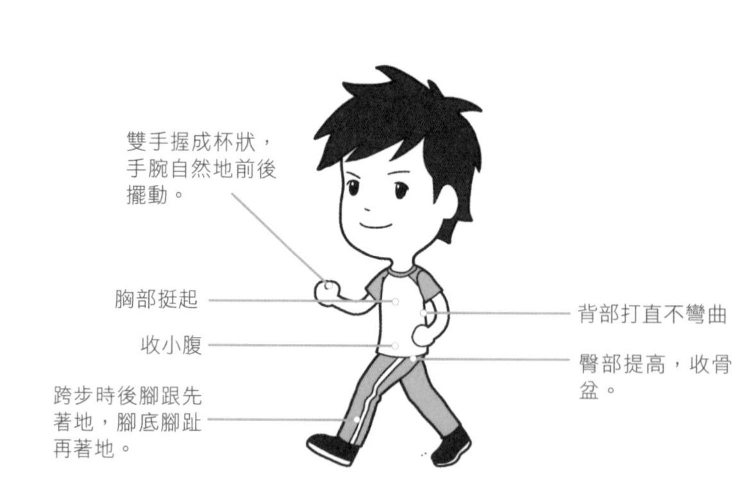

健走不只是單純地走路，而需要注意正確的姿勢才能事半功倍。

University Hospital）威爾森醫師（Thomas Wilson）所做的研究報告，指出醫師們在每個工作日利用爬樓梯的方式，會比搭電梯節省了約十五分鐘的時間。

皇家大學醫院是棟七層樓的建築物，每層樓有十八個階梯，威爾森醫師找來了四位分別為二十六歲、三十歲、五十六歲和六十七歲的同事進行測試，規劃了十四條他們工作時會行經的路線，並記錄這群醫師在一般工作日及週末假日走路上下樓梯（不是跑步）、以及搭電梯到預定樓層的時間。

十四條路徑加總起來，爬樓梯要花費一〇・三分鐘（平均一三・一秒可以上或下一層樓），搭電梯則需要一九・六至二四・六分鐘（平均需要三七・五秒到達下一個樓層）。而且這些醫師即使是從一樓按正常速度爬上七樓，也不需要休息即可繼續預定的工作。

瑞士日內瓦大學醫院（University Hospital of Geneva）的梅爾博士（Meyer Philippe），在二〇〇八年歐洲心臟學會大會中發表研究指出，六十九個每週運動時間不到兩小時的受試者在爬樓梯三個月後，肺活量提高了，並降低血壓，減少膽固醇及體脂肪數值，連帶體重與腰圍也都有下降趨勢，如此一來將可減少人們在青壯年時期一五％的死亡率。

根據衛生署二〇〇九年的調查發現，臺灣十八歲以上的民眾在近兩個禮拜內有做運動的比例為五三・五％，沒有做運動的高達四六・五％，而大部分的人最常做的運動就是健走了。

《新英格蘭醫學期刊》研究指出，爬樓梯能延年益壽，每爬一階多活四秒。爬樓梯是一種有氧運動，也是隨時可做的運動，它可以強化心肺功能，增強肌肉耐力，並有助於維持骨質密度，一個體重五十公斤的人以一般速度爬十分鐘的樓梯，大約可以消耗六十大卡的熱量，而下樓梯所消耗的熱量約為上樓梯的三分之一。想以爬樓梯來健身，必須注意步履要輕盈，腳底要完全踏在階梯上，過度用力會讓足踝與膝關節承受太大壓力；並要避免一次跨越多個階梯，膝蓋儘量不要超過腳尖，且採取爬樓梯上樓，搭電梯下樓的原則更為適合。

不需求快，依照個人的心肺耐力調整爬樓梯速度，循序漸進地拉長運動時間至可持續十五分鐘（或每爬三分鐘休息三分鐘，持續三十分鐘），以沒有胸悶、頭暈、膝部疼痛等不適為最重要的前提。因為養生六大件事中的第四件事「適當的運動」裡的「適當」二字，就是含有不能受傷的意思之一。

建議大家每天利用生活中的空檔，養成規律的運動習慣，工作場所爬一、二層樓梯就是很好的開始；有動總比不動好，「隨時隨地動一動，活到天年不是夢」。

健・康・密・碼　爬樓梯時須注意！

❶有心臟病、呼吸系統疾病等慢性疾病的人，還包括運動時或運動後隨即會感覺到胸部疼痛或不適的人，或容易因頭暈而昏倒或失去知覺的人，以及稍微動一下就覺得呼吸不順暢的人都應先就醫檢查身體狀況，徵詢醫師意見後再進行爬樓梯運動。

❷五十歲以上長期缺乏運動的民眾想要開始運動，應避免立即進行較為劇烈的運動（例如突然爬高樓層的樓梯），而已出現退化性關節炎的民眾更是不建議爬樓梯。

❸若膝關節或踝關節出現疼痛、僵硬或腫脹等症狀，應停止爬樓梯。肥胖的人會因為體重過重讓腿部關節承受更大的壓力，比一般民眾容易出現這樣的徵狀，應避免一下子爬過高的樓梯，並須做好暖身運動。

第5件事 正確的飲食

1. 新型飲食指南與五色養生法
2. 超級食物大彙整
3. 飲食迷思Q&A
4. 懂吃預防發生率第一名的大腸癌
5. 臺灣人比較缺乏的營養素
6. 可救命的膳食纖維

根據二〇一八年六月世界衛生組織發布，全球非傳染性疾病（Noncommunicable Diseases, NCD）每年導致四一〇〇萬人死亡，相當於全球總死亡人口的七一％，最主要的致命原因，包括心血管疾病、癌症、呼吸系統疾病及糖尿病等疾病，其中又有四大共同危險因子，就是不健康飲食、缺乏運動、不當飲酒及吸菸。

除了細菌或病毒引發的疾病外，大部分的疾病都與營養素的攝取有關，攝取不足或過量都會造成營養不良，不但直接導致疾病，還會增加慢性疾病之風險，大部分的疾病，都是吃出來的！

常有人問我，怎麼吃最健康？我都以簡單口訣回答，「紅黃綠白黑，根莖花果葉，一日五七九，健康就長久」。均衡飲食必需每天攝取六大類食物，但如果能增加五色蔬果的比重會更好。

這篇除了告訴讀者，為何全世界都在呼籲國民多吃蔬果以外，也提供美國版和臺灣版最新修訂的飲食指南給讀者作參考。此外，根據衛福部國健署二〇一三至二〇一六年國人營養狀況調查，無論是蔬果中的植化素、膳食纖維，乃至於脂溶性維生素D、礦物質鋅及鎂等的國人膳食營養素參考攝取量（DRIs），均呈現普遍攝取量不足的現象，所以潘老師特將上述國人膳食中缺乏的部分收錄在第五件事中。

1 新型飲食指南與五色養生法

各國政府都會設計飲食指南以引導民眾走向更均衡、健康的飲食方針。臺灣也不例外，隨著時代演變，飲食的觀念也會改變，每個時間點上都會出現不一樣的飲食指南，相同的是想讓國人擁有更健康的攝取營養的管道。

臺灣版新型飲食指南與國民飲食指標

臺灣《每日飲食指南》最早是一九七五年的梅花圖型，歷經數次修訂，二〇一一年時已改為扇形，與早期梅花圖型最大的不同，是加入運動及飲水。

二〇一一年的《每日飲食指南》是由衛生署食品藥物管理局（現在的衛福部食品藥物管理署）所制定，並於二〇一一年七月六日公布。其修正重點包括：

・將食物分為全穀根莖類、豆蛋魚肉類、低脂奶類、蔬菜類、水果類、油脂與堅果種子類。

・修正各大類食物的建議量。

・提醒堅果種子類的攝取。

・教導民眾了解自己每日活動所需熱量後，換算每日適當的六大類食物攝取份數。

而「國民飲食指標」則包括十二項原則：除持續宣導要均衡攝取六大類食物及少油炸、少脂肪、少醃漬、多喝開水外，特別強調應避免含糖飲料及每日最好至少攝取三分之一全穀類食物。同時也提醒國人要注意來源標示，才能吃的衛生又安全。

因應現代人生活方式日趨靜態，上班族久坐不起熱能消耗減低的生活型態，且隨著各類食物可獲量及民眾飲食型態的改變，以至於舊版飲食建議需要重新檢討。因此，國健署在民國一〇七年修訂之新版《每日飲食指南》，不但仍以預防營養素缺乏為目標（七〇％DRIs），也同時參考最新流行病學研究成果及國際飲食趨勢，並考量降低心血管疾病及癌症風險的飲食原

正確飲食

則，建議三大營養素比例（蛋白質一〇至二〇％、脂質二〇至三〇％、碳水化合物五〇至六〇％），提出適合大部分國人的飲食建議。二〇一八年最新版每日飲食指南，主要將二〇一一年六大類食物中的「全穀根莖類」修改為「全穀雜糧類」、「豆魚肉蛋類」修改為「豆魚蛋肉類」及「低脂乳品類」修改為「乳品類」，如下圖。二〇一八年新版與二〇一一年及舊版的主要差異有三大項，請參考左頁表。

全穀根莖類
1.5-4碗
豆魚
肉蛋類
3-8份
低脂乳品類
1.5-2杯（一杯240毫升）
油脂與堅果種子類
油脂3-7茶匙及堅果種子類1份
蔬菜類
3-5碟
水果類
2-4份
水

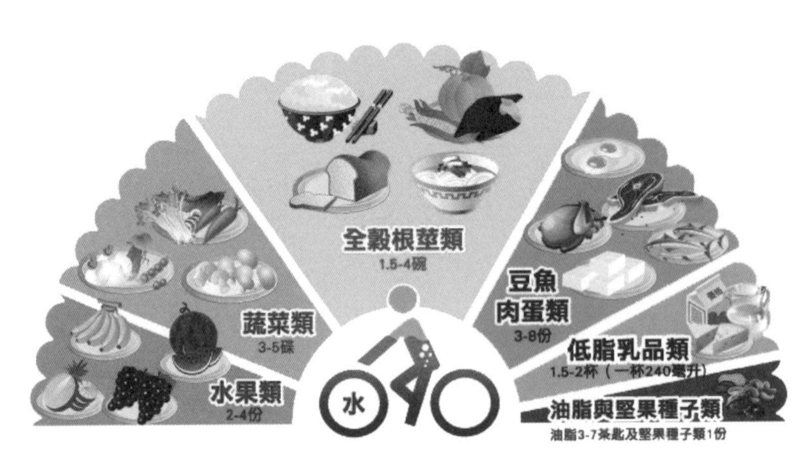

二〇一一年七月衛生署食品藥物管理局公布之《每日飲食指南》

新舊版《每日飲食指南》的差異

1. 全穀雜糧類之異同		
版次	類別	分量
舊版	五穀根莖類	3-6 碗
2011 年版	全穀根莖類	1.5-4 碗
2018 年版	全穀雜糧類	1.5-4 碗
理由	很多民眾誤會過去的全穀根莖類，如白蘿蔔、紅蘿蔔、洋蔥等澱粉含量少，屬於蔬菜類，卻被誤會為根莖類；南瓜、馬鈴薯等含豐富的澱粉，屬全穀雜糧類，卻常被誤會是蔬菜，新版指南改名為「全穀雜糧」應有助釐清。	每碗：飯一碗（200 公克）；或中型饅頭一個；或吐司麵包四片

全穀雜糧類
1.5-4碗
豆魚
蛋肉類
3-8份
乳品類
1.5-2杯（一杯240毫升）
油脂與堅果種子類
油脂3-7茶匙及堅果種子類1份
蔬菜類
3-5份
水果類
2-4份
水

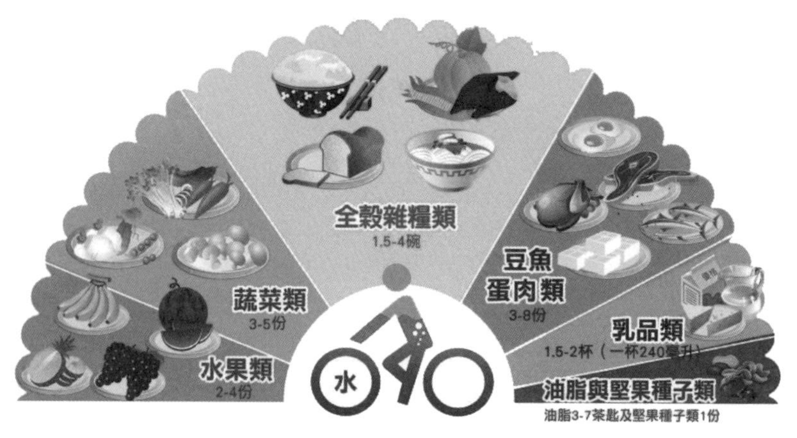

二〇一八年三月國健署公布之新版《每日飲食指南》

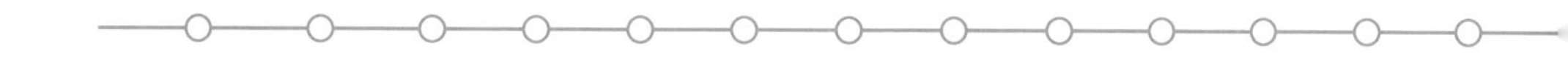

2. 豆魚蛋肉類之異同		
版次	類別	分量
舊版	蛋豆魚肉類	4 份
2011 年版	豆魚肉蛋類	3-8 份
2018 年版	豆魚蛋肉類	3-8 份
理由	更動順序的原因是新的研究顯示，蛋的攝取與血液中膽固醇濃度、心血管疾病風險較不具相關性；「蛋」所含的脂肪組成並無飽和脂肪對身體危害疑慮，加上蛋營養豐富，攝食選擇時優先於肉，年長者也不用再害怕吃蛋。	每份：肉或家禽或魚類一兩（約 30 公克）；或豆腐一塊（100 公克）；或豆漿一杯（約 240 毫升）；或蛋一個

3. 乳品類之異同		
版次	類別	分量
舊版	奶類	3-6 碗
2011 年版	低脂乳品類	1.5-4 碗
2018 年版	乳品類	1.5-4 碗
理由	過去低脂乳品被認為有減少脂肪攝取好處，但近年許多研究發現，並不會因為攝取全脂乳品提升心血管疾病風險或造成體重增加情形。 全脂與低脂乳品好處相同，是很好的蛋白質及鈣質的攝取來源。	每杯：牛奶一杯（240 毫升）；或發酵奶一杯（240 毫升）；或乳酪一片（約 30 公克）

美國版新型飲食指南

二〇一一年六月二日由美國第一夫人蜜雪兒歐巴馬（Michelle Obama）與農業部部長維爾薩克（Tom Vilsack）一起公布美國新的飲食指南圖示「我的餐盤」（My Plate），用來取代大家耳熟能詳的金字塔飲食圖示（Food Pyramid），「我的餐盤」包含水果（Fruits）、蔬菜（Vegetables）、穀類（Grains）、蛋白質（Protein），外加一個代表乳製品（Dairy）的小碟子等分類，不同類別的面積代表食用的分量比例。

原先美國農業部（USDA）在一九九二年使用了金字塔飲食圖示來搭配他們所推出的飲食指南，金字塔飲食圖示的底層是建議吃最多的食物種類，像是穀片、麵包、米和麵食等等，其他不同層別也分別由不同食物種類所組成，愈往上圖片的面積遞減表示食物攝取量也要跟著遞減，因為每個層別代表的食物各有不同。

二〇〇五年為了要修正穀類過高的比例，並強調運動及維持標準體重的重要性，農業部於是推出「我的金字塔」（My Pyramid）圖示，利用六種顏色——橘色、綠色、紅色、黃色、藍色、紫色分別代表穀物、蔬菜、水果、油脂類、乳製品、肉類及豆類，可惜的是光看圖示無法確切了解內容。

正確飲食

美國聯邦法律規定農業部必須每五年更新美國民眾飲食指南，因此農業部推出二〇一〇年版的飲食指南，並利用「我的餐盤」（My Plate）當作圖示，同時建議民眾要平衡攝取熱量，像是享受食物但是不要吃太多，重質不重量，並增加蔬菜水果的攝取量，改飲用脫脂或低脂（一%）牛奶，攝取穀類時至少一半為全穀類（包括糙米、燕麥片、全麥麵包等），減少鈉攝取量，並儘量以白開水代替含糖飲料。

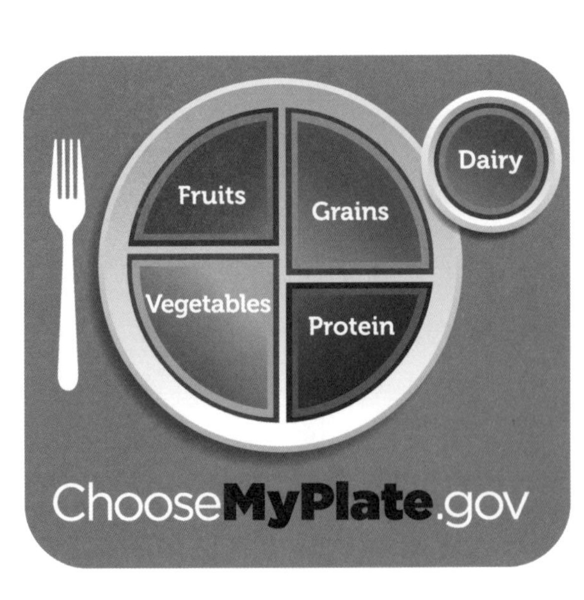

美國的新版飲食指南：我的餐盤

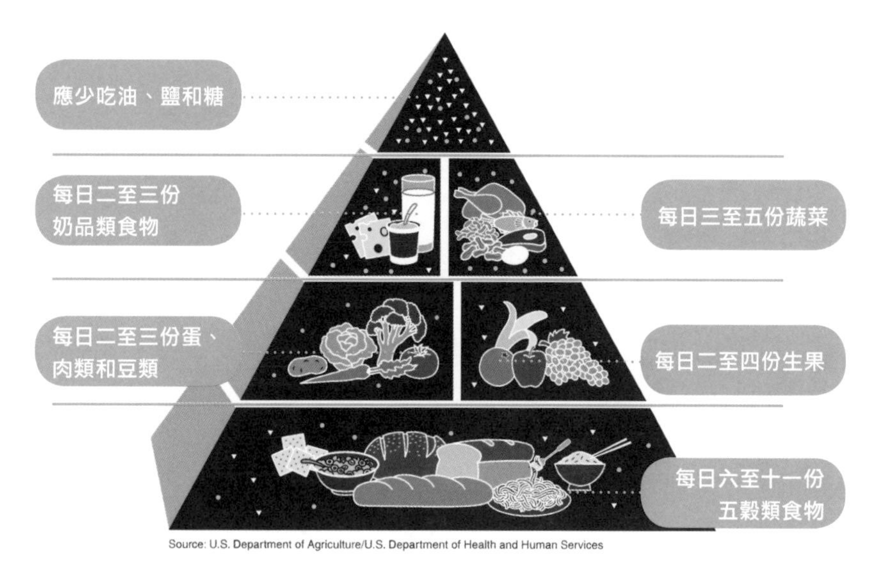

美國農業部一九九二年公布的金字塔飲食圖示

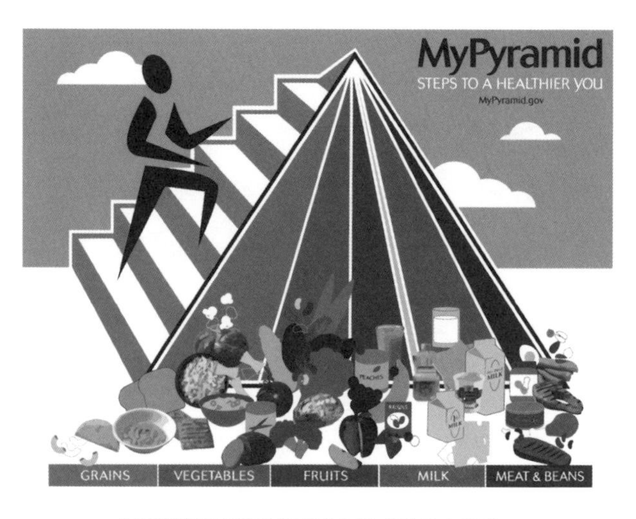

美國農業部二○○五年公布的「我的金字塔」

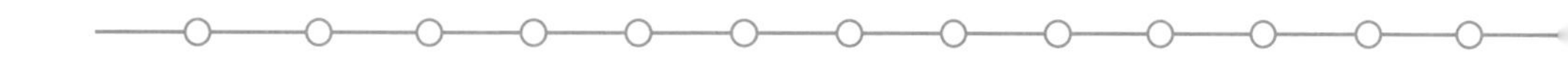

五色養生法

在吃的方面，讀者們除了參照國健署的《每日飲食指南》外，當然也要一併參考潘老師的「五色養生法」，無論在任何場合，我都會鼓勵大家多吃紅、黃（橙）、綠、白、黑（藍紫）等一系列如彩虹般的食物，即使是小孩子的飲食也是如此。曾經有一家媒體記者採訪我和還在念小學的女兒（當時小五）之間的互動，我的做法很簡單，讓她吃得好、睡得飽，先健康再談成績的好壞。

為什麼每天都要吃到五種顏色以上的食物呢？因為當顏色不同時，其所含的維生素、礦物質及植物化學素（phytochemicals）的含量與種類也會不一樣，這樣一來，才能攝取所有的優質成分，供身體所需。一般的年輕人都是肉吃太多，其實牛肉、豬肉、雞肉、魚肉、蝦子、貝類適量即可，色彩繽紛的胡蘿蔔、山藥、番茄、萵苣、紫高麗菜、芭樂、木瓜、葡萄、鳳梨可以多吃一點。前者的蛋白質、鐵、鋅豐富；後者的維生素、礦物質、纖維質、酵素、植物化學素含量高。

根據國內外研究，花青素抗氧化及清除自由基的能力比維生素E高出五十倍、比維生素C多二十倍，可以延緩老化及降低癌症與心血管疾病罹患率；茄紅素是類胡蘿蔔素中抗氧化能力最強的一種，消除自由基的能力是 β—胡蘿蔔素的兩倍、維生素E的十倍。最後要提醒的是：雖然蔬果都是一起談，但是水果不等於蔬菜，不可以只吃水果不吃蔬菜，既然叫做吃蔬果，就是兩種都要吃到，而且只有蔬菜可以多吃一點，水果絕對不可以多吃，只能適量，切記。

多吃五色蔬果好處多

黑色／藍色／紫色	
營養素	類胡蘿蔔、花青素、維生素C、維生素A、酵素
水果	黑莓、藍莓、黑醋栗、乾洋李、葡萄乾、桑椹、葡萄
蔬菜	紫蘆筍、紫高麗菜、紫蘿蔔、茄子、比利時紫萵苣菜、紫椒、紫色山藥、紫洋蔥、黑木耳、海帶、紫菜
功效	‧抗自由基，延緩細胞老化，降低視網膜病變及罹癌機率。 ‧保護泌尿系統。 ‧花青素可提高腦內抗氧化功能，活化腦細胞。

綠色	
營養素	葉綠素、類胡蘿蔔素、葉黃素、膳食纖維、維生素A、維生素C、鉀、鐵、鈣、磷、硫配體、吲哚（indoles）、酵素
水果	酪梨、青蘋果、綠葡萄、哈蜜瓜、奇異果、檸檬、番石榴、釋迦
蔬菜	朝鮮薊、蘆筍、高麗菜、綠花椰菜、空心菜、芥菜、菠菜、小白菜、青椒、芹菜、小黃瓜、青蔥、地瓜葉、A菜
功效	‧降低心血管疾病與罹癌風險。 ‧有助視力健康。 ‧強健骨骼與牙齒。 ‧預防便祕。 ‧葉綠素具有淨血功能，能夠分解體內殘餘的農藥與重金屬，並排除之；另有促進造血作用。

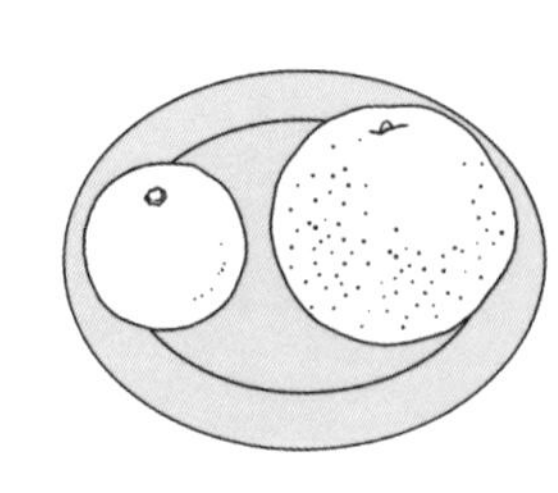
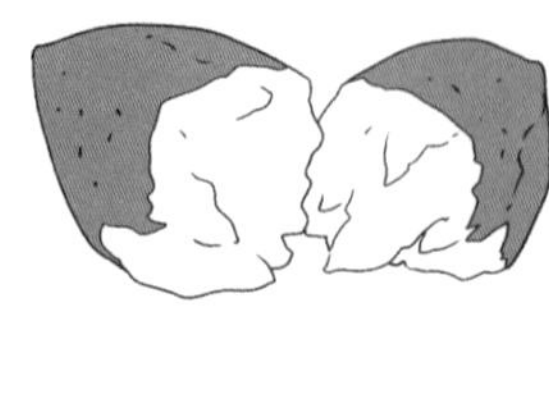
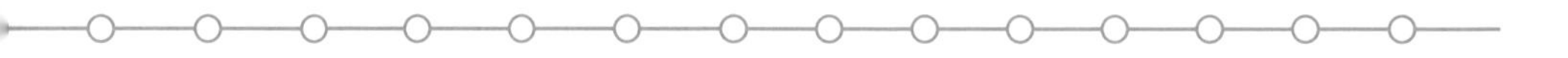

白色	
營養素	硫化物、維生素A、維生素C、膳食纖維、酵素
水果	梨子、白柚、泰國椰子、白桃
蔬菜	白花椰菜、大蒜、金針菇、杏鮑菇、洋蔥、白蘿蔔、蓮藕、銀耳、冬瓜、山藥、竹筍
功效	‧促進血液循環。 ‧增進心臟健康。 ‧降低膽固醇。 ‧增強免疫力。 ‧抗氧化，降低罹癌率。

黃色／橙色	
營養素	類胡蘿蔔素、類黃酮素、玉米黃素、薑黃素、維生素A、維生素C、膳食纖維、酵素
水果	香蕉、萊姆、芒果、柳橙、木瓜、哈蜜瓜、柿子、鳳梨、柑橘、小玉西瓜、楊桃
蔬菜	南瓜、胡蘿蔔、黃椒、玉米、黃番茄、甘薯、馬鈴薯、薑
功效	‧有助維護心臟健康。 ‧超強抗氧化力，增強免疫系統及降低罹癌機率。

紅色	
營養素	類胡蘿蔔素、花青素、茄紅素、辣椒素、維生素A、維生素C、酵素
水果	紅蘋果、紅葡萄、紅葡萄柚、水蜜桃、石榴、蔓越莓、草莓、西瓜、櫻桃
蔬菜	甜菜、紅椒、櫻桃蘿蔔、紅棗、番茄、紅辣椒
功效	‧預防癌症及降低致癌率。 ‧促進心臟健康。 ‧抗發炎。

2 超級食物大彙整

為了防止體內過多自由基傷害身體，身體內天生具有許多不同的抗氧化酵素，例如過氧化物歧化酶、過氧化氫酶、麩胱苷肽過氧化酶等，這些都是人體天然的抗氧化防禦系統。除了人體內自然生成的酵素可以幫我們清除過多且失去控制的自由基外，日常飲食中，也有許多天然食物也可以幫我們一起抗氧化喔！

十大超級又能減重的食物

英國《每日郵報》二〇一六年九月底，邀集了兩位倫敦家喻戶曉的專業營養師暨減重專家修納・維京森（Shona Wilkinson）與莉莉・索特（Lily Soutter）在網路上ＰＫ減重妙招，各自拿出壓箱寶，看看在超級食物（超級的定義是營養價值高又能抗氧化、對抗自由基）中，哪些食物除了超級之外，又能幫助想要減重的人，達成目標，最後列出了前十名的超級又能減重食物上榜名單。

- **鮭魚** 鮭魚富含優質蛋白質和油脂，在胃中消化速度慢讓人有飽足感，能夠降低兩餐中間的飢餓感，避免在正餐前吃進零食。另外，鮭魚的魚油和一般油不同，富含人體需要的ω－3必需脂肪酸，這種脂肪酸除了有飽足感外，也能增加脂肪的代謝、燃燒更多卡路里，預防脂肪堆積，有助於體重管理。且ω－3脂肪酸還能降低罹患心血管疾病及阿茲海默症的風險。這就是又能列名超級食物，又能列名減重食物的原因。

- **藜麥（quinoa）** 藜麥是高蛋白質的無麩質碳水化合物，蛋白質含量高達十四．四％，一般米飯蛋白質含量最多只能到七％。這種高蛋白質與醣類組合的食物，會大大降低糖分由碳水化合物釋出進入血流的速率（低升糖指數），進而控制血糖大幅度波動，讓血糖維持在較穩定狀態，這對減重而言相當重要。另外，藜麥還是高纖食物，纖維成分高達十四％，不僅飽足感夠，也可以預防大腸直腸癌。

- **花椰菜** 花椰菜熱量非常低（三十五大卡／百公克），同時富含纖維質（二．七公克／百公克）和水分（九〇％），因此能夠增加飽足感，延後胃排空的時間。此外，花椰菜還富含微量元素——鉻（chromium），可幫助胰島素發揮功能，具有穩定血糖的作用，一杯（二四〇公克）的花椰菜，就含有二十二微克（μg）的鉻，在蔬菜中幾乎是最高。花椰菜是減重食物的極佳選項，要想減重的人，可以多吃花椰菜喔！花椰菜中也含有蘿蔔硫素，能夠預防氧化對人體的傷害，因此可以降低罹癌風險。

● **椰子油** 椰子油的成分中，以月桂酸為主，占了五十％，而月桂酸屬於中鏈飽和脂肪酸（Medium Chain Triglyceride），這種中鏈飽和脂肪酸我們人類能夠拿來快速使用，與長鏈脂肪酸（豬油、牛油）相比，較不易形成體脂肪囤積在體內。除了上述好處，椰子油因為是油，當然就會使人有飽足感，所以烹調食物時，可以適量使用椰子油作為食用油，但不能過量，平常應該是飽和脂肪酸只能占每人每天總熱量一〇％以下。此外，椰子油還是抗菌及抗病毒的好幫手。

● **毛豆** 毛豆經常出現在日式料理中，日本人也將毛豆當成日常的點心來食用（但必須烹調正確，例如水煮），除此之外還可以加到湯或沙拉中。毛豆中的高纖維會讓人有飽足感，可控制食欲，有助於預防暴飲暴食。而毛豆中的高蛋白質還能延長飽足感。所以水煮毛豆可以拿來當兩餐之間的零嘴，避免吃進其他垃圾食物。

● **葡萄柚** 葡萄柚具有高纖低熱量的特性，可以降低血中三酸甘油酯的含量。在抑制食欲的同時，還可以減少胰島素的分泌，胰島素濃度降低，加速脂肪燃燒。此外，葡萄柚也含有帶點苦味的柚皮苷（Naringin）成分，不僅可以抑制食欲，還能讓飽足感持續，不覺得餓。只是有服用心血管藥物的民眾，必須諮詢醫師或藥師後，才可以知道能否食用。

● **新鮮辣椒** 辣椒之所以有利於減重，是因為含有辣椒素（capsaicin）這種化合物。研究顯示，辣椒素能夠快速燃燒體內的脂肪，產生熱能，促進血液循環，提高新陳代謝速率，讓人出汗，進而抑制脂肪囤積。另外，辣椒還有降血脂的作用。想減重的人，不妨適量吃吃新鮮辣椒！

● **覆盆子（raspberry）** 又稱覆盆莓，或野草莓，屬水果類，雖然含糖量低，但是風味極佳。眾所周知，太甜的水果含糖量高會刺激胰島素分泌，促使脂肪儲存在體內，而覆盆子的低糖則能減少胰島素的分泌，所以覆盆子堪稱是減重水果的首選，在歐洲常被推薦。覆盆子中的烯酮素（raspberry ketone），具有提高代謝脂肪的效用，要想減重者，可以將飯後部分水果替換成覆盆子。

● **酪梨** 酪梨脂肪含量高，在臺灣列為油脂類食物，很多人不相信它能減肥，但是酪梨提供的是單元不飽和脂肪酸，這種優質脂肪酸能夠加速新陳代謝，讓人長時間有飽足感，延緩想要吃東西的欲望。酪梨中含有一種名為左旋肉鹼（L-carnitine）的胺基酸，當人體代謝脂肪時，必須用到它。建議每天吃上半顆酪梨再加上每天持續做有氧運動，就是控制體重的好方法。

● 杏仁　杏仁雖然看似高卡路里，但是許多研究報告顯示，由於杏仁富含單元不飽和脂肪酸和蛋白質，有助於降血脂及有益於心血管健康，並能長時間維持飽足感，一天下來的總熱量攝取反而會降低，有助於減重。杏仁還含有大量纖維質，可以減少飢餓感，有效控制體重。另外，杏仁富含維生素E等抗氧化物質，能有效對抗自由基與老化，想要減重者，不妨每天吃一小把杏仁試試看！

健・康・密・碼　世界各地的超級食物

二〇〇五年美國《時代》週刊（Time）的十大抗老、防癌的超級食物

番茄／菠菜／花椰菜

大蒜／鮭魚／燕麥／蔓越莓（小紅莓）

紅酒／綠茶／堅果

二〇一〇年七月《康健》雜誌也邀請專家學者評選出臺灣版十八種超級食物，強調的是能防癌、抗老化、添活力，且天然、本土、容易取得與烹煮：

糙米／地瓜／地瓜葉／番茄／高麗菜

巨峰葡萄／香蕉／芭樂／薑／青蔥

雞肉／豆腐／苦瓜／海菜（即海藻）

鯖魚／金針菇／茶／苦茶油

加強版！十二大超級食物

二〇一五年三月由美國功能醫學研究機構（Institute for Functional Medicine, IFM）選出十二大超級食物，並同時刊登於英國《每日郵報》。

● 酪梨　內含豐富的維生素E，是一種強效的抗氧化物，可減緩老化過程，並預防心血管疾病和癌症發生。還富含穀胱甘肽（Glutathione），與維生素E一樣是抗氧化物，可中和細胞損害並緩和導致疾病的自由基。

正確飲食

- 菠菜　菠菜中至少含有十三種不同的類黃酮素（Flavonoid）及維生素D、K，具有抗氧化的效果。二〇一二年美國奧勒岡州立大學的動物實驗發現，菠菜可讓煮熟肉類中的致癌物質失去致癌毒性，讓罹患大腸癌的機率，從原本的五八％降到三二％。
- 海藻　海藻含抗氧化成分包括多酚類、多醣體、類黃酮、葉綠素和類胡蘿蔔素等。臺灣四面環海，與擁有類似天然環境的日本相比，臺灣人在攝食這類健康食物的量，卻較日本人低很多，因此，我鼓勵大家多攝取天然海藻類食物。
- 紅石榴（pomegranate）　紅石榴中含有單寧（**tannins**）、花青素（**anthocyanin**）及鞣花酸（**ellagic acid**）等多酚類（**polyphenols**），不僅對抗自由基、還能有效延緩老化。根據美國加州大學洛杉磯分校（UCLA）的實驗證實，若以一〇〇作為抗氧化效能指數的最高值，紅石榴的抗氧化效能指數高達九十六，是綠茶的四倍。
- 藍莓　藍莓中花青素的含量，可說高居水果類之冠，是一種很好的自由基清除劑，也含有可增強免疫力和抗菌的銅、硒、鋅，以及能增加血紅素和血液中的氧濃度以及提升免疫力的鐵。臺灣不產藍莓，草莓或桑椹也可以替代。

● 十字花科蔬菜　擁有多種含硫抗氧化物（異硫氰酸鹽、蘿蔔硫素）、維生素（B_1、B_2、B_5、B_6、A、C、E）、纖維質、水溶性醣類、脂肪、葉黃素及胡蘿蔔素等。能幫助清除自由基、防止氧化損傷，防止低密度脂肪酸氧化、保護心血管、防止DNA損傷、及預防癌症。

● 野生鮭魚　鮭魚富含蝦紅素、ω－3多元不飽和脂肪酸及維生素D、E，都是抗氧化的高手。臺灣並不產鮭魚，可以用秋刀魚、鯖魚取代。

● 綠茶　綠茶中的多元酚類，又稱兒茶素，具有強力抗氧化功能。還有降血壓及抑制脂肪酸合成酶（fatty acid synthase）合成脂肪的功效。其實烏龍茶、包種茶、紅茶、普洱茶，都有同等效果。

● 草飼牛肉（Grass-fed Beef）　所謂草飼牛，是用野放畜牧的方式，讓牛隻自行活動吃草，因此脂肪量較少，肉質比較扎實。穀飼牛（grain-fed beef）的牛隻是吃玉米，油花較多。而草飼牛肉的肉色較深，是因為含有豐富β－胡蘿蔔素及維生素E，且ω－3不飽和脂肪酸以及共軛亞麻油酸（conjugated linoleic acid, CLA）這些較健康的油脂含量，也比穀飼牛來得豐富，較不容易引起發炎反應及罹患心血管疾病。

● 杏仁　富含維生素B群、維生素E、維生素C及鈣、鎂、鐵、鋅、磷等礦物質等元素，具有

正確飲食

抗氧化、降膽固醇、抗發炎等功效，有助於促進心血管健康、增強免疫力，也有減緩壓力的效果。

● **椰子油** 富含中鏈脂肪酸（MCT），可以直接進到肝臟轉化為能量，較不易堆積在血管壁，且中鏈脂肪酸抗氧化能力佳，最適合拿來做油炸的油品。椰子油也含有月桂酸（lauric acid），是一種具抗菌效果的脂肪酸。但椰子油含有較高比例的飽和脂肪酸，因此適量食用，不可過量。

● **橄欖油** 橄欖油中的單元不飽和脂肪酸（monounsaturated fatty acid, MUFA）含量高，有抗發炎、降低心血管疾病風險。還含有橄欖多酚，可以減少血小板凝集導致的血栓形成，亦有助於血管擴張。而多酚化合物與維生素E，皆有抗氧化、抑制自由基形成的功能，不僅可抗癌，並能預防心臟血管疾病的發生。

健・康・密・碼

全球十大垃圾食物

除了健康食物以外，垃圾食物的傷害也不可輕忽。WHO也公布了全球十大垃圾食物：

① **油炸類食品**

② **醃製類食品**

③ **加工肉類食品**（肉乾、肉鬆、香腸等）

④ **餅乾類食品**（不含低溫烘烤和全麥餅乾）

⑤ **汽水可樂類食品**

⑥ **即食類食品**（主要指速食麵和甜點等膨化食品）

⑦ **罐頭類食品**

⑧ **話梅蜜餞類食品**

⑨ **冷凍甜品類食品**（冰淇淋、冰棒和雪糕）

⑩ **燒烤類食品**

3 飲食迷思Q&A

近年來，市面上充斥著各式似是而非的健康傳言，潘老師深覺必須導正社會視聽，未免以訛傳訛，因此彙整了二十則常見的飲食迷思，供大家參考。

關於疾病的迷思

Q 高血壓病人的正確飲食原則為少油、少糖、少鹽、高鈣、高鉀、高鎂、高纖，請問其中少糖和少鹽哪個更重要？ A 少糖

過去醫界一直以為，高鈉是導致高血壓的主要元凶，呼籲大眾減少鹽攝取量，以免引發高血壓、中風等心血管疾病。但一項美國紐約和堪薩斯的科學家二〇一四年九月份刊登在《美國心臟病學期刊》（*American Journal of Cardiology*）之研究報告發現，除了鈉以外，糖分也是高

血壓的元凶之一，而且比鈉更為邪惡，原因是糖會影響腦部下視丘（hypothalamus），導致心跳加速和血壓升高，讓罹患高血壓的風險暴增！

Q 泌尿道容易結石的人，應該少吃含鈣食物？ A 錯

近年來有研究指出，增加食物中鈣攝取量會降低腎結石的風險，美國緬因州醫學中心（Maine Medical Center）的泰勒醫師（Eric Taylor）發表在二〇一三年三月份《泌尿學期刊》（*the Journal of Urology*）的研究指出，即使不是乳製品，只要從天然食物中獲取充足的鈣，就可降低腎結石的發生風險。

Q 曾經罹患乳癌的婦女，要少吃黃豆、少喝豆漿？ A 錯

二〇〇九年《美國醫學協會期刊》（*Journal of the American Medical Association*）的一篇研究，以五千多名中國女性為受試者，追蹤五年，探討「黃豆攝取對於乳癌病人存活率的影響」，將大豆蛋白或大豆異黃酮的攝取量較多者與較少者比較，其結果顯示：治療後的乳癌病人，多吃黃豆食品者（大約每天吃到十一公克的大豆蛋白），可以顯著降低乳癌死亡率與復發的危險性。建議由天然食物中攝取大豆異黃酮為優先。

正確飲食

Q 有痛風病史的人，儘量不要吃豆製品？ A 錯

研究顯示，豆類、高普林蔬菜和植物性蛋白質，對痛風和尿酸並無危險性相關；甚至愈來愈多研究證實，豆類食物和高普林蔬菜不僅不會增加痛風發作機率，維生素C、少量紅酒、及適量低脂乳品，還具有降尿酸的效果。

Q 什麼人容易得糖尿病？（1）肥胖（2）愛吃肉（3）工作壓力大 A 以上皆是

餐餐無肉不歡的飲食習慣會提高罹患糖尿病的風險，根據一項由歐洲荷蘭、英、法、德、義、西班牙、瑞典、丹麥共八個國家的研究人員合作執行的大型研究，並發表在二〇一四年四月《糖尿病照護》期刊（*Diabetes Care*），研究結果顯示，飲食中攝取大量的動物性蛋白質，將會提高第二型糖尿病的罹病風險。

關於吃的迷思

Q 一天的糖分（精緻糖）建議攝取上限應為每日所需熱量的？
（1）10％（2）20％（3）30％ A（1）

美國心臟學會（American Heart Association）在二〇一一年三月的《循環》（*Circulation*）期刊發表報告，首次提供每天人工添加糖攝取量的上限建議值。根據報告，糖分攝取量應控制在一天所需總熱量一〇%。該建議值指的是包括食品或飲品製程中額外添加的糖分，以及喝咖啡等飲料另加的糖分，但吃整顆水果等所含的天然果糖則不包含在內，但打成果汁以及蜂蜜、黑糖都算糖。

Q 美國人攝取過多的鹽分，主要來自下列哪一種食物？

（1）白吐司（2）洋芋片（3）爆米花　A（1）

美國疾病管制暨預防中心（CDC）於二〇一二年二月七日發表報告指出，九成的美國人從麵包中吃進肚子裡的鹽分比從洋芋片、爆米花還多。由於麵包的製作過程中經常會添加鹽分或奶油調味，單片的白吐司麵包含鈉量可能高達二三〇毫克。

Q 一天的鹽分攝取要在幾公克以下？（1）4公克（2）5公克（3）6公克　A（2）

WHO於二〇一三年發布《成人與兒童鈉攝取量指南》，下修十六歲以上成人每日鈉攝取量，從二四〇〇毫克修正為二〇〇〇毫克以下（即五公克鹽；四〇〇毫克鈉＝一公克鹽）。

正確飲食

Q 為了健康，每天攝取的鹽分應該愈少愈好？ A 錯

二〇一六年五月二十日加拿大麥克馬斯特大學（McMaster University）及漢密爾頓健康科學中心（Hamilton Health Sciences）發表在國際知名醫學期刊《刺胳針》（*Lancet*）的研究報告指出，鹽攝取量過低者，也就是平均每天少於三公克（相當於一二〇〇毫克的鈉），也會增加心臟病發作、中風和死亡的機率。

Q 牛奶含鈣量高，多喝可以防骨鬆、骨折？ A 錯

牛奶向來被認為能夠補充鈣質、強化骨骼，但二〇一四年十月二十九日一篇發表在《英國醫學期刊》的瑞典研究報告指出，飲用大量牛奶不但無法預防骨質疏鬆，每天喝超過三杯牛奶甚至可能提高死亡風險。研究發現，一天喝三杯、平均六八〇毫升牛奶（無論是全脂、低脂或脫脂）的女性，在追蹤期結束後死亡率是每天喝不到一杯牛奶、約六十毫升女性者的約兩倍，發生髖骨骨折的機率，前者風險是後者的一．六倍。因為牛奶裡某些醣類會增加發炎和氧化壓力的風險，進而損害人體細胞。

Q 如果一定要喝牛奶，哪種牛奶會比較好？（1）全脂（2）低脂（3）脫脂

A 按照實際狀況選擇

如果已經肥胖，有心血管疾病，可以選喝低脂，避免吃下過多脂肪；若是體重標準或甚至太輕而且沒有心血管疾病，就可選喝全脂牛奶補充熱量。三高患者建議喝低脂牛奶，成人則可按照自己的食物攝取狀況選喝全脂或低脂。

Q 動物油的飽和脂肪酸太多，對人體不好，所以煎、炒、炸等各種烹調方式，都要使用植物油比較安心？ A 錯

倫敦克羅伊登大學（Croydon University）附設醫院心臟病專科醫師艾希姆．馬洛特拉（Aseem Malhotra）二〇一六年五月份刊登在英國《每日郵報》的報導指出，植物油固然健康，但如果使用不當高溫烹調（超過攝氏一八〇度），就會產生對人體有害的物質，反而更加不利健康，請大家要特別注意！

潘老師建議，食用油安全烹調應遵循「黃金五守則」：儘可能不吃油炸食物；不同的烹調方式，應選擇不同的油品；超市所購買的沙拉油，可以用來日常炒菜；椰子油和棕櫚油內富含飽和脂肪酸，是除了動物油外，最適合拿來油炸的油品；油品一旦加熱過後，就要丟掉，絕對不可使用回鍋油。

正確飲食

關於生活習慣的迷思

Q 飯前吃蔬果可以減少正餐熱量攝取？ A 錯

美國普渡大學（Purdue University）邁特斯（Richard Mattes）教授發表在二〇一二年十二月份的《國際肥胖期刊》（International Journal of Obesity）上的研究發現，每餐大量攝取胡蘿蔔、甘藍菜和柳橙等蔬果並不會因此延長餐與餐之間的時間，也不會減少下一餐的饑餓感，而且如果錯誤地飲用市售蔬果汁來代替吃水果，反而會增加熱量而變胖。

Q 水果到底要飯前吃，還是飯後吃？ A 都正確

飯前或飯後吃水果都正確，差別在於個人的需求、體質、疾病別、腸胃消化狀況等。飯後吃水果能補充纖維素；飯前吃則讓維生素較易吸收。但番茄、柿子、鳳梨等，儘量不要空腹吃。

Q 防止便祕最重要的事情是？（1）多喝水（2）多運動（3）多纖維 A（1）

大家都知道多吃富含纖維的蔬果可以預防及改善便祕情況，然而美國阿拉巴馬大學（University of Alabama）的瑪克蘭醫師（Alayne D. Markland）發表在二〇一三年四月美國《腸胃學期刊》（*American Journal of Gastroenterology*）的研究指出，其實喝足夠的水才是最不容易

造成便祕的良好生活習慣，研究並預估女性水分攝取量較少會增加三〇%便祕的風險，而男性水分攝取量較少則會增加二·四倍便祕的機率。

Q 血糖不穩定的人，最好少量多餐？ A 錯

根據捷克布拉格臨床試驗醫學研究院的卡列歐瓦博士（Hana Kahleova），發表在二〇一四年五月《糖尿病學》期刊（*Diabetologia*）的研究指出，一日兩餐（六點至十點、十二點至十六點）比起一日六餐（早、午、晚三餐，餐與餐之間再加入點心時間）更能改善糖尿病患者的腰圍、空腹血糖值等。

此外，英國新堡大學（Newcastle University）新陳代謝科的羅伊·泰勒（Roy Taylor）教授，二〇一七年九月於葡萄牙里斯本所舉行的歐洲糖尿病研究協會年度大會（European Association for the Study of Diabetes, EASD, 2017）上，公布三百人大型臨床研究報告，並已發表在二〇一八年二月《刺胳針》期刊（*Lancet*）。研究結果證實，透過極低熱量可以逆轉第二型糖尿病。極低熱量是指每天僅能攝取約六〇〇至七〇〇大卡的熱量。並須由醫師與營養師共同監督下才能進行。

Q 排毒餐可以幫助人體排毒？ A 錯

英國廣播公司（ＢＢＣ）曾邀集十位年輕女性參加排毒餐真人秀，結果發現排毒餐只是讓人感覺到身體被淨化，但實際健康狀況（血液或尿液成分、重金屬鋁濃度）並未改變；正常飲食中即包含身體所需的營養素，額外補充並無意義，其他宣稱可排毒的食品（例如：蕁麻根萃取物）也並無排毒功效。

Q 每天吞顆魚油膠囊，可以維護心血管健康，防止中風？ A 錯

美國哈佛大學醫學院的威爾克博士（Jemma B. Wilk）發表在二〇一二年十月《美國臨床營養學》期刊的研究，分析二〇六六九位平均五八．七歲的受試者健康資料，結果發現，每個月至少吃一次魚的受試者可減少三〇％心臟衰竭的風險，但若受試者是吃魚油營養補充劑，則並沒有發現對心臟有益處的情況。

Q 聽說椰子油含中鏈脂肪酸，多吃可以預防失智症？ A 尚未有充分證據

臺灣臨床失智症學會二〇一六年四月二十八日發布澄清資訊，除了二〇一二年的一篇研究外，並無任何證據可以證實椰子油能預防失智。而美國心臟協會（ＡＨＡ）提到，椰子油內含的飽和脂肪酸，過度攝取反而會增加心血管疾病風險。二〇一八年八月美國哈佛大學流行病學系米歇爾斯（Karin Michels）教授甚至宣稱椰子油是「十足毒藥」，認為它對心臟健康構成的風險更甚於豬油，因為前者幾乎完全由飽和脂肪酸構成。

想要減緩失智，應秉持「三動兩高」的原則：即頭腦要「動」、休閒活「動」、有氧運「動」、「高」度學習、「高」抗氧化。是否攝取應該因人而異，某人若有心血管疾病的家族病史，且常吃大量含有飽和脂肪的其他食物，就建議儘量少吃。

Q 預防關節退化要趕快吃維骨力才有效，順便防骨鬆、保骨本？ A 錯

補充維骨力不等於補骨，所以不能防骨鬆、保骨本，同時也沒有證據證明可以「預防」退化性關節炎的發生，所以不建議提前吃，更不需要當成保養品吃；此外，更不該誤信維骨力可用來治療骨質疏鬆。

有些葡萄糖胺的產品內含有鈉鹽或鉀鹽，對心臟或腎臟不好，建議有心血管疾及腎臟病患者，必須諮詢過醫師或藥師才可使用。

「維骨力」其實是義大利羅達藥廠（Rotta）的專利名稱，主要成分是葡萄糖胺硫酸鹽（glucosamine sulfate），由於名氣大，所以一般民眾把所有含葡萄糖胺成分的產品，都泛稱為維骨力。

正確飲食

葡萄糖胺是人體可自行合成的物質，存在於軟骨與其他結締組織中。它可以刺激軟骨細胞生產膠原蛋白（collagen）及蛋白多醣（proteoglycan），修護受損的軟骨組織，使軟骨吸收足夠的潤滑液，維持骨關節的健康。

但隨著人體老化，葡萄糖胺的合成速度趕不上分解的速度，影響關節內細胞的新陳代謝，使關節出現僵硬、發炎及疼痛等症狀。近年經國內骨科、外科醫學會評估，因每個人對維骨力吸收及療效差距很大，因此健保署自二〇一八年十月，已取消給付治療退化性關節炎的「維骨力」等含葡萄糖胺共三十一項指示用藥。民眾可以諮詢醫師，自費使用。

4 懂吃預防發生率第一名的大腸癌

根據國際研究報告顯示，雖然最近幾十年來，五十五歲及以上的美國人罹患大腸直腸癌的比率下降，但五十五歲以下的年輕族群大腸癌發生率卻年年上升，臺灣也是一樣，值得大家警惕，並應提出解決之道，以防止情況惡化。

年輕人罹患大腸癌比率年年高升

二〇一八年六月十四日發表在《國家癌症研究所》期刊（*Journal of the National Cancer Institute, JNCI*）的研究報告，由來自美國癌症協會（American Cancer Society, ACS）、哈佛大學陳曾熙公共衛生學院（Harvard T.H. Chan School of Public Health）等機構的科學家們發現，人體內的維生素D若維持在正常充足的狀態，罹患大腸直腸癌的風險將比缺乏的人降低三成。

正確飲食

研究作者美國癌症協會流行病學家麥卡洛（Marji L. McCullough）博士的研究團隊，分析彙整十七項研究報告，共有五七〇六名大腸直腸癌患者參與，以及七一〇七名無罹癌受試者做為對照組，持續追蹤五年半，發現缺乏維生素D者（＜三十奈莫耳／公升，nmol/L），較血中維生素D濃度充足者（落在五十至六二．五奈莫耳／公升之間）罹患大腸直腸癌的機率暴增三一％；此外，如果將血中維生素D濃度再拉高到七五至八七．五奈莫耳／公升之間）或（八七．五至一百奈莫耳／公升之間）時，比起充足者，又可分別再降一九％及二七％的大腸癌發生率，另外，如果血中維生素D的濃度高過一〇〇奈莫耳／公升，則並沒有任何再降低大腸癌的好處。

有鑑於此，這篇研究報告總結，能夠有效降低大腸直腸癌風險的血中最佳維生素D濃度，應該介於七五至一〇〇奈莫耳／公升之間，此數值高於目前美國國家科學院醫學研究院（Institute of Medicine of The National Academies, IOM）對於骨鬆的建議充足值（≧五十奈莫耳／公升）。

根據二〇一七年二月二十八日發表在國際知名的癌症期刊——《美國國家癌症研究所期刊》（JNCI）的一篇研究報告顯示，雖然最近幾十年來五十五歲及以上的美國人罹患大腸直腸癌的比率下降，但五十五歲以下年輕族群大腸癌的發生率卻年年上升，值得大家警惕，並應提出解決之道。

研究人員針對一九七四至二〇一三年間共四九〇三〇五例大腸直腸癌個案進行研究調查，

結果發現年輕人的大腸直腸癌發生率年年攀升，二十至二十九歲每年成長二．四％，三十至三十九歲每年成長一％，四十至四十九歲每年成長一．三％，五十至五十四歲每年成長〇．五％。但同時期五十五歲以上的大腸直腸癌卻以每年三％的速率下降，年輕人的發病率與整體趨勢完全相反，顯示大腸直腸癌在年輕族群的高發病率，不容小覷。

推測五十五歲以上族群整體趨勢下降的原因應是受益於常規健康檢查和健康飲食，如果有做健康檢查，很多瘜肉在癌變前就能被檢查出來，予以切除。在美國一般不會針對五十歲以下民眾推薦常規檢查，因此美國癌症學會（American Cancer Society）的流行病學家、此研究報告的主要作者西格爾（Rebecca Siegel）醫師提到，有鑑於大腸直腸癌患者愈來愈年輕，因此建議民眾應在五十歲之前就可以做大腸癌相

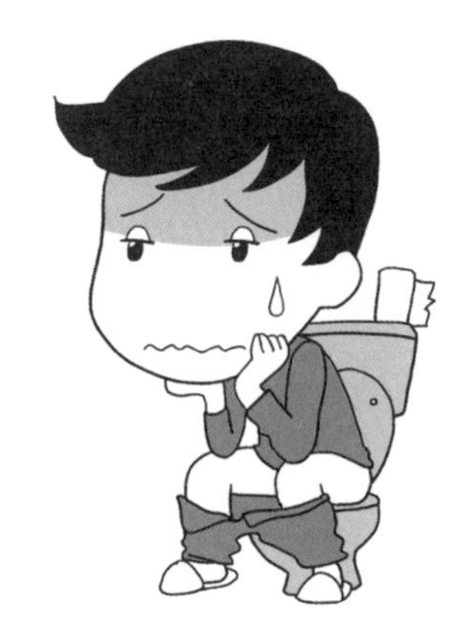

年輕人罹患大腸癌的機率正在上升，如果日常身體出現變化，應儘早去做檢查。

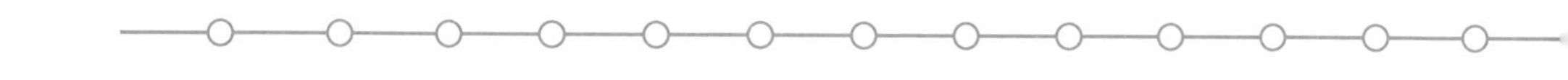

關篩檢。

另一篇由美國密西根大學醫學院外科莎曼莎・韓德倫（Samantha Hendren）副教授，發表在二〇一六年一月二十五日《癌症》期刊（*Cancer*）的研究報告指出，儘管衛教建議美國一般民眾應從五十歲開始進行大腸癌相關篩檢，但卻有七分之一的大腸癌患者年齡根本還不到五十歲。

健康飲食可有效降低大腸癌機率

二〇一五年三月九日發表於內科醫學期刊（*JAMA Internal Medicine*），美國一項大規模醫學研究顯示，健康吃素者能降低大腸直腸癌的發病率達二十二%。但如果日常飲食以健康素食為主之外，再搭配健康吃魚的話，大腸直腸癌的發病率相較於一般人，更驟降至四三%，由此可知，健康素食若與健康吃魚結合，在預防臺灣發生率第一名的大腸癌來說，效果最為顯著。

這篇研究報告是由加州羅瑪・達（Loma Linda）大學醫學和公共健康教授奧利奇（Michael Orlich）博士所領導，研究人員針對七七六五九名基督復臨會教友，進行長達七年多的研究。之所以選擇這個團體的原因是該教會信徒一般不吸菸、不喝酒，並鼓勵健康素食。在臺灣最有名的是臺安醫院。

在七·三年的追蹤期間內，七萬多受測者裡面共有三八〇例直腸癌以及一一〇例結腸癌患者產生。以素食和魚肉為主之受試者，結腸直腸癌的發病率降低最多，達四三%；吃素的人結腸直腸癌的發病率比葷食對照組減少了二二%；以素食和蛋奶製品為主的人罹患結腸直腸癌的風險降低一八%；吃全素者罹患結腸直腸癌的風險則是降低一六%；若是飲食中一半是肉食、一半是素食的人，風險也下降為八%。

哈佛大學營養暨流行病學系吉歐凡努西（Edward Giovannucci）教授指出，比起傳統的美式飲食，吃素可以降低血中胰島素濃度，而血中胰島素濃度過高可能是引發大腸癌的因素之一。而且，許多紅肉烹調的方式，像是煎、炸、燒烤等，都可能因此容易誘發大腸癌。此外，健康素食者一般體重適中，較少出現過重或肥胖情形，這也是預防大腸癌一項極為重要的因素。

二〇一五年一月也有另一篇研究報告，由哈佛公共衛生學院宋明洋（Mingyang Song）博士，發表在《腸道》期刊（*Gut*）的研究報告，研究人員招募三一八名大腸直腸癌患者，及六二四名無罹癌之對照組，作分析比較，結果發現，血中維生素D（25-hydroxyvitamin D）濃度愈高者，罹患大腸直腸癌的機率就愈低，研究人員認為是因為維生素D與體內的免疫系統共同合作，有效抑制這類惡性腫瘤的生長。

中國西安市西京醫院的梁洁醫師（Jie Liang）發表在二〇一二年四月《美國醫學期刊》

（*American Journal of Medicine*）的研究分析了一九九〇至二〇一一年四十一份關於魚類攝取量與癌症風險的報告。研究結果發現，定期攝取魚類，能降低一二%罹患或死於大腸癌（含結腸、直腸癌）的風險。

梁洁醫師指出，魚肉中富含ω－3多元不飽和脂肪酸，有助於降低大腸癌發生風險。研究中分析的是新鮮魚肉的攝取量，但若是經常食用經過高溫燒烤的魚肉，還是有可能會增加罹癌風險。美國心臟學會則是建議民眾每週吃魚至少兩次以上（一次三．五盎司＝九十九．二公克）。

美國范德比大學（Vanderbilt University）的墨夫博士（Dr. Harvey Murff）發表在二〇一二年一月《美國臨床營養學期刊》（*The American Journal of Clinical Nutrition*）的研究則是發現，每週吃三份魚

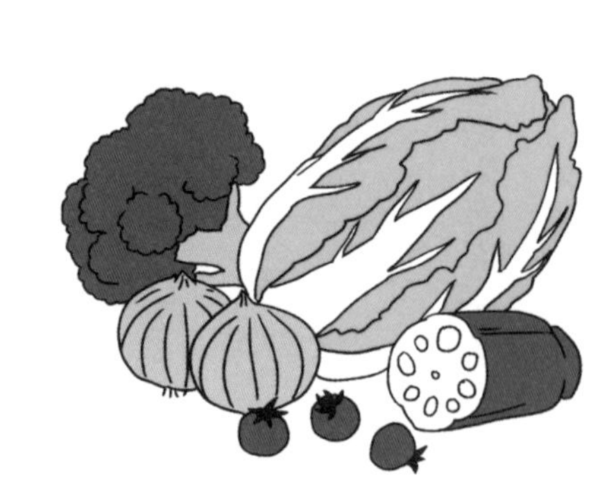

調整飲食，少吃紅肉類，多吃一點高纖蔬果可以有效降低發生大腸癌的機率。

的女性，檢查出瘜肉的風險比每週吃不到一份魚的女性，降低了三三%大腸瘜肉的生成機率，進而降低罹患大腸癌的風險。

大腸直腸癌高居美國所有癌症死亡率第二名，也是全美癌症發生率排名第三位，二〇一八年約有一四〇二五〇新發病例及五〇六三〇案例死亡。目前美國的醫學指南建議民眾五十歲時進行有關癌症的各項篩檢，若是親屬中有兩人以上被確診為癌症，則必需從四十歲開始進行有關癌症的各項篩檢。

根據美國癌症學會和國家癌症研究所的研究人員指出，在一九九〇年出生的人與在一九五〇年出生者進行同年齡層相比，前者患結腸癌的風險是後者的兩倍，而患直腸癌的風險則是後者的四倍。原因是現在的年輕人，生活方式多為久坐、不運動，身材過重或肥胖，飲食不健康，除加工紅肉外，也攝取過多的糖，而菸、酒則更是雪上加霜。

臺灣大腸直腸癌發生率全球第一

講完了美國，講講臺灣吧！臺灣大腸直腸癌發生率高居全球第一，平均每十萬人就有四十五．一人罹患大腸癌。根據二〇一八年癌症登記報告顯示，大腸直腸癌發生人數自二〇〇

正確飲食

六年以來就高居國人罹癌率的第一名，已連續十一年蟬聯十大癌症好發第一名，同時也是國人十大癌症死因的第三位，每年發生人數超過一五〇〇〇人，死亡人數更是增至五七二二人。根據國健署公布的資料顯示，大腸直腸癌罹病人數較十年前爆增一倍，平均每三十七分鐘就有一名新增病例。

另外，臺灣近年來罹患大腸癌除了有年輕化趨勢外，也有M型化趨勢，統計資料發現，二十歲以下罹患大腸癌的人數是十年前的二．一倍，八十五歲以上更是十年前的三．三倍。五十歲以下年輕人應如何預防大腸直腸癌呢？

● 有症狀時要警覺，立即就醫

因為年輕，所以從未想到癌症會找上門，所以很多發現時已是第三期，從今天開始，年輕人也要想到癌症會找上門：像是排便習慣改變，無論是排便次數改變、糞便性狀改變或是不明原因的腹瀉和便祕等都要注意。當腫瘤已侵犯至腸壁外，或是已有腸阻塞情形，就會引發腹痛，所以若有慢性腹痛一定要就醫詳細檢查。便血或糞便帶血，是大腸癌最常見的徵兆，只要是肉眼觀察到有便血，就要儘速就醫，不要以為只是痔瘡。

臨床上許多大腸癌的初始症狀就是貧血，發現有不明原因的貧血，除了考慮血液疾病、營養因素等，還必須將腸胃道慢性出血列入檢查。腫瘤若導致腸阻塞、腹痛時，容易有食欲不振、營養不良，進而使體重逐漸下降的情形。

● 改變生活習慣、飲食習慣

大腸癌是吃出來的癌症，改變飲食習慣，就能遠離它。例如少紅肉及加工肉製品、多吃蔬菜、水果和全穀類食物；維持標準ＢＭＩ值；多喝水、禁菸、少酒；養成規律的運動習慣。

● 要進行糞便潛血檢查

五十歲以下年輕人，健保並沒有提供免費糞便潛血檢查，潘老師建議自費做，只要三百元左右，非常便宜，又沒有侵入性，千萬不要怕麻煩，舉手之勞就可遠離大腸癌的威脅喔！

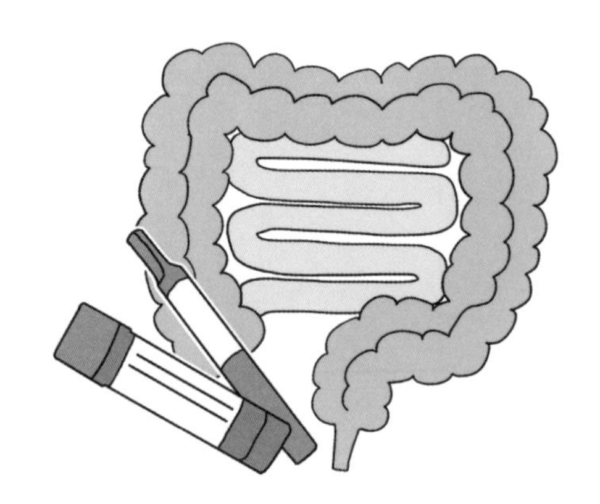

五十歲以下年輕人可以自費做糞便潛血檢查，舉手之勞就可遠離大腸癌的威脅。

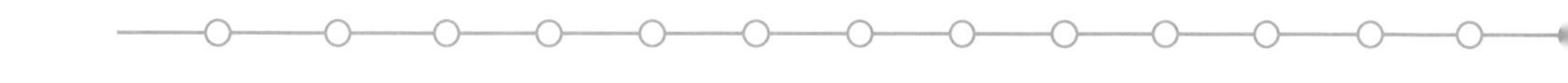

5 臺灣人比較缺乏的營養素

雖然國人的日常營養攝取早已經脫離匱乏，看似營養豐富，種類繁多，但是常見一些明顯的偏誤，例如飲食習慣太過單一，以致於常會缺乏某些特定營養素。這些特定營養素一旦缺乏，就會引發某些疾病，要記得多補充喔。

植化素——啟動人體健康之關鍵

很多人誤以為植化素是新冒出來的營養素或物質，而這個「誤以為」其來有自。早期對於營養素的認知只有蛋白質、脂質、碳水化合物、維生素、礦物質及水等六種，並沒有植化素，直到一九九五年，科學家累積了足夠的證據證明植物中的植化素，對人體具有預防疾病及改善生理功能的重要作用，它們才逐漸嶄露頭角。

植化素早就存在於大自然，而且不是單一物質，它的族群有數千種到數萬種之多，目前被發掘及證實對人體有益的大約有四千多種，仍在陸續發掘之中，相信不久之後，又會陸續有新的植化素名稱出現。

像大豆所含的大豆異黃酮素（Isoflavonesl）、番茄的茄紅素（Lycopene）、南瓜的β—胡蘿蔔素（β-carotene）、咖哩的薑黃素（Curcumin）、葡萄皮的白藜蘆醇（Resveratrol）、高麗菜和綠花椰菜裡的吲哚（Indoles）、綠茶的兒茶素（Catechins）、辣椒中的辣椒素（Capsaicin）等都是大家耳熟能詳的植化素。

此外，潘老師特別將常見蔬果中所含各類植化素，包含類黃酮素（flavonoids）、類胡蘿蔔素（Carotenoids）、酚酸類（Phenolic acid）、有機硫化物（Organosulfur compounds）、植物性雌激素（Phytoestrogen）等列於下頁表中，供讀者們參考：

正確飲食

植化素和宇宙萬物屬性及變遷息息相關，以陽光為例，每天早上太陽升起，照亮了大地，萬物開始甦醒，然而，過高的溫度會曬傷植物，為了自我防護，植物會產生特有的顏色，來維護自身安全；再以植物和昆蟲的互動關係作說明，蜜蜂、蝴蝶是傳遞花粉，延續植物生命的功臣，

茄子、葡萄、莓果類水果等	
類黃酮素	花青素、槲皮素、山奈酚
類胡蘿蔔素	略
酚酸類	沒食子酸、綠原酸、阿魏酸
有機硫化物	麩胱甘肽
植物性雌激素	木酚素

白蘿蔔、苦瓜、大蒜、山藥	
類黃酮素	山奈酚、楊梅素、槲皮素
類胡蘿蔔素	略
酚酸類	阿魏酸、對香豆酸
有機硫化物	吲哚、麩胱甘肽
植物性雌激素	木酚素

紅蘿蔔、玉米、南瓜、木瓜、柳丁等	
類黃酮素	檸檬黃素、楊梅素、槲皮素、芸香素
類胡蘿蔔素	β一胡蘿蔔素、玉米黃素
酚酸類	綠原酸、阿魏酸、沒食子酸
有機硫化物	麩胱甘肽
植物性雌激素	木酚素、異黃酮素

綠色蔬菜、青椒、芭樂等	
類黃酮素	芹菜素、楊梅素、槲皮素、芸香素
類胡蘿蔔素	β一胡蘿蔔素、玉米黃素、葉黃素
酚酸類	綠原酸、阿魏酸、對香豆酸
有機硫化物	異硫氫酸鹽、蘿蔔硫素、蒜素
植物性雌激素	木酚素

番茄、蘋果、辣椒、紅甜椒、草莓等	
類黃酮素	芹菜素、檸檬黃素、楊梅素、白藜蘆醇、柚素
類胡蘿蔔素	β一胡蘿蔔素、辣椒紅素、茄紅素
酚酸類	綠原酸、阿魏酸、沒食子酸
有機硫化物	麩胱甘肽
植物性雌激素	木酚素

常見蔬果中的植化素

但是蚜蟲卻是讓植物生病的天敵，因此植物既要吸引蜜蜂幫忙採花粉，又要有效達到驅蟲效果，所以植物又必須同時產生多種不同的植化素，才能使得生命延續。

與其說繽紛世界是上天賜予的豐富色彩，倒不如說是萬物之間「共存共容」的生態平衡表現，正因為宇宙如此瑰麗多變，我們才能夠享受植化素帶給人類的以下諸多好處，如：

- **高效率的抗氧化劑，具有抗自由基、延緩老化作用**

- **促進及激發體內解毒酵素（酶）的活性** 人體本身即有抗氧化酶，如：過氧化氫酶（catalase）、穀胱甘肽過氧化酶（Glutathione peroxidase，GSHP）、超氧化物歧化酶（Superoxide Dismutase，SOD）；但這些酵素的活性會隨著生活作息、飲食的不當，逐漸衰老及疾病等因素的影響，其抗氧化能力會逐漸衰退。植化素可以促進體內解毒酵素活性的案例，如：綠色花椰菜等十字花科蔬菜含有異硫氰酸鹽，具有解毒功效，可以增加細胞正常生長，並促進異常細胞自毀。

- **能夠增強免疫系統，提高對疾病的抵抗能力** 曾經在Discovery Channel的網頁中，發現一篇日本研究人員發表綠咖啡豆具有特殊效果的文章，原來其所含的綠原酸（Chlorogenic acids），

正確飲食

已確認具有高抗氧化作用，對抑制自由基、預防癌症有效，還有保護毛細血管、預防血栓的效果，不過綠原酸存在未經烘培的咖啡豆中含量高達四五％以上，經過烘培之後僅剩五至一〇％。

- **能夠調節體內荷爾蒙的分泌**　荷爾蒙是由內分泌腺體所分泌的化學物質，在血液中的濃度很低，但對某個特殊器官或組織的代謝，具有調節作用，一旦失靈，就會影響身體的平衡，像晚上睡不著、白天哈欠連連的失眠，和血糖一會兒高、一會兒低的不穩定都是荷爾蒙分泌出問題的表現，植化素具有調節荷爾蒙分泌的作用，如大豆、紅花苜蓿所含有的異黃酮就是。
- **具抗炎抗菌功能**　像咖哩中的薑黃素、綠茶中的兒茶素、高麗菜的吲　都具有消炎、抗菌作用，能夠強化自身免疫系統。

對於飲食習慣，我不贊成大快朵頤，但是對於蔬果（特別是蔬菜，水果需限量）的攝取，則是種類與數量多多益善，因為你會攝取到各式各樣的植化素，進而精神飽滿，活力充沛。

常見植化素及其功效

常見植化素	主要來源	功效
硫化丙烯 (Allyl Sulfides)	洋蔥、大蒜、韭菜等。	‧ 降低低密度膽固醇，預防動脈管壁增厚或硬化。 ‧ 提高維生素 B_1作用，有助消除疲勞。 ‧ 有鎮靜神經、舒緩焦慮的效果。 ‧ 抑制和殺滅真菌的作用。
生物類黃酮 (Bioflavonoids)	葡萄、番茄、櫻桃、柑橘類水果、百香果等。	‧ 阻低密度膽固醇氧化，預防動脈粥狀硬化。 ‧ 抑制及阻斷癌細胞發生作用；抗氧化功效有助於預防細胞因氧化而受害。 ‧ 具有抗病毒功能，與維生素C合併使用效果更佳。
類胡蘿蔔素 (Carotenoid)	胡蘿蔔、地瓜、木瓜、南瓜、芒果、柑橘類水果、油菜、芥蘭、青江菜和空心菜等。	‧ 形成視覺系統，強化視力，預防夜盲症。 ‧ 維持及促進表皮組織生長、尿道黏膜層及皮膚的健康，避免發生感染。 ‧ 增進免疫力。
吲哚 (Indoles)	十字花科蔬菜，如高麗菜、花椰菜、大白菜、芥菜等。	‧ 引導雌激素代謝後的產物為無害，降低乳癌發生機率。 ‧ 抑制癌細胞分裂與生長，同時促進能殺死癌細胞的蛋白質分泌。 ‧ 抗自由基，避免細胞氧化。
多酚類 (Polyphenols)	葡萄、黑醋栗、草莓、蘋果、櫻桃、蔓越莓等。	‧ 維持血管彈性，避免增厚及硬化。 ‧ 清除沉積在血管壁的低密度膽固醇。 ‧ 抑制及殺菌作用。 ‧ 增強免疫力，抑制癌細胞增殖。 ‧ 抗氧化，阻斷自由基產生，延緩衰老。
酚酸類 (Phenolic Acid)	番茄、胡蘿蔔、柑橘類水果、莓類水果、咖啡豆、葡萄皮、柳樹皮、金銀花、丹參等。	‧ 防止腐敗，具有抑菌及殺菌作用。 ‧ 強力抗氧化劑，延緩老化。
植物皂素 (Saponins)	黃豆、豌豆、菠菜、番茄、馬鈴薯、大蒜、甜菜、蘆筍等。	‧ 抗發炎。 ‧ 抑制癌細胞生成。

維生素D——是種荷爾蒙，保骨、提高免疫力、抗癌都靠它

臺灣地處亞熱帶，日照時間充足，只要日曬時間足夠，被稱之為「陽光維生素」的維生素D，理應不致於缺乏。但根據衛福部二〇一九年所公布之二〇一三至二〇一六年「國民營養健康狀況變遷調查」，受試者為十三至七十五歲參加體檢抽血之民眾，共有三七五五人，測試分析其血中維生素D的濃度，將血清維生素D濃度＜二十奈克／毫升定義為缺乏，二十奈克／毫升≦血清維生素D濃度＜三十奈克／毫升定義為邊緣缺乏。

結果發現，國人十三至四十四歲血中維生素D缺乏盛行率高於四十五歲以上約兩倍，且女性缺乏狀況較男性嚴重，兩性各年齡層的維生素D邊緣缺乏盛

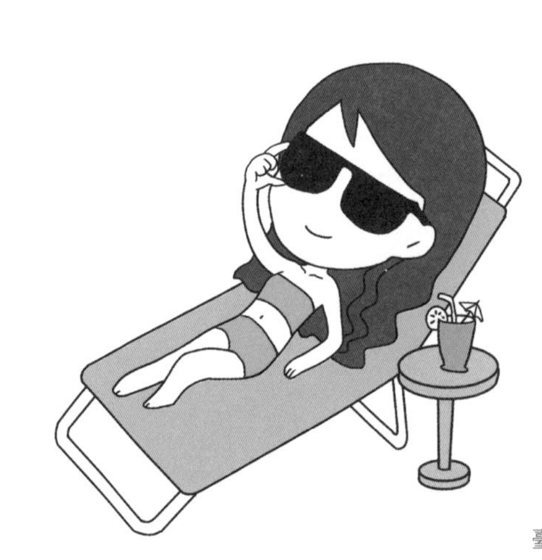

臺灣雖然日照充足，但是國人普遍缺乏維生素D。

行率均偏高。若以預防醫學角度切入合併缺乏及邊緣缺乏盛行率來評估國人維生素D不足狀況，男性十三至四十四歲及四十五歲以上不足比率分別將近六成及四成，而女性則分別高達八成及六成，顯見缺乏維生素D的嚴重性！

此外，二〇一一年十一月份臺大醫院北護分院院長蔡克嵩教授在「國際保健食品因子大會」中指出，許多女性為了美白，對陽光避之唯恐不及，造成國內中年女性維生素D不足的盛行率高達五成，且臺灣八十歲以上婦女約五〇％都有骨質疏鬆的問題。我在二〇一一年於書田診所檢測為二十四奈克／毫升，二〇一六年在新光醫院檢測為十九奈克／毫升，一次不足，另一次更嚴重，變成缺乏，因此深信，臺灣維生素D不足者不在少數。

反觀美國有近一半的國土，由於緯度高（有人說高於北緯二十五度，也有人說北緯三十度），日照時間並不充足，恐國人因此缺乏維生素D，所以美國已將維生素D添加入牛奶、麵粉及早餐的穀片，用以防止美國人罹患維生素D不足症。

二〇一六年十一月美國CBS NEWS網站上，一篇探討美國人是否需要額外再多補充維生素D的報導格外引人注目，報導中引用布萊根婦女醫院（Brigham & Women's Hospital）瓊安．曼森（JoAnn Manson）教授十一月十日發表在新英格蘭醫學期刊（*New England Journal of Medicine*）的研究報告指出，一至七十歲的美國人經抽血檢測知道有六％維生素D缺乏的問題，

正確飲食

也有十三%的人有維生素D不足的情形，原本以為日照不充足的美國人，其維生素D缺乏的情形卻沒有想像中來的嚴重。

反觀臺灣是一個日照相當充足的地方，缺乏維生素D的人卻太過普遍，這就是人們經常犯錯誤的地方，也就是自己以為足夠，就忽略不重視，當自己以為不充足時，就會特別注意，結果反而變成正常。美國人因為擔心不足，抽血測自己體內維生素D濃度的人數也暴增，從二〇〇〇年至二〇一六年增加了八十三倍，光去年就有八七〇萬人付美金四十元去抽血檢測維生素D，人數竟然僅次於抽血測膽固醇，而且還高於去醫院測血糖的人數，因此覺得有些離譜，科學家認為應該不必如此，但臺灣知道可以測維生素D的人，恐怕是微乎其微，更遑論自費去測維生素D了。

針對美國人如此氾濫地測維生素D，曼森教授於是建議，美國人每天應該主動從食物或補充劑攝取六〇〇至八〇〇國際單位（International unit, IU）的維生素D，且除非是維生素D缺乏的高風險族群（銀髮族、骨鬆患者、消化系統功能不良、及肝腎功能異常），否則不需要常常去做血中維生素D濃度檢查。

說到此，讀者一定會問，維生素D對我們有多重要呢？二〇一一年二月份美國塔夫茨大學（Tufts University）的尼古耶博士（Bahareh Nikooyeh）發表在美國臨床營養期刊（*American*

Journal of Clinical Nutrition）的研究發現，維生素D對於糖尿病患者的血糖控制有所幫助。

此外，若是攝取足夠維生素D，被發現還有降低男性心臟病的發生風險。二〇一一年六月美國哈佛大學公共衛生學院（Harvard School of Public Health）發表在臨床營養學期刊的研究招募一一八六四位沒有心血管疾病、癌症的民眾參與，其中共四四五九二位男性，持續追蹤十九年，結果發現每天攝取超過六〇〇國際單位維生素D的男性比每天攝取少於一百國際單位的男性減少了十六%發生心臟病和中風的風險。

而二〇一一年九月份，上海交通大學的秦環龍教授（Huanlong Qin）發表在臨床腫瘤醫學期刊（*Journal of Clinical Oncology*）的研究亦指出，血液中維生素D（25-hydroxyvitamin D）的濃度愈高者，發生大腸直腸癌的風險則愈低。

血中 25（OH）D（維生素D）濃度與健康之關係

濃度（奈莫耳／公升）	健康狀態
< 30	維生素D缺乏，導致嬰兒佝僂病（rickets）及成年人骨軟化症（osteomalacia）
30 至 < 50	造成健康成年人骨骼及整體健康不利影響（維生素D不足）
≧ 50	有利於成年人骨骼及整體健康（維生素D充足）
> 125	可能有潛在性的副作用，特別是在濃度大於 150 奈莫耳／公升時

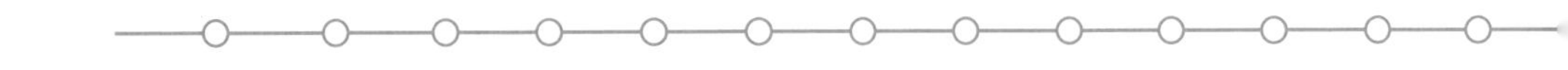

二〇一四年八月英國艾克斯特大學醫學院（University of Exeter Medical School）發表在「神經學」（*Neurology*）期刊，針對一六五八名六十五歲以上銀髮族，追蹤調查六年，其血中維生素D濃度遠低於十奈克／毫升（亦即嚴重缺乏者）的銀髮族，其罹患失智症的風險比例是血中維生素D濃度至少大於二十奈克／毫升的一．五三倍。

推測是由於大腦海馬迴（Hippocampus）充滿維生素D的接受體，顯示兩者必定具有密切的關係，海馬迴位於人體大腦的顳葉，主要負責有關長期記憶及空間定位的功能。一般失智症患者，多半都是海馬迴最先受到損傷，因此都會有記憶力衰退及方向知覺喪失等症狀。這也是為什麼失智症的老人家，常常會有不記得是不是吃過飯？常常會忘記是不是吃過藥？忘記常用的東西放在哪裡、甚至不記得回家的路等等情形發生，這也說明缺乏維生素D會提高失智症風險的原因。

維生素D除了和失智有關外，芬蘭的學者也從追蹤三一七三位年齡在五十至七十九歲熟齡者的血液樣本長達三十年後，於二〇一〇年美國《神經學文獻期刊》（*Archives of Neurology*）證實了維生素D對人體免疫系統、神經系統的調節都有重大影響，他們同時發現血液中維生素D含量較低的人，罹患巴金森氏症的機率比一般人高出三倍。

由美國國家科學院醫學研究院轄下之食品營養委員會（Food and Nutrition Board, FNB）於二〇一〇年發布之「鈣與維生素D每日建議攝取量」（Dietary Reference Intakes for Calcium and Vitamin D）中，揭露體內維生素D與骨骼健康之相關性。

二〇一六年四月六日一篇來自美國加州恩西　尼塔斯的非營利組織GrassrootsHealth發表於《公共科學圖書館》期刊（*PLoS ONE*）上的分析報告，研究人員招募二三〇四名年齡約五十五歲之女性受試者參與，結果發現：血液中維生素D濃度≧一百奈莫耳／公升的婦女，罹患癌症的風險與維生素D濃度低於五十奈莫耳／公升的婦女相比，要大幅降低六七％。

美國加州陽光營養與健康研究中心（Sunlight, Nutrition, and Health Research Center）的葛蘭特（Grant WB）博士二〇〇二年三月發表在《癌症》期刊（*Cancer*）的研究，他將美國劃分為東北部和西南部，並綜合分析比較兩大區域包含飲食內容在內、癌症發生率與死亡率的所有資料，結果發現，美國北部大腸癌、乳癌發病率明顯比南部要高，此外，膀胱癌、食道癌、腎臟癌、胰臟癌、直腸癌、肺癌、胃癌、子宮頸癌、卵巢癌、前列腺癌以及淋巴癌等多種癌症，都與日光照射是否充足有關。

更令人驚訝的是，居住在日照較少地區的罹癌患者死亡率，高出陽光較充足地區兩倍之多，由此得出「日照時間的長短與罹患大腸癌、乳癌的機率息息相關」這樣的結論。葛蘭特博士據此提出以下觀點：人體若缺乏維生素D，除引發骨鬆外，也導致罹癌。所以如果每天曬十至十五分鐘的太陽（必須是早上十點到下午三點之間），讓全身四〇％以上的皮膚暴露在陽光下，就能夠獲得充分的維生素D，不僅能預防骨鬆，還能預防癌症。

根據國健署「國人膳食營養素參考攝取量」則是建議一至五十歲，每天維生素D攝取量為五微克（二〇〇國際單位），一歲以下五十一歲以上、孕期及哺乳婦女維生素D每日攝取量為十微克（四〇〇國際單位）。美國和臺灣政府建議量的差別在於臺灣比美國日照充足，所以不需要吃進那麼多的維生素D，但可惜的是，臺灣人並沒有充分享受到日照充足的好處。潘老師於是建議，在普遍容易缺乏維生素D的族群，像是七十歲以上銀髮族、停經後婦女，以及整天室內上班不運動者，每天最好依美國標準攝取到八〇〇國際單位左右。

人類曬太陽後，血液中以25－D3存在，要使用前，再由腎臟把它轉成1,25-dihydroxyvitamin D3，才是實際具有生理活性的維生素D，始能發揮作用。由於科學的進步，目前研究得知全身都有維生素D的接受器，因此科學家認為維生素D不僅僅是維生素，更是一種具有多重生理作用的荷爾蒙（pleiotrophic hormone）。維生素D可以使得癌細胞週期（cell cycle）停止，也就是抗細胞不正常增生（anti-proliferation）的作用，還包含抑制血管新生（anti-angiogenesis）、抗發炎（anti-inflammation）、促進分化（differentiation）、促進細胞凋亡及DNA修復等功能，是故對於癌症具有預防及趨緩的效果。

當然，維生素D的缺乏還和許多疾病還息息相關，例如：

- **心血管疾病** 丹佛大學醫學院研究發現，老年人體內維生素D含量不足，其死於心臟病的風險比攝取足夠維生素D的老年人多三倍。
- **糖尿病** 英國研究報告顯示，中、老年人若攝取足夠維生素D，可降低罹患第二型糖尿病的風險達五五％。
- **癌症** 維生素D缺乏者罹患乳癌、大腸直腸癌和攝護腺癌的比例較高。
- **氣喘** 加拿大歸納研究文獻認為，缺乏維生素D者，肺功能較差、呼吸道容易對外來刺激反應過度，因此容易發作氣喘。
- **憂鬱症** 一旦缺乏維生素D，易導致副甲狀腺分泌的激素增加，而過於活躍的副甲狀腺常與憂鬱症有關。
- **慢性疼痛** 美國梅約診所（Mayo Clinic）之透納（Michael Turner）博士發現，體內維生素D濃度充足者，可有效緩解慢性疼痛。

正確飲食

維生素D在人體還具有多重生理功能，包括維持鈣磷的平衡及骨骼健康（skeletal health），另外，也擁有許多非骨骼健康（extra-skeletal health）方面的功能，例如保護腎臟、抑制腎臟發炎及纖維化。而維生素D缺乏與各種心血管疾病，如高血壓、心肌梗塞及中風有關。另外，血清中維生素D的濃度還有免疫調節功能，以及預防癌症的效果，曾有研究報告發現，維生素D與大腸癌及乳癌的發病率呈負相關，顯示維生素D似乎在許多疾病上都具有保護的角色。

維生素D對人體既然這麼重要，我們到底需不需要額外補充呢？

潘老師建議，首先，仍應以均衡飲食為基礎，配合適當日曬時間，尤其是女生，千萬不要因為怕曬黑、不好看，而過度防曬，只要太陽曬得夠，當然不必額外補充維生素D。但如果自費測一次血中維生素D，檢測結果發現不足或缺乏時，妳就必須做出改變，要不就是改變生活方式，要不就是要補充維生素D，當然改變生活方式所得到的好處會非常多，不會只是增加維生素D而已，但如果已經盡力做了努力，依然不夠時，做些補充也算是正確的決定，就跟潘老師一樣。但補充量不得超過每日四〇〇〇國際單位。

另外，富含維生素D的食物包括肝臟、蛋黃、乳製品、麥片、深海魚類（鮪魚、沙丁魚、鮭魚）、深綠色及紅黃色蔬果食物，例如木瓜、芒果、胡蘿蔔、菠菜、番茄及菇類等。

鎂——看不到的缺乏，影響更巨

我們都知道鈣對人體的重要性，但其實鎂這種礦物質在人體內也具有相當重要的生理功能。鎂是人體細胞內含量超過鈣、排名第二多的陽離子，參與體內多種酵素所進行之生化反應，包括能量代謝、訊息傳遞、細胞膜穩定性及神經傳導等等。鎂的生理機能有維持肌肉與神經的正常功能，像是讓心臟跳動正常、強化骨骼健康及免疫機能。鎂攝取充足還能夠預防高血壓、心血管疾病、腦中風，並有助於維持血糖穩定等。

身體如果缺乏鎂，就可能會有躁動和焦慮、疼痛、疲勞、肌肉痙攣、睡眠障礙（包括失眠）、噁心、嘔吐、心律不整、虛弱、過度換氣、指甲生長不良，甚至癲癇發作等十幾種症狀。但是由於上述症狀很容

正確飲食

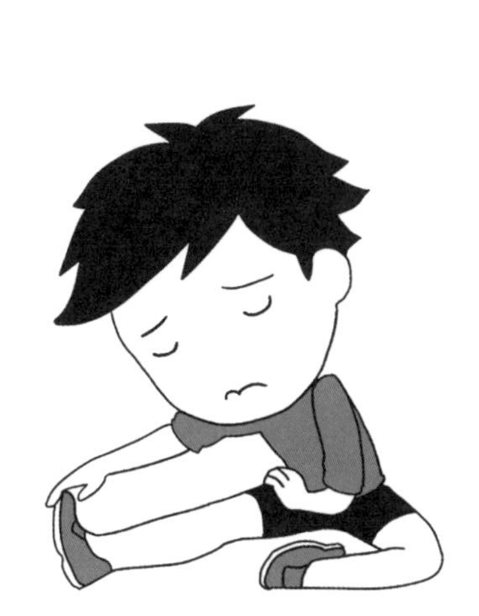

小腿常抽筋不一定身體是缺乏鈣質，很可能是因為缺乏鎂而導致鈣、鎂濃度不平衡。

易被誤診為像是腸躁症、自律神經失調、偏頭痛、纖維肌肉痛等，於是乎鎂缺乏常常被人忽略、很難被正確診斷出來，因此才被稱為看不到的缺乏（invisible deficiency）。

二〇一七年四月十二日由英國布里斯托大學（Bristol University）庫努索（Setor Kwadzo Kunutsor）博士發表在《歐洲流行病學期刊》（*European Journal of Epidemiology*）的研究報告指出，中年以後補充含鎂保健食品的參與者，在接下來二十五年當中，發生骨折的機率大降四四％。想要骨骼強健，除了補充鈣，鎂也相當重要。

二〇一四年十二月一項由以色列特拉維夫大學（Tel Aviv University）與德國盧貝克大學（University of Lübeck）的科學家，共同發表在《美國營養學院期刊》（*Journal of the American College of Nutrition*）之研究報告指出，長期缺乏鎂會導致實驗大鼠罹患骨質疏鬆症。研究人員以大鼠為實驗動物，做了一項鎂飲食攝取量的對照組與實驗組，為期一年。實驗結束後，檢測實驗大鼠的骨質密度，其中飲食中鎂含量充足的實驗大鼠，其脊椎骨與股骨區域的密度明顯高於飲食中缺乏鎂的組別。這個結果告訴我們，想要預防骨質流失，不單單要注意鈣質補充，還必須要檢視鎂的攝取量。原因是缺鎂會干擾鈣與維生素D的利用，所以鎂缺乏通常伴隨有低血鈣症，使副甲狀腺素分泌量增多，進而提高骨質疏鬆的風險。另外，缺鎂還會增加鉀離子的流失，造成低血鉀症，進而造成心臟方面的問題。

二〇一二年二月瑞典斯德哥爾摩卡羅林斯卡研究所（Karolinska Institute）的拉爾森教授（Susanna Larsson）發表在《美國臨床營養學期刊》，綜合分析了七篇平均追蹤十一．五年共二四一三七八名民眾的研究資料，結果發現，若能每日從天然食物中多攝取一〇〇毫克的鎂，可以降低八％發生缺血性中風的風險

臨床實際案例，一名四十歲婦女，常在睡夢中因為小腿抽筋而痛醒，原本以為咖啡喝太多，鈣質攝取不足，後來她拚命吃鈣片、喝牛奶，卻仍不斷地抽筋。結果就醫抽血檢查後，才發現竟然是礦物質鎂缺乏所導致的。造成腳抽筋的原因很多，其中之一是鈣、鎂濃度不平衡，這是因為鈣、鎂可以穩定肌肉的細胞膜，一旦體內鈣、鎂不均衡，就很容易造成腿部肌肉抽筋。

根據衛福部國健署二〇一三至二〇一六年國人營養狀況調查，鎂的攝取量低於國人膳食營養素建議攝取量的族群為男性十三歲以上、女性十三至六十四歲及女性七十五歲以上，其中以男性十三至十五歲及十六至十八歲差距較大分別達國人膳食營養素參考攝取量的七一％及六七％，女性則以十三至十五歲、十六至十八歲及十九至四十四歲差距較大分別達六二％、六〇％及七四％。

彙整一下，鎂在人體生理扮演的角色功能如下：

正確飲食

- **構成骨骼**　鎂是構成骨骼的成分之一，人體內的鎂有六〇%儲存在骨骼。
- **調節神經的感應及肌肉的收縮**　二五%的鎂儲存在肌肉，因為鎂與鈣、鉀、鈉共同調節神經的感應及肌肉的收縮。
- **維持細胞膜、DNA及蛋白質結構的穩定。**
- **參與三〇〇種以上的酵素反應**　包括碳水化合物的新陳代謝及能量轉移等作用。

因此，鎂缺乏會影響神經及肌肉系統的機能，還可能會出現神經異常收縮，肌肉痙攣，心率異常，心情沮喪，食欲不振等症狀。嚴重缺鎂還會降低人體對於鈣與維生素D的利用率，造成低血鈣症，進而引起副甲狀腺機能異常，也會大幅增加罹患骨質疏鬆症的危險。

一定有讀者想問潘老師，那到底什麼樣的情況下會導致身體缺鎂呢？

- **過度節食或飲食不均衡**　蔬菜全穀類等食物攝取不足，或飲食中同時攝取過多的膳食纖維、鈣或磷，也會影響鎂的吸收率。另外，如果吃過多的肉，會增加體內酸代謝作用，增加尿鎂的流失。

● 疾病或藥物影響　消化道發炎或長期腹瀉會使得腸道對鎂的吸收不良。而腎臟疾病、使用利尿劑或某些抗癌藥物都會增加鎂的排泄量，降低體內鎂含量。如果糖尿病控制不良，也會導致鎂的流失。

● 缺鎂的高風險族群　糖尿病控制不良患者（因為排尿量增多，造成鎂流失增加）、長期酗酒者、各種消化道疾病與發炎患者、血鈣或血鉀偏低者，及老年人等，都是容易鎂缺乏的高危險群。

那應該怎樣才能從食物中攝取足夠的鎂呢？潘老師建議，因為鎂的主要來源是植物性食物，以堅果、葉菜、豆類、全穀類等含量較為豐富。根據衛福部國民健康署建議每人每日的鎂攝取量，成人男性是三六〇至三八〇毫克（美國建議四〇〇至四二〇毫克），女性則是三一〇至三二〇毫克。而在拉爾森教授的研究中發現美國人鎂每日平均攝取量僅有二四二毫克。

富含鎂的食物主要是植物性的食品，尤其是堅果與種子類中的杏仁、松子、葵瓜子、南瓜子，豆類中的花生、黑豆、黃豆、腰果等，在每一〇〇公克的食物中，就含有約二〇〇至三〇〇毫克的鎂。其他像是深綠色葉菜類、魚貝海鮮類每一〇〇公克則約含有三十至六十毫克的鎂。水果類及肉類則含量較少，每一〇〇公克約三十毫克以下。這就是為什麼潘老師一直要大家在下午吃些堅果，每天食物中必須吃到豆類，以及多多攝取蔬菜的重要原因。

此外，當我們感受到壓力大時、劇烈運動、飲酒過量或吃太多甜食，都會消耗掉體內的鎂。鎂是一種能夠有效讓人放鬆的礦物質，所以當你覺得有壓力、焦慮或睡不好時，多吃些含鎂豐富的食物會很有幫助。

飲食中鎂攝取不足可能會發生潛伏性的缺乏症狀，像是會增加血管和神經的病變，導致血壓、血脂異常，動脈粥狀硬化，還會提高氧化壓力，讓人體容易發炎，增加心臟病、胰島素阻抗和糖尿病風險。

鋅——非同小可，引發全身健康亮紅燈

二〇一七年四月份由芬蘭赫爾辛基大學（University of Helsinki）哈瑞．赫米拉（Harri Hemila）博士發表在《流行性疾病公開論壇》期刊（*Open Forum Infectious Diseases*）的研究報告指出，普通感冒時補充鋅錠能夠抑制病毒的複製過程，進而縮短感冒的時程。

研究人員收集分析了十三項試驗的結果，共有一九九名年齡介於二十至五十歲的感冒患者，結果發現，其中三項試驗每天補充七十五毫克以上的醋酸鋅（zinc acetate）錠，可使感冒的持續

時間平均縮短四二%。另外五項試驗每天補充七十五毫克以上的葡萄糖酸鋅（zinc gluconate），而非醋酸鋅，則感冒持續的時間平均縮短二十%。其餘五項試驗每天補充鋅的劑量均低於七十五毫克，這五項試驗均沒有發現鋅對於感冒有任何效果。為什麼醋酸鋅的效果比葡萄糖酸鋅好呢？研究人員推測因為醋酸鋅在體內可以釋放出一〇〇%的鋅離子，而葡萄糖酸鋅僅能釋放五七%的鋅離子，等於是劑量不同的緣故。

另外，每日服用鋅錠超過七十五毫克的組別，其中十位參與者共有七人服用後，於感冒第五天時症狀就完全消失，相較於服用安慰劑的參與者，僅有三人在感冒後第五天症狀消失，也就是服用鋅錠的患者有七〇%已經康復，而服用安慰劑組則只有二七%康復，具有統計上的意義。

在這個研究報告中所給予鋅錠的劑量為每天八十至九十二毫克，遠高於臺灣衛福部男性和女性的每日建議攝取量十五毫克與十二毫克。研究人員指出，如果在感冒症狀開始後不久，服用鋅錠八十至九十二毫克持續一到兩個星期的時間，並沒有導致不良反應發生的案例。

服用時讓鋅錠儘可能慢慢的在嘴裡溶化，如此一來可讓鋅離子停留在喉嚨中時間較久，發揮消炎作用，並緩解喉嚨痛。

英國國家醫療保健服務體系（NHS）也曾表明某些試驗結果顯示，在感冒初期症狀剛開始二十四小時內服用鋅錠，可能會縮短感冒的持續時間。但是研究人員仍不建議以高劑量（每天超過四十毫克）持續超過二個月以上的時間，若是長期服用鋅錠，可能會出現像是噁心、嘔吐、腹瀉及口感差等不良反應。

此外，二〇一一年二月份英國牛津的非營利組織Cochrane Collaboration，針對一三六〇名參與者共十五次試驗資料進行研究分析，結果發現感冒症狀初始前三天，若每兩小時服用鋅錠二十三毫克（每天約八次），可以大幅降低身體不適的症狀，並且一週內就可康復。研究報告也指出，六歲以上兒童每天服用一顆十毫克的鋅錠，持續五個月，罹患普通感冒的機率較未服用的兒童減少約三分之一。

鼻病毒（rhinovirus）是造成一般感冒最常見的一種病毒，由於鼻病毒通常會在鼻腔和喉嚨中大量繁殖肆虐，導致上呼吸道感染，進而引發一連串感冒的症狀而得名。而鋅能夠避免鼻病毒在呼吸道增生、繁殖，還能有效遏止鼻病毒附著在喉嚨及鼻腔的黏膜上。鋅成為阻隔喉嚨黏膜與鼻病毒接觸的有效物質。

事實上，千萬不能小看鋅的功能。「鋅」在人體生理上扮演舉足輕重的角色，它是人體必需的微量元素，在人體內含量僅次於鐵，對於人體細胞的代謝及生長相當重要。人體含鋅的總量約占體重的〇．〇〇三%，相當於成人體內約有二公克鋅。九〇%的鋅都存在肌肉及骨骼中，其餘一〇%存在血中。人體內約有三百種酶需要鋅來調節促進活性，例如生長激素及類固醇接受器的基因表現需有鋅的存在，才能合成完整的類胰島素生長因子（IGF－1）或蛋白質（IGFBP3）、核酸（RNA／DNA）及膠原蛋白，並維持細胞膜構造及功能。

鋅還有維持血中淋巴球、免疫球蛋白濃度的功能，所以是增進免疫系統功能的重要因子，也是體內抗發炎、抗氧化酵素的重要成分，如口腔黏膜修護作用。鋅在維生素A的新陳代謝中扮演重要的角色，所以對維持視力、黏膜及皮膚的健康扮演重要的角色。鋅又與維生素C結合，參與體內膠原蛋白的合成，所以體內缺乏鋅的人，傷口癒合會比較慢。此外，缺鋅還會出現生長遲滯、腹瀉、傷口不易癒合、指甲出現白斑、味覺及嗅覺失常、掉髮、慢性疲勞及記憶力減退等健康風險。

一般抽血檢測血中鋅濃度，正常值為七十至一二〇微克／公合（或是七〇〇至一二〇〇微克／公升），而潘老師的血中鋅濃度經過醫院檢驗，竟然也低於正常（六十五微克／公合）！全世界約有三分之一的人口飲食中缺鋅，而根據衛福部國健署二〇一三至二〇一六年國人營養狀況調查，十三歲以上男性及女性鋅的攝取量均有觀察到未符合國人膳食營養素參考攝取量的現象，分別僅達七九％至九二％及七二％至八七％。

此外，孕婦、早產兒、嬰幼兒、青少年，或慢性腹瀉者，可能因為攝取不足、需求量較大或流失較多而有鋅缺乏的症狀。其他容易鋅缺乏的族群還包括：素食者、銀髮族、節食減肥者、酗酒者、服用利尿劑或抗生素者，都應該注意補充鋅。

我建議平常就應該多攝取含鋅食材，補充鋅最好的方法，當然還是從天然食物中獲取最佳。若是還未檢測血中鋅濃度，想要從保健食品補充，仍應以衛福部每日建議攝取量男性十五毫克、女性十二毫克的鋅作補充，且勿超過三十五毫克的攝取上限。那麼富含鋅的食物有哪些呢？

- **堅果類**　包括南瓜子、腰果、杏仁等，且堅果富含ω－3不飽和脂肪酸、蛋白質等礦物質，對於素食者也非常適合拿來當零食。
- **肉類**　瘦肉（尤其是紅肉）、豬肝、魚類等的鋅含量高，也較易為人體吸收。

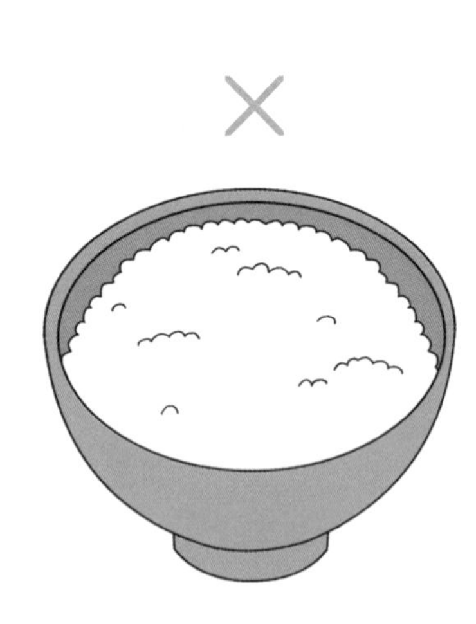

白米飯雖然美味，但是太過精緻，也缺乏豐富的膳食纖維，日常飲食應該多多食用五穀雜糧。

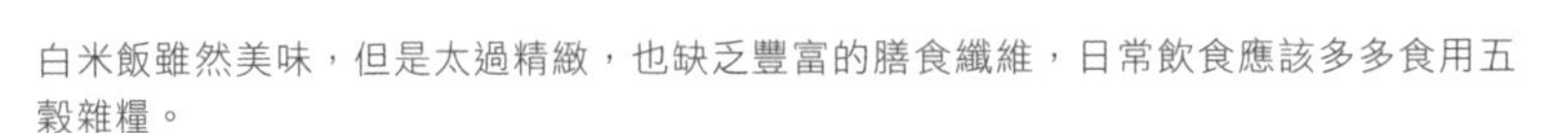

- **甲殼類海鮮** 如牡蠣、蛤蜊、蠔、蚌殼等都含有較多的鋅，其中，以牡蠣的鋅含量最豐富，蝦子也是富含鋅的食材之一。
- **乳製品、茄子、蛋黃等食物，也都富含鋅**
- **蔬菜** 豆類、蘿蔔、大白菜等。蔬果中鋅含量較低，所以建議從動物性食材中補充。
- **全麥穀類、栗子也含有鋅**

正確飲食

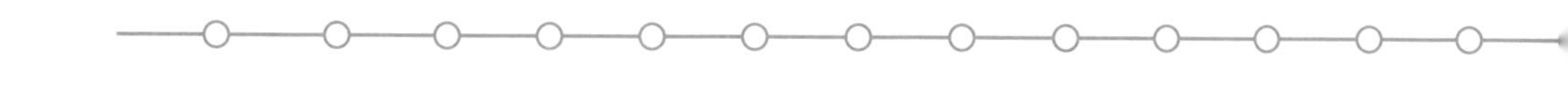

6 可救命的膳食纖維

慢性疾病已是人類的頭號奪命殺手，若想要降低這些慢性疾病的死亡率，每天攝取足夠的膳食纖維，這就是一個又簡單且有效的方式，臺灣人每日攝取的膳食纖維嚴重不足，只吃到衛生單位建議的一半量。

膳食纖維有效降低疾病發生率

二〇一九年一月十日由世衛委託紐西蘭奧塔哥大學（University of Otago）博士後研究生安德魯．雷諾茲（Andrew Reynolds）等人發表在國際知名醫學期刊《刺胳針》（*Lancet*）的研究報告，彙整分析過去四十年來一八五項觀察性研究共涉及一．三五億人／年以及五十八項涵蓋四六三五名受試者的臨床試驗。結果發現與膳食纖維攝取量最低的人相比，飲食中膳食纖維含量最高者，其總死亡率（all-cause mortality）降低一五%，冠狀動脈心臟疾病死亡率降低三一%、中風死亡率降低二〇%、癌症死亡率降低一三%。

在預防疾病方面，常吃富含膳食纖維的食物，也可以有效降低多種疾病的發病風險，如冠狀動脈心臟疾病的發病率減少二四%、中風發病率減少二二%、第二型糖尿病罹患風險降低一六%、大腸直腸癌的發病風險則是減少了一六%。

研究作者雷諾茲建議人們每天應該攝入二十五至二十九公克的膳食纖維，以達最佳保護效果。但若已有嚴重缺鐵症的患者或有其他特殊疾病，不適合大量食用膳食纖維者，則必須遵從特殊醫囑，和一般人不同。臺灣衛福部也建議，每人每日膳食纖維攝取量最好為二十五至三十五公克；大約是每天三份蔬菜、兩份水果，並以全穀類或雜糧飯代替白米飯，就可以達到一天所需的膳食纖維量。

除世衛研究外，二〇一七年十月由美國國家健康科學大學（National University of Health Sciences）馬克•麥克雷（Marc McRae）教授，發表在《脊骨神經醫學期刊》（*Journal of Chiropractic Medicine*）的論文也同樣發現，日常生活攝取大量膳食纖維者與幾乎不吃膳食纖維者相比較，其總死亡率下降一六%至二三%，心血管疾病死亡風險下降一七%至二三%，心血管疾病發病率下降九%至二八%，且罹患冠狀動脈心臟疾病的風險亦降低七%至二四%，中風

正確飲食

發病率則是減少了七至一七%。

另外，研究團隊也發現膳食纖維還有降膽固醇的功效，若是高血脂患者食用富含水溶性膳食纖維的食物後，其血中總膽固醇（total serum cholesterol）及低密度脂蛋白（LDL）分別下降九．三至十四．七毫克／公合及一〇．八至一三．五毫克／公合。其實廣告中燕麥片降膽固醇，就是因為含膳食纖維而已。

攝取足夠膳食纖維對降血壓也有助益，研究報告指出，增加膳食纖維食用量，收縮壓下降達〇．九二至一．九二毫米汞柱（mmHg），舒張壓則可降低一．七一至一．七七毫米汞柱。

此外，二〇一八年一月由中國蘇州大學公衛學院陳嘉平（Jia-Ping Chen，音譯）等人發表在《營養學》（*Nutrients*）期刊的研究報告，共調查分析十四份膳食纖維之相關研究，結果發現，膳食纖維攝取量愈高者，罹患像是肥胖、三高（高血壓、高血脂、高血糖）等代謝症候群（metabolic syndrome）的風險也會降低一四%至三〇%。

二〇一五年五月挪威科技大學（Norwegian University of Science and Technology）與英國倫敦帝國學院（Imperial College London）研究人員彙整分析了歐洲前瞻性癌症與營養調查（EPIC）、英國醫學研究委員會劍橋流行病學中心（MRC Epidemiology Unit）、與其他十八個研究報告，受試人數共六十一萬人，共有包含四一〇六六名第二型糖尿病病患，研究結果指出，如果每天多攝取十公克的膳食纖維（不論來自全穀類或蔬菜類），糖尿病的罹病機率就會降低九%；但若是這十公克的膳食纖維全都單獨來自全穀類的話，罹患糖尿病的機率則可大幅度下降二五%，顯見全穀類的效果比蔬菜類效果更好。然而，水果類的膳食纖維對於降低糖尿病風險卻沒有顯著相關。所以，潘老師再次強調，水果只能適量，不能多吃。

膳食纖維可以延長飽足感，減緩體內營養素吸收的速度、延長荷爾蒙訊息的釋放，以及改變食物在大腸中的發酵等因素，而這些因素都可以讓身體質量指數（ＢＭＩ）下降，進而降低發展成第二型糖尿病的機率。

此外，還可以減少葡萄糖的吸收，幫助調節血糖，並且增加人體對胰島素的敏感度、進而降低胰島素的分泌，較不會造成體內脂肪的累積，這些也都是讓糖尿病罹患風險驟降的原因。水果類纖維素之所以沒有預防效果，可能和水果本身含有太多糖分有關。因此，潘老師常說：水果不等於蔬菜，千萬別用多吃水果來彌補沒有吃蔬菜的罪惡，因為那非但不會有任何贖罪的效果，更會加重身體的負擔。

膳食纖維除了上述的益處外，竟然對退化性關節炎也有功效。據統計全球有超過三．五億人罹患骨關節炎（Osteoarthritis，簡稱 OA），也就是俗稱的退化性關節炎（先不管這個俗稱對或不對），這在六十歲以上族群非常多見，罹患骨關節炎不但痛苦，也可能會致殘。根據衛福部統計，臺灣人膝關節退化的盛行率約一五％，推估有三五〇萬人因此受苦。參照健保署的數據，每年約有二萬人需要置換人工關節，值得大家重視。

二〇一七年五月份由美國塔夫茨大學（Tufts University）戴昭立（Zhaoli Dai，音譯）博士發表在《風濕性疾病年鑑》（*Annals of Rheumatic Diseases*）綜合回顧研究報告——骨關節炎起始計畫及弗萊明翰骨關節炎研究計畫，結果發現，攝取高纖食物較多的銀髮族，不僅可以降低骨關節炎引發膝關節僵硬疼痛的風險，同時也可預防，顯示每日吃進衛福部建議量的纖維素，似乎是預防骨關節炎最經濟有效的方法。

在骨關節炎起始計畫中（Osteoarthritis Initiative, OAI）共有四七九六名罹患骨關節炎或骨關節炎高風險族群參與，研究人員除了以問卷調查方式每十二個月評估一次，持續四年，收集彙整所有參與者，並分析其纖維攝取量、膝關節損傷、用藥、酒精攝入量及平日運動習慣等數據與骨關節炎間的相關性，最後並透過X光確診參與者是否有骨關節炎，包括膝關節僵硬、腫脹和疼痛等症狀。

在OAI研究計畫中，共八六九九人出現骨關節炎症狀，有一五二例經X光確診為骨關節炎患者。研究結果發現，於計畫開始時膳食纖維攝取最多者，較那些很少攝取纖維者，發生膝蓋疼痛、僵硬、腫脹、惡化的機率要低三〇％。

另一項弗萊明翰骨關節炎研究計畫（Framingham Offspring Osteoarthritis Study），將一二六八名五十歲左右的成年人分為四組，此研究計畫中，共一四三人出現骨關節炎症狀，一七五例經X光確診為骨關節炎患者。研究結果顯示，纖維攝取量最高組較纖維攝取量最低組，九年後罹患骨關節炎的風險大幅下降六一%。

研究作者戴昭立博士推測，富含膳食纖維的飲食明顯有益健康，除了可以控制體重外，此外，纖維還有降低膽固醇、控制血糖及有助於腸道中益生菌的生長，進而達到消除關節發炎的功效。

英國薩里大學（University of Surrey）二〇一七年四月份發表在《自然回顧風濕病學期刊》（*Nature Reviews Rheumatology*）的研究報告就建議，養成良好的飲食習慣和維持規律的運動，可以有效防止退化性關節炎的發生與惡化。

此外，二〇一六年一月十三日美國史丹佛大學（Stanford University）微生物學家艾瑞卡・索能博格（Erica Sonnenburg）博士率領的團隊與哈佛大學、普林斯頓大學，共同發表在《自然》期刊的研究報告指出，如果飲食中長期缺乏膳食纖維，除了會讓人體內腸道的菌叢改變，影響自身的健康外，甚至還會將體內不好的微生物菌叢傳給下一代，禍延子孫。

研究人員在無菌實驗室中，將人類的腸道菌全部移植給小鼠，再將實驗小鼠分為兩組，一

正確飲食

組餵食植物纖維豐富的高纖食物，另一組則餵食幾乎不含植物纖維的低纖食物，持續七週後發現，低纖食物組的小鼠，腸道內菌群種類的多樣性迅速下降僅剩一半，而腸道微生物總數也減少了七五%。接下來再將低纖食物組換成高纖食物後，實驗小鼠腸道內的微生物菌群，卻是無法完全恢復，約有將近三分之一種類的腸道菌無法再回來。

在好奇心驅使下，研究人員持續觀察，在兩組小鼠分別繁殖後，低纖食物組的小鼠，其腸道菌群劣化的情形，竟然會遺傳給下一代，甚至於這些被持續餵食低纖食物的小鼠繁衍四代之後，其後代子孫腸道內微生物的多樣性仍然無法恢復，顯然影響極其深遠。但當研究人員進行糞便移植，再加上高纖飲食後，則可完全恢復腸道菌相。

腸道菌種可分成益生菌、致病菌及中間菌，腸道內如果益生菌較多，中間菌就會變成益生菌。但如果是致病菌較多，中間菌就會變成致病菌。真可謂失之毫釐，差之千里。益生菌種類很多，最常聽說的是乳酸桿菌（Lactobacilli）及比菲德氏菌（Bifidobacteria）等，而致病菌則包括大腸桿菌、葡萄球菌等菌種。當人類擁有健康及多樣性的腸道菌群，不但能夠維持正常代謝功能，還可以幫助人體抵抗致病菌。過去的研究也指出，腸內菌群的改變，是導致肥胖、糖尿病、心血管疾病，甚至是癌症的危險因子。

哈佛大學在一九九六年發表在美國醫學會期刊（*JAMA*）的研究調查發現，每天吃二八．

九克膳食纖維四十至七十五歲的男性可以減少四一％發生心肌梗塞的風險。另一篇哈佛大學二〇〇七年發表在公共科學圖書館醫學期刊（*PLoS Med*）的研究指出，追蹤超過十二年蒐集一六一七三七位美國民眾飲食習慣及健康資料，結果發現一天多吃兩份全穀物可以降低二一％罹患第二型糖尿病的風險。

此外，二〇一一年七月美國北卡羅萊納大學（University of North Carolina）的何卡博士（Ka He，音譯）發表在《美國臨床營養學期刊》（*American Journal of Clinical Nutrition*）的研究中收集了十個皆持續超過七年的研究，共有七二九〇四三位中國婦女參與，結果發現飲食中膳食纖維攝取量較高的婦女比低攝取量的婦女減少了一一％罹患乳癌的風險。

目前全球大多數人每日膳食纖維攝取量低於二十公克，美國成年人平均每天僅吃進約十五公克膳食纖維，英國女性一天平均攝取十七公克纖維，男性約二十一公克。臺灣民眾也一樣，根據國健署委託中研院之二〇一三至二〇一六年「國民營養健康狀況變遷調查」的結果，九成以上國人膳食纖維攝取量不足，男性平均每天只攝取十五公克膳食纖維，女性十三．五公克，較衛福部的每日建議攝取量二十五至三十五公克，足足少了五〇％。

一般膳食纖維可分為水溶性與非水溶性兩種，潘老師特別製作成表格，方便大家閱讀：

膳食纖維飲食法

若將三十公克纖維質平均分配到一日三餐中，則我們必須每餐攝入的膳食纖維量要達十公克才行，以下有九種不同的吃法，每種吃法都讓你攝取到膳食纖維十公克左右。

水溶性與非水溶性膳食纖維的比較

	種類	特性與功能	食物
水溶性膳食纖維（soluble fiber）	半纖維質、果膠、植物膠、海藻膠	可溶於水中，變成膠體狀有保水作用，增加糞便柔軟度，刺激腸道蠕動，避免便祕的發生、降低罹癌風險、降低膽固醇並延緩飯後血糖上升的速度。	全穀類（糙米、燕麥）、木耳、蒟蒻、果凍、蔬菜（綠花椰菜，胡蘿蔔）、水果（柑橘、蘋果、草莓）。
非水溶性膳食纖維（insoluble fiber）	纖維質、木質素、樹膠、黏膠質	不溶於水，但會吸附大量水分，可稀釋致癌物質的濃度，增加飽足感，使大便體積增加，預防便祕及腸道憩室炎並降低癌症發生率。	全穀類（糙米、燕麥）、堅果類（核桃）、豆類（黃豆）及根莖類（甘薯）、蔬菜（綠花椰菜，胡蘿蔔）、水果（香蕉、柳丁）

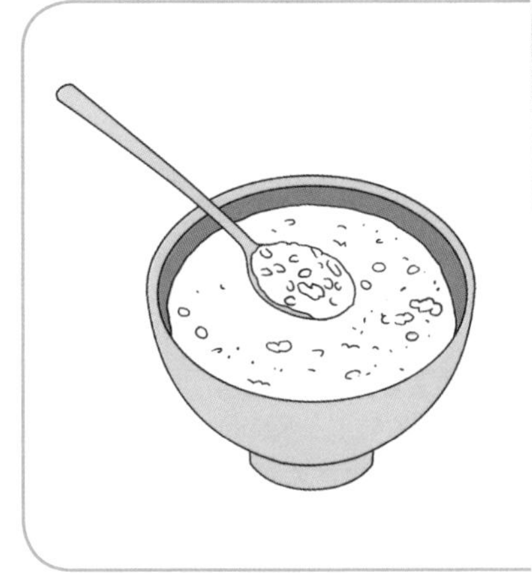

50 公克燕麥粥加兩個無花果乾

纖維質的份量：9.8 公克

燕麥粥是纖維質的良好來源，特別是其中的多醣體——β－葡聚醣。根據研究指出，β－葡聚醣不但能夠減緩腸道對葡萄糖的吸收，有助於穩定血糖、減少第二型糖尿病發生率，還有降低血中膽固醇濃度的功效。無花果乾含有極高的膳食纖維，占有本早餐60%的纖維份量。

400 公克烤甘薯

纖維質的份量：10 公克

根莖類主食是良好的纖維質來源，每 100 公克甘薯熱量只有 102 大卡，卻擁有膳食纖維 2.5 公克。其熱量只有白飯的一半，膳食纖維卻是白飯的四倍多。不但可以增加飽足感，還有促進腸道蠕動、改善便祕的功效。但是要注意甘薯甜度高，如果空腹吃會刺激胃酸分泌，容易造成胃食道逆流等狀況。所以腸胃功能不佳及有胃潰瘍者，可以先吃些東西，再吃減半的烤甘薯，不可貪多。

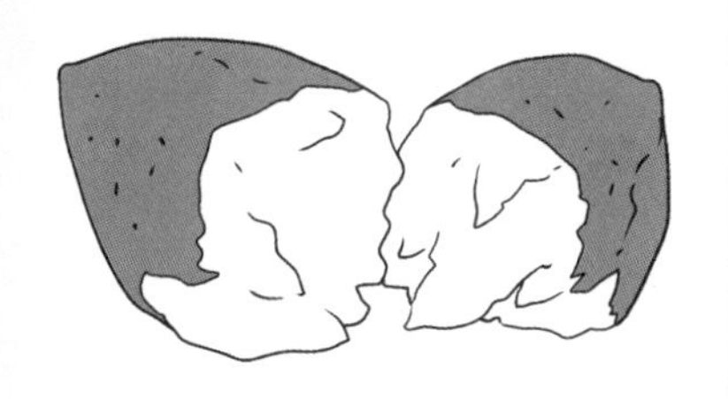

綠茶 650 毫升

纖維質的份量：12 公克

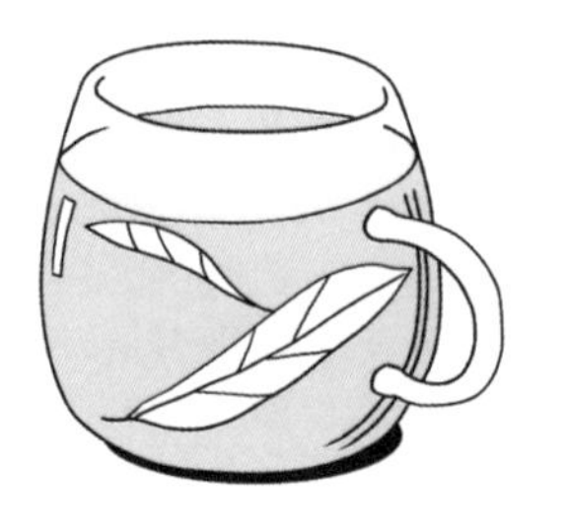

中國有悠久的飲茶文化，現代人更是以喝茶取代手搖飲料來養生。因為綠茶沒有經過發酵過程，所以較烏龍茶及紅茶的兒茶素、茶胺酸等營養成分要來得高。綠茶中的多酚抗氧化物質──兒茶素（catechin）占茶多酚總含量的 80%，添加纖維質的無糖綠茶飲品，可以補充每日的纖維質攝取量。

一顆梨加一個柳丁

纖維質的份量：9.3 公克

適量水果也是良好的纖維質來源，每 100 公克的梨子富含 3 公克以上的膳食纖維，是纖維含量很高的水果。梨子的鉀離子含量也高，每 100 公克的梨就含有 110 毫克鉀離子，能補充一整天 80%的鉀攝取建議量。且 100 公克梨的鐵含量有 0.2 毫克，跟葡萄差不多。一顆柳丁（不是柳丁汁！）也能提供 2.5 公克以上的膳食纖維，若是每天吃下一顆梨加一個柳丁，還能補充維生素 C 喔！

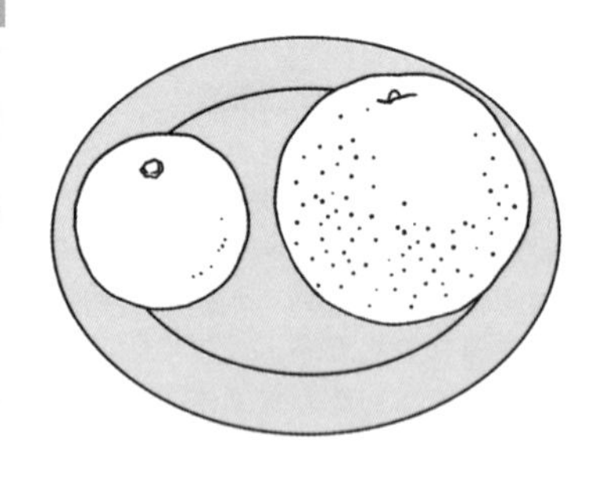

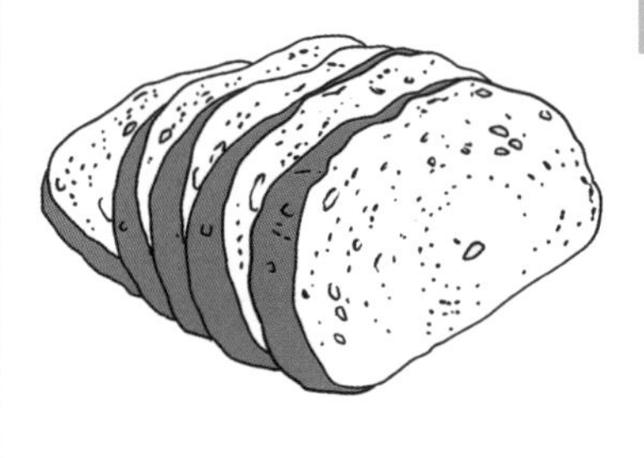

4 片高纖全麥吐司

纖維質的份量：12 公克

許多忙碌的現代人，因為趕著上班，早餐往往隨便吃，甚至不吃，這樣對健康都是大扣分！早餐不妨試試高纖全麥吐司，一片吐司中，就含有 3.9 公克的膳食纖維，全麥保有和原本整粒小麥相同成分比例的胚乳、麩皮、胚芽達 51%以上，且全麥吐司比白吐司含有更高膳食纖維、維生素和礦物質等營養素，如果再配上一杯牛奶（或無糖含渣豆漿）和一顆水煮蛋，就能提供一個早上滿滿的活力。

500 公克豌豆苗

纖維質的份量：11 公克

各種芽類蔬菜都是良好的纖維質來源，每 100 公克豌豆苗內含有 2.2 公克膳食纖維。豌豆苗的鉀、鐵離子含量也高。此外，它也含有維生素 B 群、β －胡蘿蔔素、葉酸等多種營養素。不過要注意的是，由於豌豆苗屬於高鉀食物，慢性腎臟病患者及洗腎患者，應避免食用。另外，豌豆苗的普林（purine）含量較高，痛風正在發作的患者，應暫時避免。

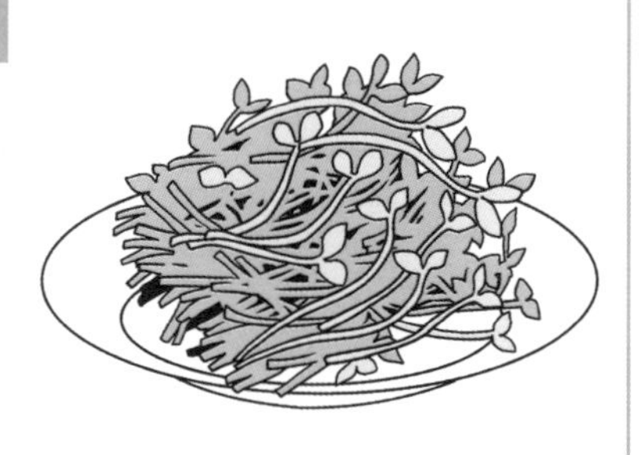

50 公克香菇脆片

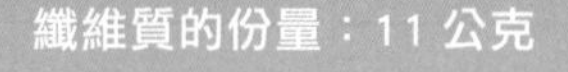

纖維質的份量：11 公克

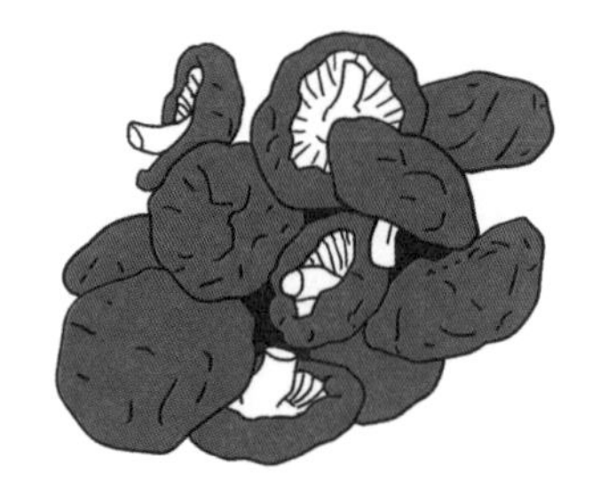

菇類是良好的纖維質來源，香菇是臺灣很常見的食材，其膳食纖維、維生素 B 群、蛋白質及礦物質含量豐富，每 100 公克中就含有 3.3 至 4.5 公克的膳食纖維，且乾香菇的膳食纖維含量比新鮮香菇高出十倍，100 公克的乾香菇，纖維含量高達 37.6 公克，50 公克的香菇脆片，熱量約 260 大卡，是膳食纖維來源不錯的選項。一定要記得買少糖，少鹽的原味產品。

90 公克黃金玉米粒

纖維質的份量：10 公克

玉米是我們餐桌上的常客，也是替代白飯極佳的食物，雖然同樣含有澱粉，但熱量卻僅有白飯的一半之外，玉米的 G I 值為 70，也比白飯的 84 來得低。且 100 公克玉米膳食纖維的含量高達 10 公克，是一般白飯的 3 倍多，平常不妨以玉米替代部分白飯。

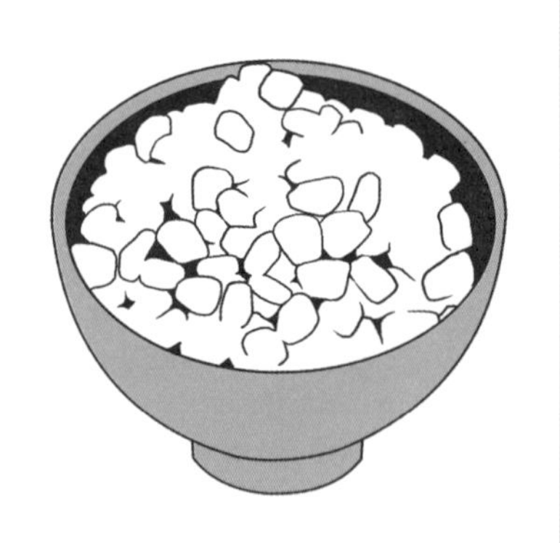

75 克無調味杏仁（9.8 克）

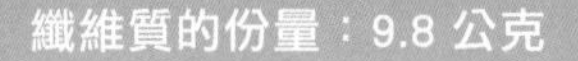

纖維質的份量：9.8 公克

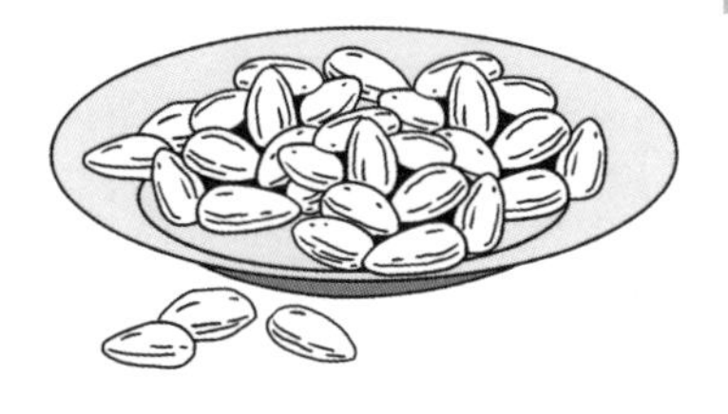

堅果是目前時下最夯的零食，一份 75 公克的杏仁，就能提供一整天三分之一膳食纖維以及四分之一鈣的建議攝取量，是所有堅果類中纖維含量最高者。但 75 公克的杏仁（約三把）就有 440 大卡的熱量，因此每天只能吃一把（30 公克）。另外杏仁也富含維生素 E 及不飽和脂肪酸，對心血管有益。

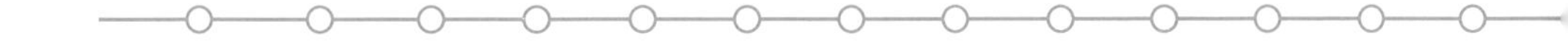

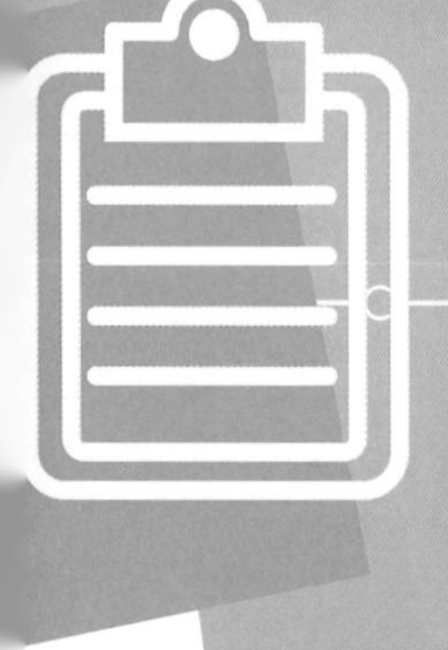

第6件事

定期、完整、不過當的健康檢查

1. 在家監控健康存摺
2. 每年健檢有必要？
3. 高危險群每半年須追蹤
4. 必要健檢項目
5. 健檢輻射劑量可怕嗎？
6. 頸動脈超音波和骨質密度篩檢

醫療科技日新月異，許多早期症狀不明顯的疾病現在已可藉由健康檢查及早發現，避免遺憾。另外，有些平常就可以監控的數字也需時時注意，因為這些數字的起伏變動，也代表身體可能出現異狀。隨時掌握自己的健康狀況，即時因應。

什麼時候該做健康檢查？多久做一次？該做的檢查項目又是什麼？自費的項目族繁不及備載，有需要嗎？況且收費還真不便宜！另外，健檢完畢後，千萬不能置之不理，還要針對已發生的疾病治療，預防未發生但高危險群的部分。總之，定期、完整、不過當的健康檢查，就是我們遵守前面的養生五件事之後，護衛身體健康的警報器。

現代醫療各類精密檢測儀器可協助民眾提早發現病因，儘速治療，不必再像古人一樣只能憑感覺去揣摩不舒服的狀態，卻無法說出確切數字。養生保健不能單憑感覺，待身體惡化後再就醫，往往已失去及早治療的先機，特別是許多重大疾病在發病初期毫無徵兆，發病後就已是中末期，治療上變得很棘手。

二〇〇九年五月，前副總統蕭萬長被診斷出罹患期別ⅢB的肺癌，等於是倒數第二階段的末期癌症，卻依然毫無症狀，得靠著健診才查出，可見健檢是多麼重要！

① 在家監控健康存摺

健康存摺裡面的數字，指的是能夠反映身體健康的數據，如身高、體重、血壓、血糖等。為何要有「數字」觀念？因為這與我們身體的健康狀況有密切關係。當我們每天關注股票的指數漲跌，是否也應關注我們身體健康數字的上升與下降呢！

BMI用來判斷理想體重

BMI（Body Mass Index），可稱為「體格指數」或「身體質量指數」，是計算理想體重，判斷肥胖與否的標準之一。

BMI值有六階段分級，根據國內外多項研究指出，從過重，到輕度肥胖、中度肥胖者，容易導致高血壓、心臟血管疾病、退化性關節炎、女性不孕症。達到重度肥胖時，會大幅提高糖尿病、心血管與肝腎疾病的罹患率。ＢＭＩ超過三十者，會縮減壽命，大於三十五的重度肥胖，則屬於病態肥胖。

所以ＢＭＩ不只僅僅是肥胖的一個標準，更涉及諸多與肥胖有關的重大疾病，甚至關係到壽命長短。二〇〇五年，費爾迦博士（**Katherine M. Flegal Ph.D.**）的一項研究指出，ＢＭＩ超過三十的人會縮減壽命。二〇〇九年三月八日，《刺胳針》（*Lancet*）期刊有一篇由美國華盛頓大學探討ＢＭＩ與死亡率的研究，再度證實這項發現，指出ＢＭＩ在三十至三十五者比在正常範圍者，壽命平均縮短兩至四年；ＢＭＩ在四十至四十五者，壽命則會縮短八到十年。

ＢＭＩ提高時，罹癌率也會跟著提高。另外，該項研究並發現，ＢＭＩ在正常範圍的男女，之後的八年內死亡率最低，ＢＭＩ值每增加三，風險就增加三〇％。死亡率增高的主因來自心血管疾病、糖尿病與肝腎疾病。

二〇〇二年臺灣全國營養健康調查資料顯示，當ＢＭＩ提升到二十四以上時，罹患代謝症候群的風險會開始明顯增加，ＢＭＩ二十七以上者約有八五％

BMI 值的分級

分級	BMI 值
體重過輕	BMI ＜ 18.5
正常範圍	18.5 ≦ BM ＜ 24
過重	24 ≦ BMI ＜ 27
輕度肥胖	27 ≦ BMI ＜ 30
中度肥胖	30 ≦ BMI ＜ 35
重度肥胖	BMI ≧ 35

製表人｜潘懷宗

（或更多）為代謝症候群所擾，而BMI二十四以下的成人，七〇%女性與六八%男性並沒有該項病徵。

BMI的計算公式放諸四海皆準，但判讀會隨各國與種族而有所不同，比如高加索人（白人）BMI超過三十才叫過重，我們這邊當然是用亞洲人的標準，BMI超過二十七就叫過重。最理想的BMI值是二十二，太輕當然也不好，超過二十四為體重過重，達到二十七就屬於肥胖。只要知道自己的身高與體重即可進行計算。公式如左列：

BMI ＝體重（公斤）÷ 身高（公尺）^{2}

我們也可根據 BMI 的標準值 22，反推出自己的標準體重應為多少。

身高（公尺）^{2} × 22 ＝標準體重（公斤）

正常體重＝標準體重 ±10%

體脂肪率可知道體內脂肪量

體脂肪率是指一個人身體裡面脂肪組織所占全身重量的比率，和BMI一樣，是判斷肥胖的標準之一，通常與BMI共同解讀。BMI與體脂肪率最大的差異是，BMI只能判斷身體是否過重，無從得知體內脂肪的累積量，但體脂肪率可以讓讀者清楚了解體內脂肪占有多大的比例，是評估「肌肉男」還是「泡芙族」最準確的方法。

需釐清的是，外表看起來肥胖的人，體脂肪率未必偏高。日本相撲選手個個魁梧粗壯，但體脂肪率大都控制在二〇%以內；瘦子的體脂肪率未必就低，有些不是很胖的人，因為平時不運動，反而容易囤積脂肪，甚至高達四〇%，這就是所謂的「隱藏性肥胖」，身體裡面都是油，健康狀況極差，因此單看體重，並不準確。

過高的體脂肪率跟數值大的ＢＭＩ一樣，會導致各種與肥胖相關的慢性疾病，如糖尿病、高血壓、高血脂等。

但脂肪並不是全然沒有好處，脂肪具有固定、支撐及保護內臟的作用，而且冬天可以保暖，荒年可以挨餓。正常人的體內約有四分之一是脂肪，女性又多於男性，年紀愈大者，體脂肪率愈高。成年男性的體脂肪率不要超過二三%、女性不要超過二七%，若男性體脂肪率超過二五%、女性超過三〇%，就稱為肥胖，不論ＢＭＩ是否超過。

發現體脂肪率過高時，最好儘速檢測血壓、血糖、肝功能等數字，它們皆與肥胖息息相關，可以及早進行防治。更重要的是加強運動，將肥油脫去，用適當運動來加入肌肉，以維持適當比率。

標準的體脂肪率範圍

性別	年齡	標準值範圍
男性	18～30 歲	14～20%
	30～69 歲	17～23%
女性	18～30 歲	17～24%
	30～69 歲	20～27%

體脂肪率的高低，除了平日隨著基本週期有波動之外，也可能受到飲食、月經、疾病的影響，甚至連運動、淋浴引起的身體濕度變化，也會影響體脂肪率的數字，所以測量體脂的最好時間是早上空腹與睡前這兩個時段，通常前者會比後者來得高。

體脂計測量體脂肪，是利用低電壓電流來測出身體的電阻（愈油，電阻愈大），再換算出體脂率。理由是人體組織內的脂肪不導電，非脂肪的部分有七〇％為水，可以導電。所以，電阻愈大，代表體脂肪率愈高。

目前市面常見的家用體脂計，主要可分單純腳踏型以及腳踏結合手握兩種，兩者都可同時測量體重、體脂肪率。至於以前只有手握的陽春型體脂計，因測量數據誤差太大，目前已

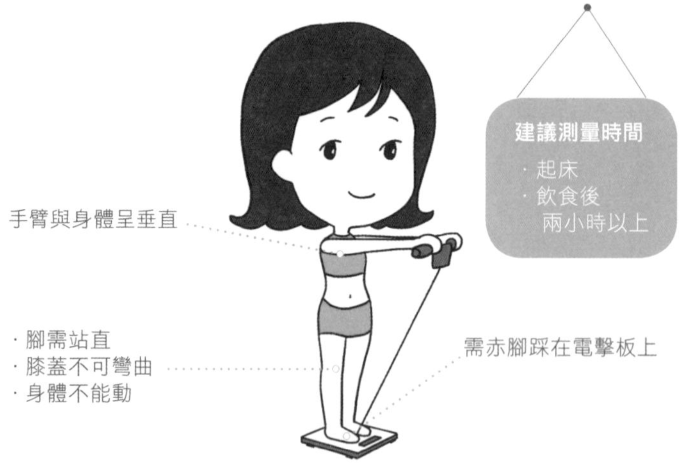

建議測量時間
‧起床
‧飲食後
兩小時以上

手臂與身體呈垂直

‧腳需站直
‧膝蓋不可彎曲
‧身體不能動

需赤腳踩在電擊板上

體脂計偵測體內脂肪，透過腳踏板或握把手的電極送出低電壓電流，繞經下半身或上半身，因此會得出這兩個部位的體脂肪比例。

被淘汰、不再使用。

不論那一種，測出的數值應該都差不多。有些體脂計同時擁有較多的選項，例如可測量內臟脂肪、骨量、體內年齡、基礎代謝率等，價格大約在新臺幣五千元左右。

腰圍與脖圍別太粗

腰圍也是評估肥胖的標準之一，它反映出脂肪囤積在腹部的情況，更是檢測腹部皮下與臟器脂肪組織（visceral adipose tissue, VAT）含量的指標。腹部脂肪一旦堆積過多，就被稱為內臟型肥胖，又名危險型肥胖，會引發新陳代謝症候群，比如脂肪肝、高血壓、高血脂、高血糖等。二〇〇九年三月，美國《呼吸及急診醫學》雜誌刊登法國一項十二萬人所參與的研究，指出啤酒肚會壓迫橫膈膜，導致肺部無法伸展，影響到呼吸。

在臺灣，女性標準腰圍應小於三十一．五吋（八十公分），男性腰圍應小於三十五．五吋（九十公分），超過此一標準就稱為啤酒肚。國內研究指出，有啤酒肚的人，腰圍每增加一公分，罹患高血壓、心臟病、糖尿病的風險就會增加二％至六％。

腰圍比ＢＭＩ值更能反映出代謝症候群與心血管疾病、糖尿病的罹患危險性。加拿大研究發現，有啤酒肚者，其急性心肌梗塞機會高過ＢＭＩ值超過二十七的人。另外一項研究也顯示，代謝症候群個案約有八成是腹部肥胖，四成為ＢＭＩ值過高，腰圍過粗者，有一半機率會得到代謝症候群，若再加上血壓高，風險更是攀升到七五％。腰圍每增加一公分，男性得到代謝症候群機率上升到一四％，女性上升到五％。腰圍超過一百公分的男性，得到第二型糖尿病的機率是正常男人的十二倍。

另外，必須提醒腰圍變粗未必全然因為肥胖，有可能是懷孕、腹水或婦科疾病所致，若發現數字有異常現象，應儘速就醫。

除了腰圍以外，還要注意脖子的粗細，即脖圍。脖子上通腦部、下接心臟，此處出現肥胖（包含雙下巴）徵狀，代表上半身脂肪累積

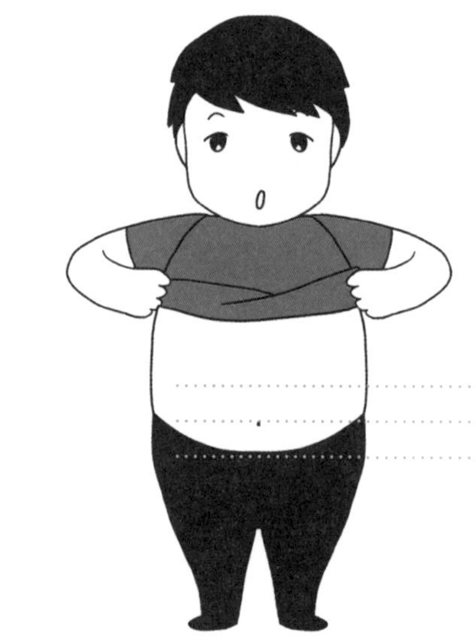

除去覆蓋在腰腹部位的厚重衣物，輕鬆站立。軟皮尺繞過腰部，置於肋骨最低處與骨盆最高凸處的中間。維持正常呼吸，在吐氣結束時測量腰圍。

的程度，因此脖子粗是上半身肥胖的「惡性指標」，與心臟病和中風有密切關聯。

脖圍與腰圍一樣，愈粗愈提高罹患心臟病的風險。如果脖子粗又加上腰粗，風險更高。美國佛雷明罕（Framingham）心臟學會研究顯示，腰圍較細，但脖子卻粗大者，比脖子細的人更容易罹患心臟病，睡眠呼吸中止症也常見於脖圍大於四十三公分的人。

佛雷明罕心臟研究基金會檢測了三千三百名平均五十一歲的男女，該研究指出，男性標準平均脖圍不超過十六吋（四〇．五公分）、女性標準平均脖圍不超過十三．五吋（三十四．二公分），脖圍每增加三公分，就會對健康有所影響：血液中高密度脂蛋白（high-density lipoprotein, HDL，俗稱「好的膽固醇」）會變少，男性減少二．二毫克／公合、女性減少二．七毫克／公合，但不影響壞膽固醇（LDL）的數值；血糖（blood glucose）會增高，男性增加血糖三．〇毫克／公合、女性增加二．一毫克／公合。

好的膽固醇不像壞的膽固醇會留在血管，它們會被送回肝臟分解，而正常的空腹血糖濃度應該在一百毫克／公合以內，但是脖子粗的人，血液中的好膽固醇比例降低、血糖濃度又增加，因而會比脖子細的人容易引發心血管病變。

由於臺灣尚未訂出標準脖圍數值可供參考，所以只能參考美國標準。量測的方法與量腰圍類似，都需要一捲軟皮尺。眼睛先直視前方，保持脖子直立狀態，將皮尺圍繞脖子一圈，測量出脖子的粗細。測量時，皮尺圍繞脖子時需適中，不要過鬆或過緊。

血壓須定時量測

血壓（blood pressure）是指血液流動時施予血管的壓力，一般是指主動脈壓，又分為收縮壓與舒張壓兩項數據。當心臟收縮時，主動脈壓產生的最高血壓稱為收縮壓；當心臟舒張時，血管內的血液流入心房，血管壁承受的壓力最低，稱為舒張壓。

高血壓與中風、心肌梗塞等心腦血管病變息息相關，也會嚴重傷害腎臟與眼睛健康，導致腎功能不全、尿毒症、動脈硬化性視網膜症等。

高血壓是可以預防及控制的慢性病，卻常常因為忽略，沒有監控血壓，最後釀成重症，因而被封為「沉

高血壓的定義

世界衛生組織的舊標準		意義	二〇〇七年臺灣衛生署修訂新標準	
收縮壓	舒張壓		收縮壓	舒張壓
140	90	正常血壓值	120	80
		前期高血壓	120～139	80～89
140～160	90～95	第一期高血壓		
≧160	≧95	第二期高血壓		

製表人｜潘懷宗

默的健康殺手」。

世界衛生組織建議的血壓值標準，正常成人收縮壓應小於或等於一四〇毫米汞柱，舒張壓小於或等於九十毫米汞柱。千萬別相信許多的網路謠言，說什麼年紀愈大，血壓愈高是正常的。

前期高血壓已列入高危險群，雖不用就診，但要做預防工作。收縮壓經常高於一二〇毫米汞柱、或舒張壓超過八十毫米汞柱的朋友，更必須定期量測血壓，甚至天天量血壓。

血壓最好在自家放鬆心情時測量，每天早晚可以掌握最新數字，可避免到醫院診所時，一看到醫護人員就緊張而導致血壓升高。選擇血壓計建議使用能簡單操作的手臂式電子血壓計。

· 不交談
· 挽袖測量
· 壓脈帶不低於心臟
· 腰部挺直
· 不憋尿
· 不翹腳
· 腳底自然垂放

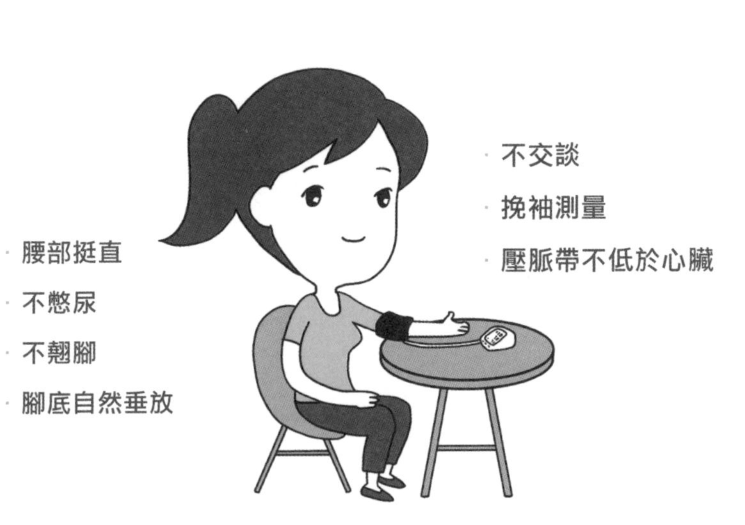

量血壓時的姿勢往往會影響血壓值，注意七個要點就可以正確量出血壓囉。

・測量前半小時內避免抽菸、喝刺激性飲料或吃飯、也別運動，最好能休息二十至三十分鐘藉以放鬆心情。

・找個安靜的地方，坐或臥皆可，兩腳平放，肘部及前臂自然輕鬆地置於與心臟大致平行的桌面。

・血壓計氣囊（袖袋）包在上臂三分之一的高度，下緣離肘窩有二至三公分，別綁得過鬆或過緊。

・手臂式的電子血壓計離心臟較近，測量數值比手腕式來得準。

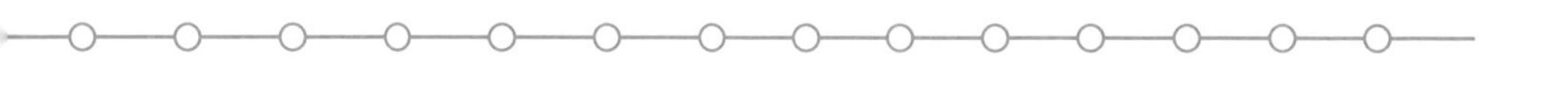

2 每年健檢有必要？

國際知名醫學期刊——新英格蘭醫學雜誌（New England Journal of Medicine）在二〇一五年十月十五日〈編者的話〉專欄中提到：兩位哈佛大學醫學院的教授，針對醫療保健上有悠久歷史傳統的觀念進行了一場空中（或紙上）的大辯論，那就是我們需要每年做一次健康檢查嗎？

．反對方：梅若特拉副教授（Ateev Mehrotra）哈佛大學醫療政策學系
．支持方：哥諾教授（Dr. Allan Goroll）哈佛大學醫學系教授

反對方：梅若特拉副教授

年度健檢時，有些民眾會出現血壓高、血脂高或血糖高，通常醫生都會建議民眾注意，因

為尚未達到用藥標準，但大規模研究顯示，這些紅字或警示對於將來發展成糖尿病或心血管疾病等慢性病的預防，竟然沒有實質上的助益。

梅若特拉副教授因此質疑傳統健檢的價值，指稱並未從這些觀察性的研究當中，看到發病人數減少，或是任何死亡率下降的情形，有鑑於此，實在沒有必要浪費時間及金錢在每年去做健檢上。還不如改成兩年做一次或三年做一次。

總體而言，這些年度健檢所費不貲，所有人全部加起來每年超過上百億美金，而且有時候每年體檢的結果甚至可能有害，像是沒有任何自覺症狀患者的尿液測試有時會出現偽陽性（false positive）反應，這通常會造成患者許多不必要的恐慌。

舉一實例說明，二〇一四年八月份的《臺灣公共衛生雜誌》刊出〈腫瘤標記的臨床應用與發展〉文章中提到，一名五十多歲沒有抽菸習慣的男子，自費接受腫瘤標記篩檢，發現大腸癌指數CEA接近六，正常值應低於五），驚嚇之餘，再度求診腫瘤科卻查不出任何異狀，證實只是虛驚一場。由於許多民眾看到檢查報告出現紅字或數字接近高標就會非常驚慌，之後經由檢查卻又正常，這就稱為「偽陽性」，其實一般五十歲以下、不菸不酒、無癌症家族史民眾，健檢時不需要額外花錢加做腫瘤標記篩檢，以免自己嚇自己，這是屬於過當的身體檢查，因此每次健檢的項目，也是有學問的。

支持方：哥諾教授意見

醫師可以藉由透過定期健檢的檢查報告，更深入了解患者日常生活的其他面向——像是來自於職場的壓力、家庭成員及其相處問題、經濟來源的壓力等等，上述種種因素，在在都與患者們的健康狀況影響甚巨。

而想要了解患者生活方面其他種種問題，必須要在與患者面對面、輕鬆不匆忙的情況下進行，此項針對檢查報告的問診模式，不能依循一般的問卷調查方式，急匆匆地在五分鐘之內就完成，醫師應該藉此機會，更加深入了解患者、並從中得知許多詳實的資訊，便於指引患者未來健康照護的正確方向。

醫療團隊中的每一位專業人員，包括護理師、檢驗師、營養師及家庭醫療協同照護者（看護），都有責任共同參與、協助患者這項年度常規檢查的日常預防保健工作。所以每個人都應該繼續每年健檢這樣的動作，其真正用意在於每年一次的整體健康審查，我們不但不能省略，還應該更加強化它實質的意義，像是增加與醫師互動的時間。

健康檢查

潘懷宗老師意見

衛福部為因應全球醫療e化新趨勢，於各醫療機構大力推動的「病歷電子化」，透過電子病歷，可以減少醫療資源浪費，有效整合並提升整體醫療照護品質及增進病人安全。而電子健康紀錄（Electronic Health Record）就是電子病歷的一環，內容除了病人基本的健康資訊，如：病史、用藥情形等資料外，最大的不同點，是此健康紀錄需要病人來共同參與製作，才能記錄病人的相關行為，包含飲食習慣、生活環境、運動習慣等等，統整有關患者所有的健康資訊，期能達到全面性的終生健康照護。

所以醫師可以很輕易透過病人的電子健康紀錄，來追蹤患者的健康資訊，舉凡像是患者是否接種了流感疫苗？監測患者的血壓、血糖及血脂數值，並主動提醒患者隨時注意自己的健康情形，而非僅僅只是被動等待病人一年一次的健檢問診才發現問題。

以潘老師的立場，還是認為應該定期健檢（以健保提供的免費項目為準），才有可能在疾病初期或未發現病前，就經由健檢發現問題，儘早處理，才不致讓小病變大病，等到發現為時已晚，不免令人遺憾！

在歐美國家，為了能夠更方便、定期排進門診的掛號，患者往往必須支付「貴賓級」的龐大費用給醫師們，而許多人甚至付出數千美元，才能確保他們維持與主要提供醫療保健醫師之間的關係，未來醫療決策機構應該提供一適切的辦法，有效解決高額醫療費用的問題，讓一般人可以用更「平民化」的價格，得到妥善的醫療照護服務。

但是在臺灣，由於有完善的健保制度，讓我們能用親民的費用，就能享受極其便利的醫療服務，民眾千萬要多加利用上述健保提供的免費健檢服務，才是正途。

健康檢查即為疾病篩檢（screening），屬於預防醫學（preventive Medicine）的概念，也就是公共衛生中三段五級的第二段預防——早期診斷，適當治療，主要目的是透過適當篩檢工具，早期發現疾病、進而儘早接受治療，希望能藉此減少疾病發生或疾病死亡，此段預防措施對於某些比較不容易透過初段

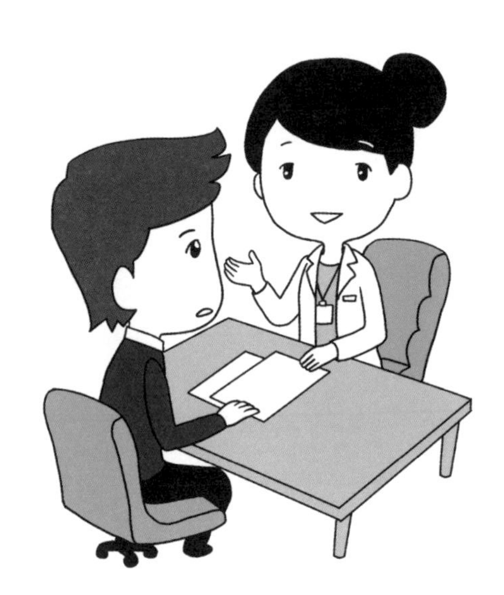

定期健檢有機會在疾病初期就發現問題，及早就醫。也可以利用健檢諮詢醫師相關健康知識。

預防（primary prevention）的疾病相當重要，因此定期健康檢查仍是早期發現疾病的不二法門。

健保給付的健檢項目

從二〇〇二年起，針對四十歲以上未滿六十五歲，臺灣健保提供每三年即有一次免費健檢，六十五歲以上則每年都有一次免費健檢的機會。而針對婦女朋友則還有子宮頸癌篩檢及乳癌篩檢，其中，子宮頸癌篩檢是提供三十歲以上有性經驗婦女，每年一次免費的子宮頸抹片檢查；乳

民眾免費健康檢查權益

版次	類別
兒童預防保健	未滿七歲兒童，提供免費九次兒童預防保健服務。
兒童牙齒塗氟	未滿五歲兒童，每半年檢查一次。
孕婦產前檢查	妊娠第一期和第二期（未滿二十九週），可檢查兩次；妊娠第三期（二十九週以上），可檢查六次。
子宮頸抹片檢查	滿三十歲以上女性，每年免費篩檢一次。
乳房攝影檢查	滿四十五至六十九歲女性，或四十歲以上未滿四十五歲其二親等以內血親曾患有乳癌的女性，每兩年免費篩檢一次。
成人健康檢查	滿四十歲至六十四歲民眾，每三年免費篩檢一次；六十五歲以上民眾每年免費篩檢一次；罹患小兒麻痺三十五歲以上者，每年免費篩檢一次；五十五歲以上原住民，每年免費篩檢一次。
糞便潛血檢查	滿五十至六十九歲民眾，每兩年免費篩檢一次。
口腔健康檢查	滿三十歲以上民眾，有吸菸或嚼檳榔者，每兩年免費篩檢一次。

製表人｜潘懷宗

癌篩檢則是補助四十五至七十歲婦女，或四十歲以上至未滿四十五歲且其二親等以內血親曾患有乳癌婦女，每兩年一次的免費乳房攝影。至於五十至六十九歲的民眾，則可以有每兩年一次檢測糞便潛血反應的大腸癌篩檢，大家都應該要儘量利用，目前有使用率偏低的情形。

檢查項目包含了大部分的自費健檢，但詳細內容可能因醫院不同而有所變更。包含一般理學檢查（身高、體重、血壓、BMI等）還有血液及尿液檢查，其中血液生化檢查的項目有肝功能指數（GOT、GPT）、肌酸酐、血糖、血脂（總膽固醇、三酸甘油酯、高密度脂蛋白膽固醇、低密度脂蛋白膽固醇計算）檢測、腎絲球過濾率（eGFR）估算，尿液檢查則檢測有無尿蛋白。

儘管政府有提供免費成人健檢資源，不過卻有約半數的國人，沒有善加利用。

依據二〇〇六年國民健康訪問調查結果，四十歲以上民

健保局提供免費健康檢查項目

身體檢查	個人及家族病史查詢、身高、體重、聽力、視力、口腔檢查、血壓等
血液檢查	血液常規檢查（白血球、紅血球、血紅素或血球容積比） 白蛋白／球蛋白、SGOT、SGPT、膽固醇、三酸甘油酯、尿酸、尿素氮、肌酸酐、血糖
尿液檢查	尿液常規檢查（外觀、pH 值、蛋白質、葡萄糖、潛血、比重、亞硝酸鹽試驗、膽紅素、尿膽素原、酮體、白血球、紅血球、結晶體、上皮細胞、圓柱體、細菌等）

說明：提供戒菸、戒酒、戒檳榔、適度運動、體重控制、飲食與營養等健康諮詢。

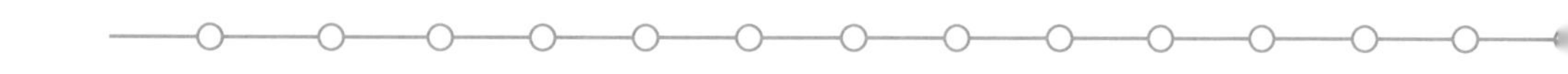

眾有四九．三％不曾利用過全民健保提供之免費成人健康檢查，在未利用此項服務的民眾當中，最主要原因為自認為「身體很好」（三八．六％），顯示民眾之疾病預防觀念仍有待進一步提升。

國健署呼籲，民眾應該養成良好的疾病預防觀念，透過健檢及早診治疾病，才能維護健康。

健．康．密．碼　健檢儀器的輻射量

由於日本核災的影響，讓許多人聞輻射線色變，連生病照個片子或影像都不敢做，遑論健康檢查了，但誠如本章節的名稱，其實只要定期、完整、不過當的健康檢查，且在醫師指導及操作下，是不會有問題的。因輻射醫療檢查主要是提供臨床醫師對於疾病做出準確的判斷，以利對症下藥，達到治癒的目的。故民眾至醫療院所就診時，醫師會考量病情、依其專業判斷，決定應該採取的輻射檢查行為，此屬正當的醫療行為，且檢查對於病患的益處遠大於輻射所造成的風險，故在國際輻防管制學理與我國輻射防護法規上，對於醫療輻射劑量並無限制之規定。

3 高危險群每半年須追蹤

本章節提到的高危險群是經由醫生指定為高危險群，必須回門診追蹤的病人。透過固定頻率的回診，可以讓病人了解病況，醫師也可以掌握病程，提供適當的協助。

膽固醇過高

膽固醇是人體不可或缺的一種脂質，血液中的膽固醇經常被提及的有兩種：

- 低密度脂蛋白（low-density lipoprotein, LDL）所載送的膽固醇　體內的膽固醇主要由LDL運送到全身，過多會對人體不利，造成血管堵塞硬化，因此又稱為「壞的膽固醇」。
- 高密度脂蛋白（high-density lipoprotein, HDL）所載送的膽固醇　將膽固醇從細胞帶回到肝臟

健康檢查

分解，並可將黏在血管壁上多餘的膽固醇送回肝臟，有保護血管的功能，因此被稱為「好的膽固醇」。

血管膽固醇若累積太多時，會導致血管壁出現發炎反應、加速動脈粥狀硬化，是引發心腦血管病變的頭號殺手！血中總膽固醇的正常範圍值應介於一三〇到二〇〇毫克／公合之間，其中又再細分好的膽固醇與壞的膽固醇比值。好的膽固醇低於三十五毫克／公合時，需要做進一步檢查，當壞的膽固醇超過一六〇毫克／公合時，就是膽固醇過高，也就是說，HDL不可太低，LDL不能太高。

膽固醇值過高，可能是家族性高膽固醇血症、續發性高膽固醇血症所引起，也可能是由糖尿病、甲狀腺機能低下、末端肥大症、脂肪肝、腎病變或肥胖等其他疾病引起，需要就醫治療；膽固醇值過低，可能是由於肝硬化、甲狀腺機能亢進、營養失調引起，但低於一二〇毫克／公合時，需檢查肝臟、調查家族病史。抽血檢查血脂有幾個注意事項：

・抽血檢查三酸甘油酯至少要空腹十二小時以上，膽固醇則不需要。

・年滿四十歲一定要定期進行血脂檢測（血脂包含膽固醇和三酸甘油質）

・四十歲以下者：每二到三年檢查一次；四十到四十九歲者：每一到兩年檢查一次；五十歲以上者：每一年檢查一次。

・高危險群則要每半年就檢查一次。

你的肝還好嗎？

GOT、GPT是肝細胞製造最多的兩種酵素；當肝臟發炎、肝細胞壞死時，GOT、GPT就會從死掉的肝細胞中進入血液，造成指數升高。所以，這兩項數字主要用來觀察肝臟是否有發炎與受損，雖然該指數正常並無法保證肝臟所有功能都屬正常，但卻是健康檢查的必備項目。

一般來說，脂肪肝會引起肝細胞腫脹甚至壞死，使肝功能指

血脂異常情形有 3 種

分類	血漿脂類濃度
高膽固醇血症	總膽固醇（tc）≧ 200mg/dl；三酸甘油脂正常
混合型高血脂症	總膽固醇（tc）≧ 200mg/dl 三酸甘油酯（tg）≧ 200mg/dl {二項都超標
高三酸甘油脂血症	三酸甘油酯（tg））≧ 200mg/dl；膽固醇正常

製表人｜潘懷宗

健康檢查

數上升；猛爆性肝炎也會因為肝細胞大量壞死，導致肝指數暴增。此外，病毒性肝炎（A、B、C、D、E型肝炎）、甲狀腺機能亢進、急性心肌梗塞、肝癌、貧血或血壓降低時，都會提高以上兩項數字。

除了以上這些，甲型胎兒蛋白（α-FetoProtein）是重要的腫瘤標誌物，可用來診斷早期腫瘤。正常值為≦二十奈克／毫升。

另外，臺灣盛行的B型與C型肝炎屬於病毒性肝炎，分別有七％及二〇％的患者最後可能死於肝癌，關於肝炎的抗體或抗原檢測，皆以＋、－（正負或陰陽）做表示。當發現GOT、GPT異常時，應該尋求肝膽專科醫師的協助，並做完整肝臟功能檢查。

腎臟病是長期抗戰

國家衛生研究院許志成博士在二〇〇六年所做的研究指出，臺灣二十歲以上民眾有六．九％（約一百五十萬人）罹患三至五期慢性腎臟病，美國則是四．六％，卻只有一〇％的民眾知道自己罹

GOT、GPT 值簡單看

肝指數 GPT	GOT	一般意義
≦ 40U/L	≦ 50U/L	正常值
40 ～ 100U/L	50 ～ 100U/L	輕微發炎
≧ 2000		猛暴性肝炎

製表人｜潘懷宗

患腎臟病，每年約有六千位慢性腎臟病患者需要開始洗腎，目前洗腎人口約五至六萬人，健保每年約花費三百五十億元在洗腎治療，約占健保總預算七．九％，是健保單一給付最高金額。

糖尿病病人中有初期腎病變（微量蛋白尿ACR）的比率是二七．四％，根據國民健康局推估臺灣有一百四十萬糖尿病的人口，可能約有三十八萬人有初期腎病變。

由美商亞培藥廠（Abbott）及瑞亞塔製藥公司（Reata）共同研發的抗發炎新藥——巴多佐羅（Bardoxolone methyl），在知名《新英格蘭醫學期刊》（*the New England Journal of Medicine*）發表第二期臨床試驗結果指出，巴多佐羅可以改善罹患第三至五期慢性腎臟病的糖尿病病人腎臟功能指數（GFR），使用七十五毫克以上劑量的病人比使用安慰劑的病人提

B型與C型肝炎的檢測

項目	陽性反應（＋）	陰性反應（－）
B型肝炎表面抗原（HBsAg）	遭B型肝炎感染後，未能將病毒清除。若不是六個月內遭到感染，就是慢性的B型肝炎帶原者。	正常
B型肝炎表面抗體（Anti-HBS）	曾遭過B型肝炎病毒感染、體內有抗體，從此不必擔心再次遭受感染。	從未受感染，或已帶原，建議施打疫苗。
C型肝炎抗體（Anti-HCV）	曾感染C型肝炎病毒，並不代表有抵抗力，建議做進一步檢測。	從未受感染

製表人｜潘懷宗

高近三〇%的腎功能指數（ＧＦＲ），對腎功能衰退的人來說，無疑是福音。

惟此藥在後來並未通過ＦＤＡ審核，原因是第三期臨床試驗沒有通過。這項始於二〇一一年六月至二〇一二年九月的隨機、雙盲、安慰劑對照之ＢＥＡＣＯＮ臨床試驗（NCT01351675），共招募二一八五例第二型糖尿病和慢性腎臟病（ＣＫＤ）第四期（ｅＧＦＲ在十五至三十mL/min/1.73m²）患者為受試者，並分為標準治療（ＲＡＡＳ抑制劑）Bardoxolone methyl組與安慰劑組，評估其減緩或阻止發展至末期腎臟病（End-stage renal disease, ESRD）或心血管死亡之情況。

研究結果顯示，在慢性腎臟病（ＣＫＤ）第四期患者中，Bardoxolone methyl無法降低ＥＳＲＤ的風險。此外，由於心血管疾病導致之死亡風險以及心血管事件發生率高於安慰劑組，使得藥物安全性有疑慮，故亞培（Abbott）於二〇一二年十月二十二日終止Bardoxolone methyl之臨床試驗，相當可惜。目前西醫沒有能夠逆轉腎功能的藥物。

4 必要健檢項目

健檢很重要，但是也需要金錢與投入時間，不是沒有代價的。在進行健檢的時候，必須要好好考量哪些是自己最需要的健檢，若有必要，縱使健保沒有給付，得需要自費也要去做。

自費健檢項目

對於自費的健康檢查，一般大型診所或醫院都會提供整套健檢項目，只需花半天至一天的時間，費用從新臺幣三千多元起跳，除了一般的身高、體重、脈搏、血壓、視力、辨色力與胸圍、腰圍之外，還包含下頁的項目。

自費健康檢查項目

科別	項目	主要偵測目的
血液檢查	白血球計數（WBC）、紅血球計數（RBC）、血色素檢查（HB）、血球比容值（HCT）、平均紅血球容積（MCV）、平均紅血球血紅素（MCH）、平均紅血球血色蛋白濃度（MCHC）、血小板計數（PLT）	貧血、血液病變或感染、凝血功能異常
血糖檢查	飯前血糖（AC Sugar）	糖尿病的診斷依據之一
血脂肪檢查	三酸甘油酯（TG）、總膽固醇（C-HOL）、高密度脂蛋白（HDL）、低密度脂蛋白（IDL）	心臟血管硬化因子、血脂代謝異常
尿液檢查	尿液外觀、尿糖、尿膽紅素、尿比重、尿蛋白、尿膽原、尿血、酸鹼度、亞硝酸鹽、白血球、尿酮體	泌尿道感染、糖尿病、腎臟疾病
糞便檢查	潛血反應（Stool OB）、寄生蟲卵	腸胃道出血或寄生蟲感染
癌症指數	癌胚胎抗原檢查（CEA）	消化道癌、大腸直腸癌
	腫瘤標記（CA-199）	腸胃道癌、胰臟癌
	α-胎兒蛋白（AFP）	慢性肝病及肝癌
	攝護腺特異抗原（PSA）（限男性）	攝護腺癌
	腫瘤標記（CA-125）（限女性）	卵巢癌
病毒性肝炎篩檢	B 型肝炎表面抗原（HBsAg）	B 型肝炎
	B 型肝炎表面抗體（Anti-HBs）	有無 B 型肝炎抗體
	C 型肝炎檢查（Anti-HCV）	C 型肝炎
肝功能檢查	肝功能檢查（SGOT、SGPT、T-Bili、g-GT、albumin、LDH、ALK-p、T-protein）	飯前血糖（AC Sugar）
腎功能檢查及尿酸	尿素氮（BUN）、肌酸肝（Creatinine）、尿酸（UA, Uric acid）	腎功能、痛風危險因子、尿毒素代謝
病毒篩檢	梅毒血清檢查（VDRL）、愛滋病抗體檢查（Anti-HIV）	性病與愛滋病

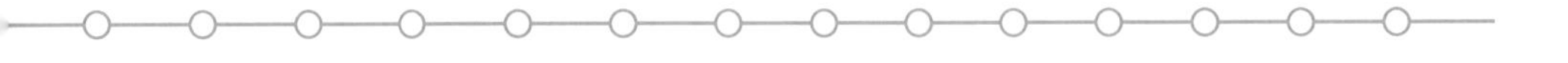

X 光檢查	胸部 X 光（PA view）	心臟肥大、肺癌、肺結核
	腹部 X 光檢查	膽結石、腎結石、脊椎病變
心臟內科	十二導程心電圖（ECG）	心室肥大、心肌缺氧梗塞、傳導阻滯、心律不整
上腹部超音波檢查	肝臟	脂肪肝、肝腫瘤、肝硬化
	膽囊、膽管、脾臟	膽結石、膽息肉、膽管異常
	腎臟	腎結石、腎腫瘤
	胰臟	胰臟及脾臟病變

全日健檢另外可加做的健檢項目

科別	項目	主要偵測目的
血型鑑定	血型鑑定（ABO+Rh 因子）	血型為 A、B、O、AB 及 Rh 陽性或陰性
血液檢查	血球分類 ・總蛋白（Total protein） ・白蛋白（Album）	肝機能是否正常
核子免疫學檢查	甲狀腺素（T3） ・游離甲狀腺素（Free T4） ・甲狀腺刺激素（hs TSH）	甲狀腺功能指標
超音波檢查	攝護腺超音波（限男性）	攝護腺肥大、攝護腺腫瘤等
	乳房超音波（限女性）	乳房囊腫、纖維腺瘤、鈣化、惡性腫瘤及乳房病變等
骨質密度	骨質密度掃描	判定骨頭的緊密度
內視鏡檢查	一般上消化道內視鏡	食道、胃及十二指腸之發炎、潰瘍及腫瘤
	軟式乙狀結腸鏡（60 公分）	痔瘡、腸道息肉及腫瘤
	無痛上消化道內視鏡	食道、胃及十二指腸之發炎、潰瘍及腫瘤
	無痛大腸鏡（120 公分）	痔瘡、腸道息肉及腫瘤

製表人｜潘懷宗

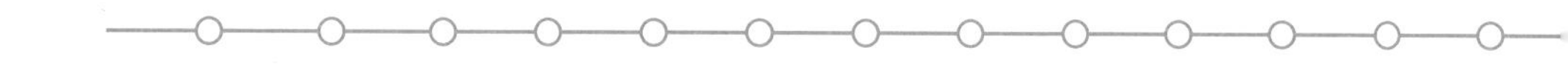

中年之後與更年期的女性，可以加做乳房超音波與骨質密度。關心甲狀腺功能（女性）或攝護腺（男性）的人，則可以加做相關項目。

全大腸鏡檢查

大腸癌的發生率這幾年在世界各國都有顯著增加，臺灣已是發生率第一名的癌症，可能跟飲食習慣的改變有關，所以鼓勵一般的民眾不要排斥大腸鏡檢查。

潘老師建議，每年做糞便潛血檢查且無異常者，五十歲時可以做一次全大腸鏡篩檢；如為家族高危險群，則應考慮四十歲時就做一次全大腸鏡。

做過全大腸鏡的人，如果無症狀者可間隔五至十年再做大腸鏡，不必太頻繁，若發生不正常的情況，則聽從醫生指示追蹤。

美國德州大學醫學分校古得溫醫師（James S. Goodwin）發表在《內科醫學誌》的研究中建議：大腸鏡第一次篩檢為正常的民眾，應每年使用糞便潛血檢查進行追蹤，無特殊症狀者可間隔十年再做第二次大腸鏡檢查，以避免提高發生大腸鏡併發症的風險，並減少醫療費用支出。

北加州大學基斯特勒醫師（Christine Kistler）從全國醫療保險資料庫中，蒐集了二四〇七一位六十六歲以上且第一次大腸鏡篩檢為陰性的民眾，有四六．二％的民眾在七年內又做了第二次大腸鏡檢查，其中有四二．五％的民眾，是在沒有任何身體不適的跡象或醫師建議下進行檢查。

大腸癌是屬於發展緩慢的癌症，因此《美國癌症指引》（*U.S. cancer guidelines*）建議，每年應做一次糞便潛血檢查（FOBT），每十年接受一次大腸鏡的檢查。基斯特勒醫師指出，沒必要的大腸鏡檢查會增加併發症的風險，發生率會提高到一千人中有一個人會發生併發症，包括嚴重的出血、腸道裂傷或穿孔。

糞便潛血檢查不但可以早期發現大腸癌，也可以發現大腸瘜肉，平均每兩名糞便潛血檢查陽性的個案中會發現一名有瘜肉、每二十三名陽性個案可發現一名大腸癌個案。臺灣二〇〇四年至二〇〇八年篩檢與癌症登記的資料顯示，經由糞便潛血檢查篩檢發現的〇至一期大腸癌的比率從二一％提高到

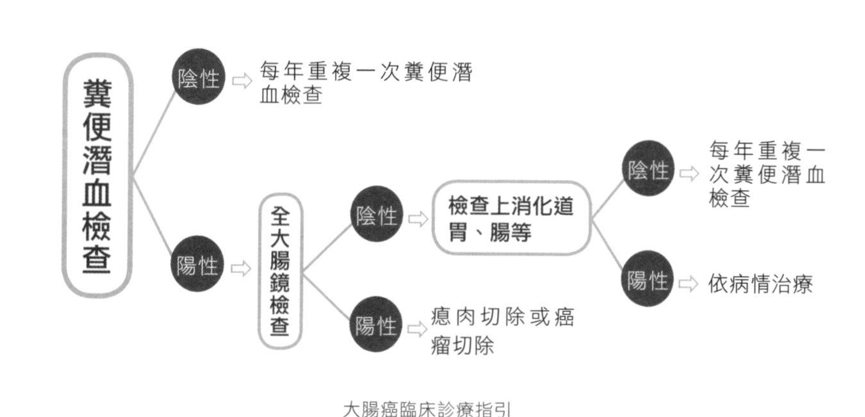

大腸癌臨床診療指引

四二%，讓第四期大腸癌的癌症登記個案比率從二三%降到九%，顯示糞便潛血檢查是可以早期發現大腸癌。

一期以下的大腸癌，五年存活率可高達八成以上，衛福部國民健康署提供五十至六十九歲民眾每兩年一次糞便潛血檢查，但是到二〇一〇年底，五十至六十九歲民眾兩年內曾接受糞便潛血篩檢的比率卻只有二二%。

高階健康檢查項目

類型	項目	主要偵測目的
正子造影	全身正子 / 電腦斷層造影檢查	可偵測到 0.1 公分的病灶。常用各種腫瘤篩檢、心臟血管健檢或肺部組織的檢查。
	全身及心臟正子 / 電腦斷層造影檢查	
電腦斷層	多切面電腦斷層心臟血管檢查	心臟血管健檢
	低劑量肺部電腦斷層掃瞄	肺癌篩選
磁振造影	重點腫瘤磁振造影檢查	偵測早期的腫瘤、結石、囊腫等。
	腦神經血管磁振造影檢查	用於評估頸動脈或腦部血流狀況。
	乳房磁振造影檢查（含乳房超音波檢查）	早期乳癌的篩檢

說明：各項檢測從新臺幣一萬八千元至四萬元不等。

製表人｜潘懷宗

癌症高危險群建議醫學影像檢查項目

癌症名稱	高危險群	建議醫學影像檢查項目
肝癌	重度脂肪肝 B、C 型肝炎帶原者	先用超音波，必要時做電腦斷層攝影檢查或磁振造影檢查。
肺癌	六十歲或以上並有抽菸習慣、過去曾患肺腫瘤者、患有慢性阻塞性肺疾病者。	一般胸部 X 光檢查敏感度較低，低劑量電腦斷層感度較高。
結腸、直腸癌	有家族史、遺傳性非瘜肉導致結直腸癌、家族性腺性多瘜肉症、潰瘍性大腸炎患者。	（大腸鏡）下消化道造影術及電腦斷層檢查（虛擬大腸鏡）。
女性乳癌	有家族史，尤其是已驗有 BRCA 1 或 2 基因突變者。	乳房超音波、乳房攝影檢查、乳房磁振造影檢查。
胃癌、食道癌	有家族史、患有幽門螺旋菌胃病者。	（胃鏡）上消化道造影術及電腦斷層掃描。
子宮頸癌	感染乳突病毒、太早有性經驗者、多個性伴侶者、曾患性病者。	子宮頸抹片配合磁振造影檢查。
口腔癌	有抽菸習慣者、嚼食檳榔習慣者。	磁振造影檢查。
攝護腺癌	有家族史、人種（黑人>白人>亞洲人）、年老男性、習慣食用動物脂肪者。	磁振造影檢查、經直腸超音波。
非何杰金淋巴癌	有家族史。	電腦斷層攝影檢查或磁振造影檢查。
胰臟癌	有家族史。	電腦斷層攝影檢查或磁振造影檢查。

製表人｜潘懷宗

健康檢查

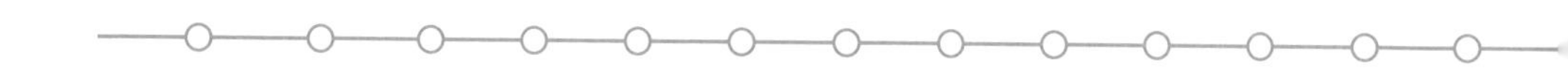

乳房攝影檢查

在臺灣，乳癌是女性癌症發生率第一名，死亡率占第四名，每年約有七千五百人罹患乳癌，二〇一〇年有一千七百零六名死亡。目前，衛福部補助四十至四十四歲有乳癌家族史及四十五至六十九歲婦女，每兩年一次乳房攝影檢查，但是篩檢率偏低，二〇一〇年四十五至六十九歲婦女篩檢率只有二一%，遠低於歐美各國的七〇%至八〇%。美國明尼蘇達大學（University of Minnesota）的史古波博士（John Schousboe）發表在《內科醫學誌》（*Annals of Internal Medicine*）的研究指出，如果沒有乳癌家族史、不曾做過乳房組織切片（previous biopsy），也沒有乳癌基因，乳腺組織密度小於二五%的四十至四十九歲婦女，建議不需每兩年做一次乳房攝影，每三至四年做一次就可以了，避免不必要的切片、細胞抽吸或更昂貴的檢查，並且造成心理恐慌。他認為多做不符合成本效益，而且有一七%脂肪型的婦女會因此遭受不必要的切片檢查及恐慌。

5

健檢輻射劑量可怕嗎？

科技日新月異，以往只能靠感覺診斷的症狀，現在除了可以靠數據分析，也可以利用各種影像技術來「透視」身體內部的狀況，協助醫生做出更正確的診斷。而輻射劑量真的那麼可怕嗎？

從下頁的比較表裡面可以發現，原來連搭飛機也有輻射。從臺灣坐飛機往返美國西岸，會受到〇．〇九毫西弗（mSv）的輻射量，相當於照了四張半的X光。這是因為太陽發射出來的能量，其實就是一種核子反應，當我們愈靠近太陽時，輻射性自然就愈強。

醫療輻射劑量比較表

內容		輻射劑量（毫西弗）
1	骨密度掃描	0.002／次
2	胸部 X 光	0.02／次
3	臺北往返美國西岸（相當於照胸部 X 光 4.5 次）	0.09
4	腹部 X 光	0.7／次
5	臺灣每人接受天然背景輻射劑量	1.6
6	印度喀拉拉邦高天然背景輻射地區	15
7	每天抽 1.5 包香菸（含釙 210）	6 至 13
8	低劑量胸部電腦斷層	1.4／次
9	全身低劑量 mPET-CT	1.4／次
10	傳統胸部電腦斷層（打藥）	8／次
11	輻射工作人員年劑量限值	100／5 年
12	直線加速器放射治療 1 次	240／次
13	直線加速器放射治療共 20 次	4800
14	直線加速器放射治療共 30 次	7200

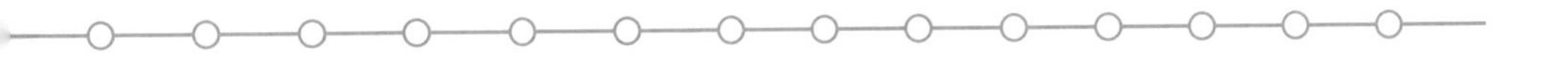

輻射劑量很平常

至於老菸槍，由於香菸的菸草，在成長過程中會吸收肥料中的天然放射性元素「釙二一〇」。這種放射性元素，當人在抽菸時，也自然地會將它吸收到身體裡面。估計一個人一天抽一・五包香菸，每年累積的輻射劑量約相當於六至十三毫西弗，因此，這個老菸槍等於每年接受三百至六百五十張胸部X光片檢查，相當驚人。

在醫療的輻射劑量上，低劑量電腦斷層的輻射劑量約一・四毫西弗，因胖瘦而有所不同。而全身低劑量的mPET／CT，大約只有四到六個毫西弗（傳統的胸部電腦斷層掃描大約八至十五個毫西弗）。

有些民眾因為過度擔心輻射問題，即使是高危險群，仍不願意接受X光或是低劑量電腦斷層檢查，但試想因此太晚發現而罹癌，結果省去了低劑量電腦斷層的一・四毫西弗，換來的卻是可能要做放射性治療的每次照射二四〇個毫西弗（通常放射性治療需做二十次，大約相當於四八〇〇個毫西弗的輻射劑量），這樣，真的划得來嗎？對於高危險群絕對是錯的。

但在這個章節的主要議題是「定期、完整、不過當」的身體健康檢查。而如何才是「不過

健康檢查

當」？以「低劑量部電腦斷層」（LDCT）來說，除非你是肺癌的高危險群，包括：吸菸者、戒菸時間不超過十年、肺癌家族病史、肺部慢性發炎性疾病、肺結核病史者，處於容易罹癌的工作環境（包括：從事有機溶劑生產業者、染燙髮業者），又或者是不明原因的長期咳嗽、醫生建議做此項檢查，否則在定期的健檢項目中，應該不需要自己主動要求做「低劑量胸部電腦斷層」檢查。

但如果你是肺癌（或其他疾病）的高危險群，卻沒有做這項該做的健康檢查，那麼就是「不完整」囉！總之，潘老師希望大家都能有「定期、完整、不過當」的健檢觀念。

兒童可接受的輻射量

之前國外亦有研究指出，兒童接受電腦斷層掃描的輻射量（註）愈多，罹癌風險則愈高。英國新堡大學（Newcastle University）皮爾斯博士（Mark S Pearce）在二〇一二年六月《刺胳針》期刊（*The Lancet*）發表研究指出，兒童對輻射會比成人來得敏感許多，若接受電腦斷層掃描，累積輻射平均劑量至五十毫西弗將會增加三．二倍白血病（leukaemia）的罹癌風險，累積輻射平均劑量到六十毫西弗將會增加二．八倍發生腦癌的風險。

雖然這兩種癌症都是罕見疾病，十歲以下兒童在接受電腦斷層掃描後十年內的發生機率約為萬分之一。但皮爾斯博士研究發現每增加〇·〇三六毫西弗及〇·〇二三毫西弗的輻射量就會分別額外增加白血病及腦癌的罹病風險，而研究中推估出二十歲以下兒童及青少年每接受一次腦部電腦斷層掃描所接收到的輻射劑量為二十八至四十四毫西弗，胸部電腦斷層掃描的輻射劑量則為〇·二至〇·四毫西弗。

美國每年至少有四百萬名兒童接受電腦斷層掃描，推估其中約有三分之一是不必要的或可以利用超音波或核磁共振來替代。根據醫學影像暨放射腫瘤期刊（*Journal of Medical Imaging and Radiation Oncology*）二〇一一年的研究指出，接受電腦斷層掃描的人當中有三至十一％的比例為十五歲以下的兒童，社會照護福利愈好，兒童使用斷層掃描的比例就愈高，而另一篇澳洲研究則發現，十五年來兒童使用電腦斷層掃描率從六·三％上升到十三·三％。

註　原能會的報告或相關的研究中在說明電腦斷層掃描的輻射劑量時，單位名稱為「毫戈雷」（mGy），在電腦斷層掃描這一項檢查工具中一毫戈雷（mGy）剛好就等於一毫西弗（mSv）。

二〇〇九年臺灣原能會委託長庚大學針對一四二家醫療院所二二二臺電腦斷層掃描機進行訪查，結果發現兒童接受腹部電腦斷層掃描每次平均劑量為二十五．二毫西弗，是成人的一．三八倍，有四三％的比例還超過美國所訂定的二十五毫西弗上限量，經原能會調查發現部分醫院並沒有實際執行兒童腹部電腦斷層掃描作業，而是用成人檢查劑量來進行推估。

因此原能會於二〇一一年將全臺共計四四二臺電腦斷層掃描儀納入輻射醫療暴露品質保證法規，要求醫療院所需將輻射劑量調整於一定範圍之內。

- 頭部電腦斷層掃描：成人每次照射不得超過八十毫西弗。
- 腹部電腦斷層掃描：成人每次照射不得超過三十毫西弗；兒童（五歲或十八公斤以下）每次照射不得超過二十五毫西弗。

皮爾斯博士研究刊登的當天，美國放射科醫學會（American College of Radiology, ACR）也在同天立即針對這篇研究發表聲明指出，當兒童頭部、頸部或脊椎創傷，神經系統疾病或受傷，肺炎併發症或肺部感染等情況，仍是建議要使用可以提供快速並準確診斷的電腦斷層掃描。但是像是急性闌尾炎等疾病，就可以利用超音波或核磁共振來替代。

6 頸動脈超音波和骨質密度篩檢

頸動脈是供應腦部血流的重要來源，若是頸動脈狹窄就有可能引發中風。目前已經可以透過超音波預先判斷頸動脈是否狹窄；此外，骨質疏鬆也是在臺灣的診間常見的疾病，可以利用雙能量X光吸收儀來測定骨質密度，以判斷身體是否有骨質疏鬆的問題。

頸動脈超音波

一項以超音波掃描的檢查方法，可能有助於發掘出將來可能中風的高危險群。二〇一一年八月奧地利華格納—約雷格教學醫院（Academic Teaching Hospital Wagner-Jauregg）托帕基安（Raffi Topakian）醫師發表在《神經學》期刊（*Neurology*）的研究發現，透過超音波檢查頸動脈的粥狀硬化斑塊和和腦血管中的血栓，可以找出無症狀性頸動脈狹窄病患中可能發生中風的高危險群，在檢查結果中評估為高危險群者，一年內發生中風的機率為八％，而屬於低危險群者，一年內中風風險小於一％。

頸動脈是供應腦部血流的重要來源，造成頸動脈狹窄的原因是粥狀硬化斑塊沉積，使得頸動脈血管內膜增厚，進而阻塞血管或形成血栓剝落，造成腦部缺血，引發中風。頸動脈狹窄是造成缺血性中風的主要原因之一，約占所有缺血性腦中風的二五％。

根據衛福部國健署統計，二〇一七年（民國一〇六年）腦血管疾病在十大死因中排名第四，因頸動脈嚴重狹窄而發生中風者分為二個部分，一部分是事前毫無預警，也就是沒有任何症狀而突然發生的，這些患者中有三十至四十％在四年內可能會因中風而死亡；另一部分則會出現中風前兆的症狀，未來發生中風的機會更高。只要有嚴重頸動脈狹窄，其發生中風的機率，都較一般人要高出許多，因此非侵入性的影像學檢查——頸動脈超音波檢查，正是扮演頭頸部血管疾病事前發現的關鍵性角色。

然而，頸動脈狹窄在臨床上可分症狀性與無症狀性兩種，症狀性頸動脈狹窄是指在半年內曾發生過缺血性腦血管症狀（例如：突發性的嘴歪眼斜、言語障礙、單側臉部或軀體麻木或無力等）。一般而言，無症狀者的中風機率約二至五％，而有症狀者的中風機率則是六至十二％，當頸動脈狹窄程度愈高，發生缺血性腦中風的機率就愈大。

托帕基安醫師研究召募四二八名無症狀性頸動脈狹窄患者，利用頸動脈超音波和顱內都卜勒超音波（transcranial Doppler ultrasound, TCD），分別檢查是否有斑塊和血栓。研究結果發現，頸動脈出現易破裂硬化斑塊的病患發生單側中風（ipsilateral stroke）的風險比沒有這類斑塊的人高出六・四倍；而有硬化斑塊以及腦血管有血栓的病患，發生單側中風的機率則是十・六倍。托帕基安醫師指出，透過超音波檢查評估頸動脈硬化斑塊以及腦血管血栓訊號，可以幫助無症狀性頸動脈狹窄患者選擇適合的治療方式。中風風險低的病患可以透過藥物治療和定期追蹤來控制病情；中風風險高的病患可以在諮詢醫生意見後，決定是否要做手術來治療。

預防頸動脈狹窄需要從落實健康的生活型態做起，對於會加重病情的危險因子，例如：抽菸、喝酒、高血壓、高血脂、糖尿病等，應該要積極控制。已發現頸動脈狹窄的病人除了定期接受頸動脈超音波追蹤檢查外，出現疑似中風症狀時一定要儘快接受治療。

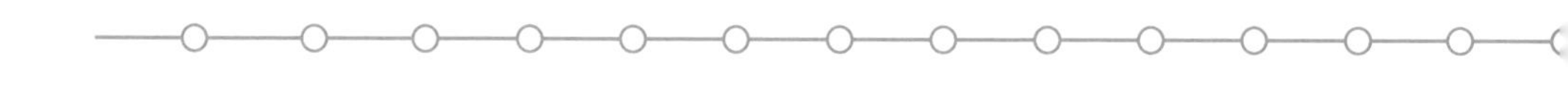

頸動脈狹窄治療術

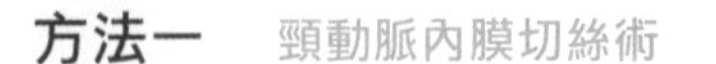

方法一　頸動脈內膜切絲術

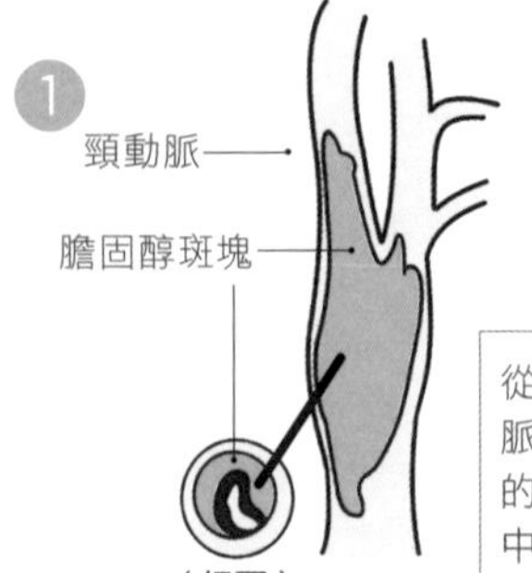

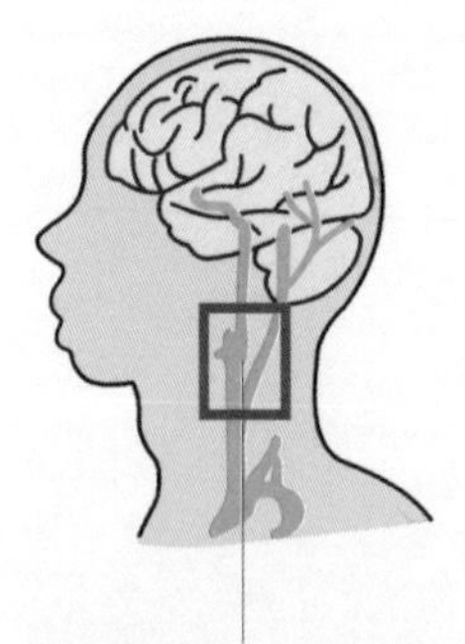

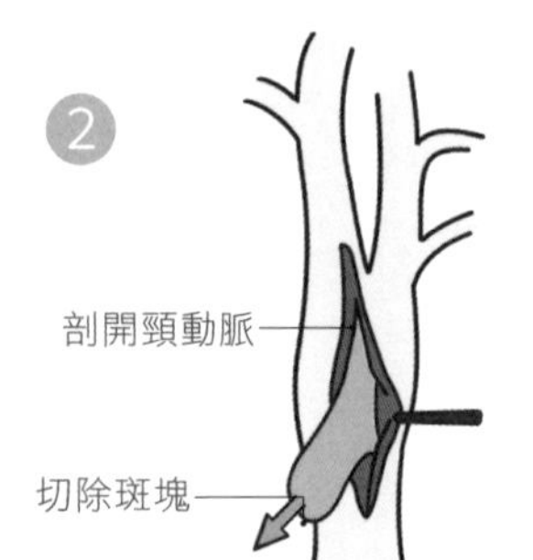

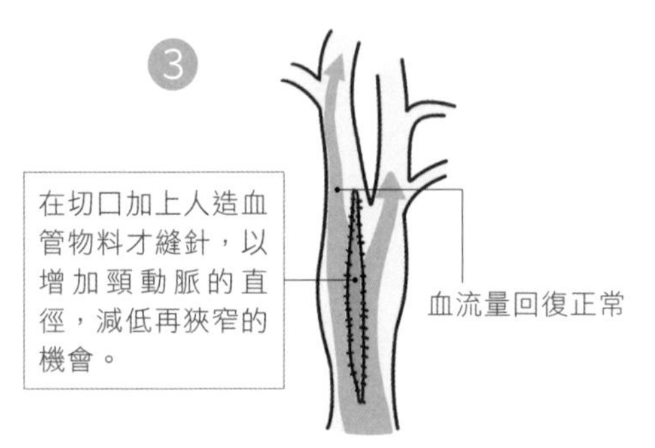

方法二　頸動脈成型術併支架置放

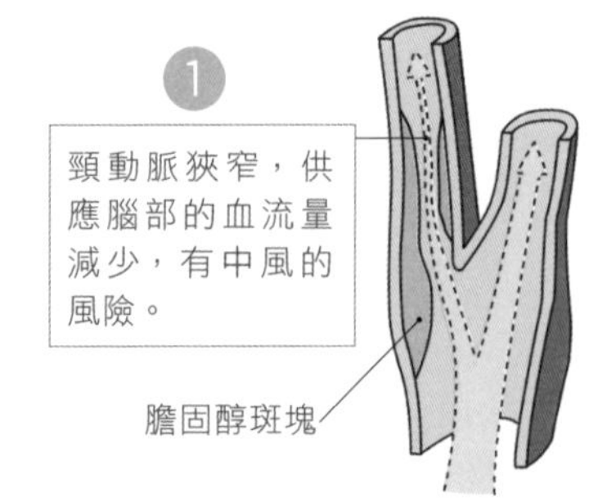

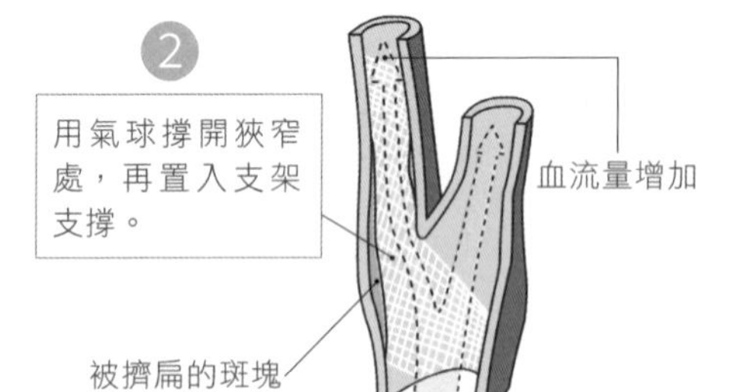

中風風險高的病患可以諮詢醫生意見後，決定是否要做頸動脈狹窄治療術。（資料來源：http://www.mingpaohealth.com/cfm/GoBack1.cfm?File=20100120/mefe/vna1.txt）

骨質密度篩檢

臺灣六十歲以上人口中，一六％患有骨質疏鬆症，其中八十％是女性。許多更年期女性擔心停經後骨質密度會驟降，以為女性只要停經都應該要篩檢，因此甚至自己會要求做篩檢。但實際上真的有其必要嗎？

美國賓州雷丁醫學中心（The Reading Hospital and Medical Center）的史納茲博士（Dr. Peter F. Schnatz）針對二〇〇六至二〇〇七年間六一五名做過骨質密度檢查（雙能量X光吸收儀，DXA）的更年期婦女（平均年齡大於四十九歲）做調查，研究發現，有四一．三％的女性並不符合美國更年期醫學會建議篩檢的條件，研究發表在《更年期》期刊（*Menopause*）。

骨質疏鬆（osteoporosis）的意思是骨骼的質量減少，結構減弱，導致骨折的風險增加。世界衛生組織的定義是，利用雙能量X光吸收儀測定的骨質密度（bone mineral density, BMD），小於正常婦女平均值的二．五個標準差以下，也就是T值小於等於負二．五。（請參考《聰明運動》的〈你今天運動了嗎？〉）

美國更年期醫學會（North American Menopause Society, NAMS）建議，六十五歲以上女性應做骨質密度篩檢（BMD），此外，部分五十至六十四歲有骨質疏鬆風險的女性，包括吸菸、更年期時曾骨折、過瘦、雙親一方曾有髖骨骨折等，才建議做骨質密度篩檢。

史納茲博士表示，這些不符合建議篩檢條件婦女做篩檢的原因，有可能是對於骨質密度篩檢的條件不清楚，以為女性只要停經都應該要做篩檢。史納茲博士不鼓勵沒有骨質疏鬆危險因子的婦女做骨質密度篩檢，因為除了不必要的花費之外，有可能還會導致婦女接受不必要的治療，增加使用藥物的副作用風險。

想預防骨質疏鬆很簡單，可以從日常生活做起，例如加強鈣的攝

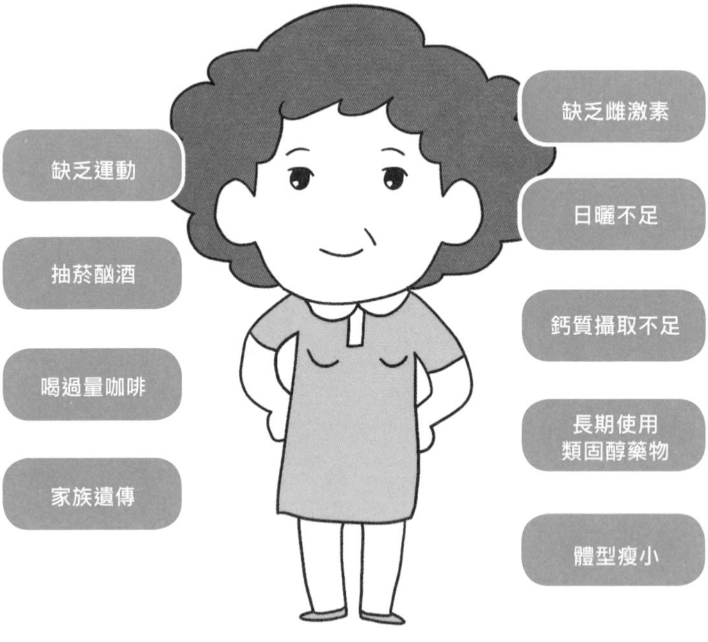

骨質疏鬆症的危險因子
（資料來源｜ http://www.tygh.doh.gov.tw/releaseRedirect.do?unitID=1&pageID=786）

取，更年期婦女每天需要一〇〇〇毫克（有接受荷爾蒙補充療法者）或一五〇〇毫克（沒有接受荷爾蒙補充療法者），可以從鈣質含量較高的食物來攝取鈣，如牛奶、乳酪製品、小魚乾、菠菜、芝麻、髮菜、大豆等。曬太陽也可以補充鈣質，每天全身四分之一的皮膚溫和日曬十至十五分鐘，以及從天然食物（蛋黃、海洋魚類、動物肝臟、牛奶、菇類）中攝取，就能使身體獲得足夠的維生素Ｄ才能讓鈣質達到最大吸收量，以增加骨質密度。另外，有效的運動可以增加「骨本」，並且減緩骨質流失。

我的出生地是在臺北市萬華區的最早期三軍總醫院院址（亦即目前臺北市和平醫院的所在地），母親的娘家是在汕頭街，當時的汕頭街是違章建築很多的貧民區，因為家境實在困苦，僅讀完小學二年級，就不得不到一家糖果廠包糖果紙打工，以貼補家用，所以母親識字不多。

父親是山東省德州市平原縣人，民國三十八年奉命調防臺灣，其實抗戰勝利後，他就想從陪都重慶直接回山東老家，但是又不敢違背軍令，只好拎著兩口木箱來到臺灣。在臺灣沒有任何親戚，原本父親是情報局汽車隊的駕駛員，屬低階軍官，收入不豐，得了一場猛爆性肝炎，從鬼門關回來後，提前退伍，自謀生活，沒有任何退休金。記得我兩歲時，父親在當時的陽明山管理局開交通車，屬工友職，那時的局長潘其武先生，可憐我們沒有房子可住，特別將日據時代少尉軍官的單身宿舍撥一間給我們暫住，雖然房子是木板臨時搭建的，而且僅有十六坪大，但對我們而言，已是上天的恩惠了。

我有一個姊姊、一個妹妹，一家五口人。記得小時候住在木板搭的房子裡，到處都有風吹進來，天花板是用甘蔗渣壓成的板子，每次下大雨的時候，家裡就會下小雨，必須用鍋子或盆子來接水。不過當時因為沒有電視，晚上父親常和我們三個小孩圍在一起玩象棋及撲克牌，感覺非常溫馨，一直到今天還深深地印在我的腦海中。

真正對科學有興趣，還是在大學時期，整個大學生涯中，學業成績輝煌，名次總在全班前一、二名。並先後擔任班代表、系學會會長及畢聯會理事長，大學四年的努力總算不負父母的苦心與師長的提攜。民國七十二年畢業時，還代表全體畢業生致贈端木愷校長一座東吳校區紀念牌樓。退伍後，在臺灣大學化學系擔任助教，為了追求神經科學的奧祕，興起了強烈的出國念頭，對一個從小出生在困苦環境的小孩而言，出國深造簡直是遙不可及，但經過一年來的申請、考試及師長們推薦，終於獲得喬治亞州艾默蕾大學（Emory University，全美排名前二十）的全額獎學金，在四處借貸赴美的單程飛機票和最初幾個月的生活費後，我終於實現了留學之夢。

出國深造，雖是我一直夢寐以求的，但隻身在外的孤獨感，卻不為外人所道，不但經濟上要開源節流，課業方面，更是全新的挑戰（很多英文都聽不懂），其中的壓力和辛酸，讓我幾乎想收拾行囊回國算了。記得有一次，剛到美國不滿一年，屋外第一次下著大雪，從未見過雪的我，首次置身於一堆皚皚瑞雪的圍繞中，卻無任何的新鮮感，因為當時的我，正因食物中毒而上吐下瀉，課業上的壓力造成身體不適的惡性循環。一個人坐在學生公寓裡，面對這一片白茫茫的雪國，家鄉那一張張熟悉的臉孔，全一股腦地浮現在眼前。

饑腸轆轆的我，勉強地讓雙腿支撐在地板上，沒想到冰箱裡頭空無一物，餓得快發昏的我，哪怕是一片乾糧也好，此時腦中浮現的盡是全世界窮學生的專利品——白吐司。走出戶外想要發動車子，誰料車蔽偏逢連夜雪，十二年舊的破車，遇上天寒總是拋錨，已無計可施的我，只好頂著風雪，朝著超級市場緩緩走去，當時的我，仍然停留在臺灣雪的記憶，完全不知道下雪天的預防措施，雪積得很深，腳一踩便會陷下去，然後再費力拔起，剛開始幾步路尚無大礙，過了一陣子，體溫將黏在腳上的冰融化成水，濕了襪子和褲腳，接著又結成冰，此刻的我，好像游離在冰山和沙漠間的一條冰河，無助的淚水，再也忍不住而滑落兩頰。三年半後，我終於獲得神經化學／分析化學博士學位，並轉往新澤西州，全美十大藥廠的先菱藥廠擔任資深科學家的開發新藥工作，期間表現傑出，開發出第三代抗生素——頭孢布烯（Ceftibuten CAS：97519-39-6），目前臨床仍在使用。

雖然坐擁高薪而且公司也願意幫我申請綠卡，但因父親病危，身為獨子的我，毅然放棄藥廠工作，且如願以償的返鄉服務。近年來留學風潮已普及至中學，或許如我一般拎著一雙破布鞋便隻身赴異鄉求學，已成絕響，但這些年來，始終背負著那年雪的記憶，一步步走來。

返鄉後，即在陽明大學任教，先後擔任陽明大學醫學院副教授、教授、儀器中心主任、副總務長、主任祕書兼發言人，目前已發表超過六十篇的ＳＣＩ科學論文於世界知名的學術雜誌。在醫學系教授課目從藥物動力學到精神疾病用藥共七種課程，在藥理學研究所教授課目從神經傳導物質的偵測到藥物成癮機制共六種課程。曾經被邀請於臺灣、美國、中華人民共和國的多所學術機構講授其研究成果，並擔任美國神經化學雜誌、藥學科學雜誌、英國神經科學方法雜誌、義大利藥學研究雜誌、中國生理學雜誌、食品及藥物分析雜誌、美國化學學會系列雜誌之論文審查委員。並獲聘為北京大學和山東大學醫學院客座教授。先後獲頒七次科技部生物醫學甲種研究獎，曾擔任中央健康保險局組織架構諮詢委員，也榮獲由美國在華醫藥促進局所頒贈的王世濬院士傑出青年學術研究獎。由於多年來的傑出表現，中華民國外交部首先將其列入中華民國名人錄，之後並獲英國劍橋傳記中心列入世界名人錄，二〇〇一年再獲民間公益團體推荐當選臺北市傑出市民，二〇一五年獲頒東吳大學傑出校友。

潘懷宗教授於一九九六年高票當選為臺灣第三屆國民大會代表，從此便開啟了為民喉舌接近二十多年的民意代表生涯，其後，連續五次當選臺北市議員，目前是第十三屆現任臺北市議員。平常對於社會服務相當熱心，曾任梅林社會關懷協會理事長，中華民國藥物成癮防治協會常務理事、副理事長，中華民國運動神經元疾病病友協會常務理事、祕書長，新黨祕書長，同時也是東吳大學臺北市校友會理事，山東同鄉會顧問，世界潘氏宗親會祕書長，新馨社會關懷協會理事長。

潘教授也在無醫學院的各大專院校推廣醫學常識，開辦『醫學基礎概論』落實健康常識推廣，先後在清華大學、交通大學、中央大學、政治大學、東吳大學、臺北市立大學、實踐大學開課，同時為了增加課程豐富性，特別邀約陽明大學、臺北榮民總醫院及許多知名醫師一同授課，受到廣大學生們歡迎，以中央大學為例，超過四八〇〇人選課，只有一百人如願選上，可見一斑。

潘教授畢生推廣健康常識，提升臺灣人民健康不遺餘力。先後主持多個膾炙人口的優良節目，深獲民眾喜愛，如 News 98（FM98.1）「名醫 on-call」、飛碟電臺（唐湘龍時間）／中國廣播公司（蘭萱時間）的「醫學新知」、TVBS『健康兩點靈』、東森財經電視臺「五七健康同學會」、超視的「食在有健康」、年代 much 臺「別讓身體不開心」及八大電視的「健康 No.1」。潘教授也常寫書向大家推廣健康小知識，從飲食減重、清潔劑使用、手機電磁波等延伸的議題著手，搭配國內外研究佐證，補充預防危害的小方法，讓讀者能快速閱讀，在生活中輕易實踐，已先後發表十多本健康類暢銷書，並曾獲選臺灣前十名暢銷作家，足見其深受民眾歡迎。曾經先後四次獲邀赴美國宣慰僑胞，舉辦健康演講會，成為全球華人家喻戶曉的健康養生專家。

附錄Ⅱ— 說話的力量

為什麼潘懷宗可以成為媒體圈獨樹一幟的「健康名嘴」?原因就在潘懷宗很會說故事!在講解複雜的健康或醫學知識時，不僅化繁為簡，而且善於在講解中穿插小故事，並以「譬喻」手法讓觀眾更容易聽懂艱澀的醫學原理。

「他用軍事防禦的概念來講解人體免疫系統，天啊!我從來沒聽別人這樣講過，經他一講，我馬上就記住免疫系統的原理了!」主持《五七健康同學會》的東森財經臺製作人隋安德說，三年前他企畫這節目時，一舉敲定潘懷宗擔任「保健室主任」，成為該節目的常駐專家，正是因為潘懷宗深入淺出的解說風格。

以「譬喻」手法解說艱澀的醫學原理

之前，潘懷宗在該節目中講解人體免疫系統的影片，至今還在影音網路平臺 YouTube 上流傳，點閱率超過一萬五千次，影片下方還有網友留言「說得真好啊，比教科書好多了!」

「人體免疫系統的第一道防線，其實是一道城牆，而這城牆還分為兩種，一種是加上鋼板的，就是皮膚；另一種是水泥，就是黏膜。而這道水泥上面還覆著泥土，泥土就是黏液，這層泥土不但讓細菌很難行走，裡面的酵素還可以把細菌融掉。」節目中，潘懷宗生動的比喻，讓來賓嘖嘖稱奇：原來免疫系統不只是指白血球，若動用到白血球，表示細菌已攻入身體的最後一道防線、進入肉搏戰了。

然後，「兵工廠」、「三軍部隊」、「軍隊行營」等軍事用語接著出爐，分別用來比喻製造白血球的「骨髓」、各種「白血球」與T細胞集結的「淋巴結」。隨著潘懷宗精采的講解，節目現場彷彿打起了一場炮火四射的攻防戰，但他說的，其實是免疫系統如何築起防禦工事，以迎戰細菌與病毒。潘懷宗一講完，節目現場馬上響起一片掌聲。有角色分派、有情節張力，還有故事鋪陳，這已不是健康教育，簡直是說書表演，觀眾當然聽得著迷。

聘請四人團隊專門搜尋全球健康新知

生長在眷村的潘懷宗，雖然從小就常被派出去參加演講比賽，但「會演講」並不代表「有說服力」，現在表面上熱力四射、口才無礙的成功形象，背後其實經過一番辛苦的修練。

潘懷宗最早是在廣播「出道」的，他接受名主持人趙少康的邀請，先後在廣播電臺 News

98與飛碟主持健康單元。「進錄音室就好像進考場！」潘懷宗記得一向習慣站在講臺上的他，踏進錄音室卻大冒冷汗的經驗，除了怕被「考倒」，怎麼讓沒有醫學背景的聽眾聽懂他在說什麼，也是一大挑戰。

潘懷宗甚至聘了一支四人團隊，專門幫他搜尋全球的健康新知，並設定每日主題。本來已有基礎醫學專業、身兼大學教授的潘懷宗，在這七年的累積中更將他的專業加以延伸，接連出了好幾本保健相關書籍，「所以想說得精采，首要關鍵就是你要真的懂！」至今他每天仍會撥出四小時來研讀醫學新知。

但想成為一位「名嘴」，光會挑題材、有學問是不夠的，更重要的是你如何抓住電視的快節奏、**三分鐘之內就讓觀眾聽懂一個觀念**。

「你要設定觀眾都是幼稚園、都是初學者，用語儘量淺白！」潘懷宗因此大量運用生活化的譬喻。例如「三酸甘油酯」之所以有此稱呼，是因為甘油分子好比一個「衣架」，能一次吊掛三個脂肪酸，以增加運送效率；而「脂蛋白」則像是一輛貨車，能載送三酸甘油酯到身體各處，給臟器使用，不過三酸甘油酯一旦用不完就會進倉庫（脂肪細胞），堆積成脂肪。

再者，取捨也是學問。潘懷宗每次發言只講清楚一個觀念，捨棄許多非必要提及的專有名詞，而其他來賓發言時，潘懷宗則把自己當作觀眾、試想觀眾聽得懂嗎？

對潘懷宗而言，這些都是動態修正的過程，現在他已能輕鬆把保健知識說得淺白易懂、化繁為簡，這就好比是把苦澀的良藥變得順口，但不只如此，他又多做了一步，將之再調製成一碗可口香甜的濃湯，而祕方就是「故事情節」。例如他把人體免疫系統說成了一個有情節的好故事，讓聽眾、觀眾有了畫面感，也有了記憶點。

「善用譬喻」、「精於取捨」、「編排情節」這三項說故事撇步，不僅讓他急速竄紅，也幫東森財經臺《五七健康同學會》節目創造高收視奇蹟。「五七」開播兩年多來，收視率平均有〇．六％，最高曾衝到〇．八％。可別以為這沒什麼，例如《大話新聞》等熱門政論節目收視率也約為一％。換算起來，週一到週四每天都有約十五萬人收看「五七」，而在五十歲以上的收視族群當中，更曾達到八成的支持者。

隋安德笑說，原本健康類節目只能在下午的冷門時段播放，但「五七」因為節目形態以「同學會」的創新概念來設計，像潘懷宗等五、六年級的名嘴又很會說故事，讓「五七」多了「上班族」的收視群，成了晚間九點一匹搶攻收視率的黑馬，也開拓了健康類節目的藍海模式。

別忘了潘懷宗也是一位民意代表，他善於說故事的魅力，不只在電視上，更顯現在與民眾有即時互動的實體講座上。

「那天我在陽明大學操場上跑步，遇到一位老朋友，他居然坐著輪椅、嘴歪一邊，怎麼回事？

中風啦」一個陽光和煦的下午，只見潘懷宗站在北市建南活動中心裡說起「高血壓防治」主題，看來就像是一位帶動唱老師，一邊手腳並用做起跑步姿勢，一邊講故事，把坐在臺下的上百位爺爺奶奶逗得笑不攏嘴，席間甚至有阿嬤舉著最新的平板電腦，幫潘懷宗拍起照來。

「任何演講，想要讓人起共鳴，一定要經過包裝！」潘懷宗強調，最好的包裝，就是說一個簡單易懂的好故事，而這除了內容好，形式上也要令人樂於接受。因此為了讓聽眾有興趣了解保健知識，他可以想盡辦法，幾近於「綵衣娛親」，甚至還會現場主持起「有獎徵答」，將氣氛炒熱。

對他來說，人體就是一本大大的健康故事書，而他，無疑是那位最津津樂道的說書人了。

（林讓均撰稿，原載於《今周刊》第七八四期——〈說出好錢途〉，二〇一一年三月出刊）

一輩子都受用的健康寶典

潘懷宗的養生6件事，掌握健康A⁺⁺

作　　者／潘懷宗
文字整理／澹台蓁

顧　　問／呂志翔
社　　長／陳純純
總 編 輯／鄭　潔
副總編輯／張愛玲
編　　輯／楊顯慧
特約編輯／邱大祐
封面設計・內文排版／陳姿妤
插　　畫／翔　龍

整合行銷總監／孫祥芸
整合行銷經理／陳彥吟
北區業務負責人／陳卿瑋（mail：fp745a@elitebook.tw）
中區業務負責人／蔡世添（mail：tien5213@gmail.com）
南區業務負責人／林碧惠（mail：s7334822@gmail.com）

出版發行／出色文化出版事業群・出色文化
電　　話／02-8914-6405
傳　　真／02-2910-7127
劃撥帳號／50197591
劃撥戶名／好優文化出版有限公司
E－Mail／good@elitebook.tw
出色文化臉書／https://www.facebook.com/goodpublish
地　　址／台灣新北市新店區寶興路45巷6弄5號6樓

法律顧問／六合法律事務所　李佩昌律師
印　　製／龍岡數位文化股份有限公司

書　　號／健康樹48
ＩＳＢＮ／9789869786034
初版一刷／2019年8月
定　　價／新台幣450元

一輩子都受用的健康寶典：潘懷宗的養生6件事，掌握健康A++ / 潘懷宗著. -- 初版. -- 新北市：出色文化，民108.08　面；　公分
ISBN 978-986-97860-3-4(平裝)

1. 健康法 2. 養生

411.1　　108010437

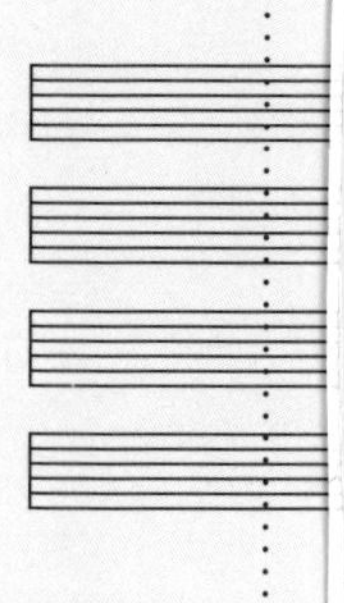

廣　告　回　信
板橋郵局登記證
板橋廣字第891號

免　貼　郵　票

23145
新北市新店區寶興路45巷6弄5號6樓
好優文化出版有限公司
讀者服務部　收

請沿折線對折並封口寄回，謝謝。

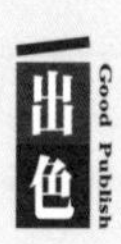

一輩子都受用的健康寶典

請沿折線虛線剪下

請沿折線虛線剪下

讀者回函卡

姓名＿＿＿＿＿＿＿＿＿＿＿＿○女 ○男　年齡＿＿＿＿＿＿＿

地址＿＿＿＿＿＿＿＿＿＿＿＿＿＿＿＿＿＿＿＿＿＿＿＿＿＿＿＿

電話O＿＿＿＿＿＿＿H＿＿＿＿＿＿＿手機＿＿＿＿＿＿＿＿＿

E-MAIL＿＿＿＿＿＿＿＿＿＿＿＿＿＿＿＿＿＿＿＿＿＿＿＿＿＿

學歷　○國中(含以下)○高中職○大專○研究所以上

職業　○生產/製造 ○金融/商業 ○傳播/廣告 ○軍警/公務員 ○教育/文化

○旅遊/運輸 ○醫療/保健 ○仲介/服務 ○學生 ○自由/家管

○其他＿＿＿＿＿＿＿＿＿＿＿＿＿＿＿＿＿＿＿＿＿＿＿＿＿＿＿

您從何處知道此書?

○書店 ○書訊 ○書評 ○報紙 ○廣播 ○電視 ○網路 ○廣告ＤＭ ○親友介紹

○其他，＿＿＿＿＿＿＿＿＿＿＿＿＿＿＿＿＿＿＿＿＿＿＿＿＿＿＿

您以何種方式購買本書？

○實體書店，＿＿＿＿＿書店 ○網路書店，＿＿＿＿＿書店

○其他，＿＿＿＿＿＿＿＿＿＿＿＿＿＿＿＿＿＿＿＿＿＿＿＿＿＿＿

您的閱讀習慣(可複選)

○商業 ○兩性 ○親子 ○文學 ○心靈養生 ○社會科學 ○自然科學 ○語言學習

○歷史 ○傳記 ○宗教哲學 ○百科 ○藝術 ○休閒生活 ○電腦資訊 ○偶像藝人

○小說 ○其他＿＿＿＿＿＿＿＿＿＿＿＿＿＿＿＿＿＿＿＿＿＿＿＿

您購買本書的原因(可複選)

○內容吸引人 ○主題特別 ○促銷活動 ○作者名氣 ○親友介紹 ○書名 ○封面設計

○整體包裝 ○贈品 ○網路介紹，網站名稱＿＿＿＿＿＿＿＿＿＿＿＿＿＿

○其他＿＿＿＿＿＿＿＿＿＿＿＿＿＿＿＿＿＿＿＿＿＿＿＿＿＿＿

您對本書的評價(1非常滿意 2滿意 3尚可 4待改進)

・書名＿＿・封面設計＿＿ ・版面編排＿＿ ・印刷＿＿ ・內容＿＿ ・整體評價＿＿＿

給予我們建議

＿＿＿＿＿＿＿＿＿＿＿＿＿＿＿＿＿＿＿＿＿＿＿＿＿＿＿＿＿＿＿＿

＿＿＿＿＿＿＿＿＿＿＿＿＿＿＿＿＿＿＿＿＿＿＿＿＿＿＿＿＿＿＿＿

請投遞郵筒寄回或傳真至：02-2910-7127，謝謝您的支持！